여성
클리닉의
명의
15

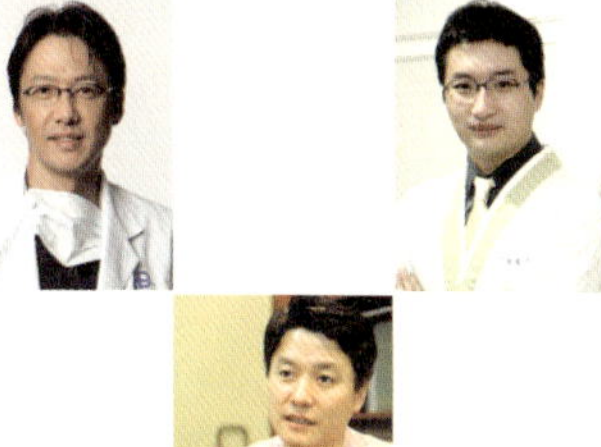
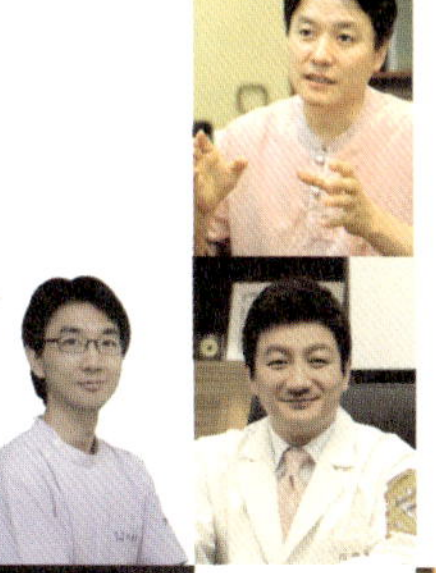
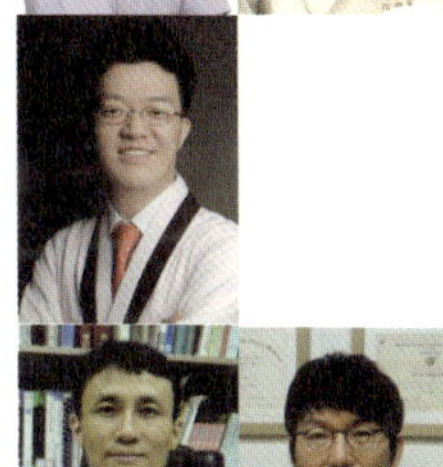
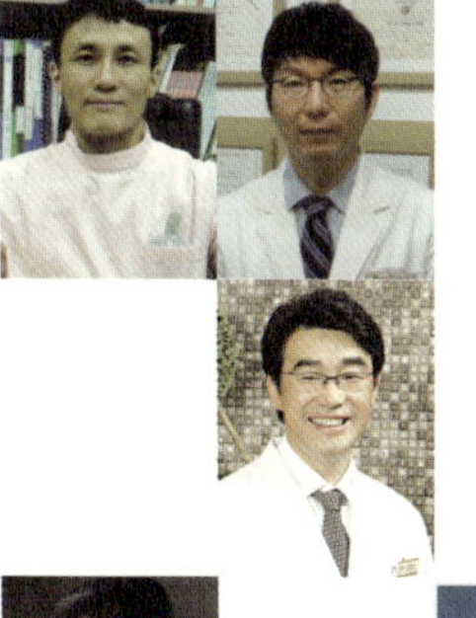
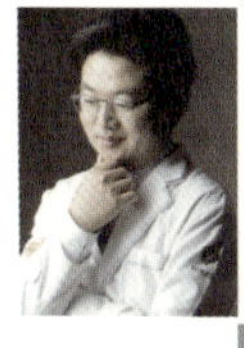
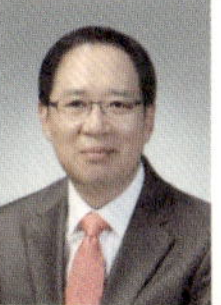
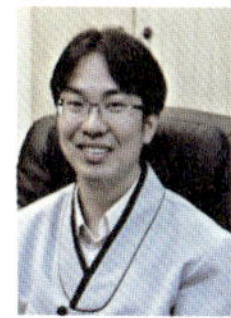
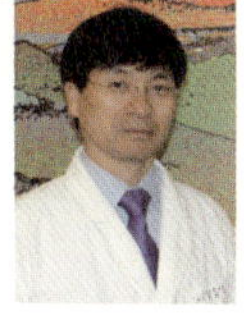

여성 클리닉의 명의 15

이상달 외 지음

유방 검진 · 유방 성형_ 이상달

불임 · 인공수정 · 시험관 아기_ 송지홍

자궁 질환_ 박성우

습관성 유산 · 산후풍_ 윤성찬

요실금_ 성영모

음부 성형_ 모형진

안면홍조 · 기미_ 유종호

화병 · 스트레스 · 우울증_ 강선태

수족냉증 · 혈액순환장애_ 구헌종

다낭성난소증후군 · 생리불순_ 박웅

관절염 · 요통 · 골다공증_ 정승기

자가면역질환_ 유창길

갱년기증후군 · 항노화_ 곽상호

다이어트_ 구자훈

치질 · 과민성대장 · 변비_ 주재식

bookin

여성들만의 고민에서 벗어나
건강하고 행복해지기를 바라며

엠디병원 병원장 이상달

우리나라 여성들은 오랫동안 남성들에 비해 불평등한 위치에 있었다. 그러나 현대에 들어서 전 세계적으로 여성의 지위가 향상되고 사회활동이 활발해지면서 의학 분야에서도 여성 위주의 진료 영역이 계속 늘어나고 있다. 여성들의 건강과 미용에 대한 관심 또한 커졌으며 특히 여성들만이 겪는 몇 가지 질병들에 대한 의료 서비스가 특화되는 경향을 보이고 있다. 여성전문병원들이 늘어나고 암 센터에도 여성 암만을 다루는 분과가 생길 정도이다.

그럼에도 불구하고 아직도 많은 여성들이 병원 치료에 소극적이고 정확하지 않은 정보에 의지하다 건강을 해치거나 질병을 악화시키기도 한다. 일반적으로 생각하는 것보다 여성들이 조심해야 할 질환들이 상당히 많고 병원과 의사의 선택도 매우 중요하다. 물론 그 중에는 평소에 예방하고 관리하는 것만으로도 충분히 피해갈 수 있는 질환들도 있다. 미국 속담에 '1온스의 예방은 1

파운드의 치료와 동일하다'는 말이 있다. 평소 식습관과 생활습관을 개선하고 꾸준한 운동을 하는 것만으로도 얼마든지 건강을 지켜나갈 수 있다.

행복해지고 싶은 만큼 자신의 몸과 건강에 관심을 가져야 한다. 많이 아는 만큼 건강하고 행복하게 살 수 있다. 하지만 제대로 알지 못한다면 오히려 역효과가 날 수 있다. 예방과 빠른 진단, 치료를 통해서 증상이 악화되는 걸 막고 건강하고 행복한 삶을 누릴 수 있다는 것이 이번에 펴내는『여성 클리닉의 명의 15』의 취지이다. 이 책은 여성 질환과 관련하여 서양의학과 한의학적 관점을 모두 다루고 있으며, 공동저자로 참여한 분들은 모두 해당 분야에서 주목할 만한 의료 성과를 이루고 있는 분들이다.

유방 전문의로만 이루어진 엠디병원의 경우 여성의 건강한 가슴과 아름다운 가슴 성형을 위해 동양 최대 규모의 의료 시스템과 의술을 보유하고 있으며 유방검진센터도 함께 두어 진료와 수술이 원스톱으로 이루어지고 있다. 메디아이여성병원의 송지홍 원장님은 오래 전부터 인공수정과 시험관아기 시술에 뛰어난 성공률을 보임으로써 수많은 불임부부들에게 희망을 주고 있다. 경희보궁한의원의 박성우 원장님과 박웅 원장님은 여성질환과 자궁질환의 치료에 탁월한 실력과 함께 연구와 논문 발표도 왕성하게 하고 있는 분들이다. 윤한의원의 윤성찬 원장님은 수원에서 오래 전부터 불임과 습관성유산 분야에서 남다른 치료 프로그램을 시행하고 계실 정도로 여성질환 치료에 매진해 오신 분이다.

강남여성병원의 성영모 원장님은 요실금 수술 건수가 여성전문병원 중에서 전국 1, 2위를 다툴 정도로 수많은 수술을 시술하고 있으며, 성공률 또한 다른 병원에 비해 월등하게 높은 것으로 알려져 있다. 리벨로산부인과의 모형진 원장님은 국내 여성성형 1세대 전문의로서, 줄기세포를 이용한 질 성형을 세계 최초로 성공하여 대표적인 음부 성형 전문의로 정평이 나 있다.

여성에게 피부의 고민은 다른 질환들 못지않게 고민이 되기도 한다. 연세차앤유클리닉의 유종호 원장님은 열 분 이상의 의료진을 두고 여성들의 피부 건강과 아름다움을 위해 노력하고 있으며 피부과 치료 기기 개발과 연구에도 많은 에너지를 쏟고 있다. 여성들은 육체의 질병과 함께 마음의 병, 스트레스, 우울증 등에도 고통받고 있다. 대성한의원의 강선태 원장님은 부산을 대표하는 한의학계의 원로로서 대학에서 후배들을 양성하는 한편 여성들의 우울증, 스트레스, 화병, 신경성 질환 등의 치료에 집중해 오셨다. 로하스한의원의 구헌종 원장님은 많은 여성들에게 고질병처럼 알려진 수족냉증과 혈액순환 치료에 남다른 노하우를 가지고 계신 분이다. 정승기정형외과의 정승기 원장님은 척추·관절 클리닉으로 유명한 분으로 특히 비수술적 치료로 환자의 통증을 최소화시키는 것으로 환자들에게 호평을 받고 있다.

유창길한의원의 유창길 원장님은 자가면역질환 치료에 특화 진료를 하고 계신 분으로, 류머티즘과 루프스증후군 등 자가면역질환 환자들의 면역력을 회복시킴으로써 자연치유가 되도록 하여 많은 환자들을 고통으로부터 벗어나게 하고 있다. 곽상호한의원의 곽상호 원장님은 여성 갱년기 건강을 위해 연구하는 분으로, 갱년기를 어떻게 하면 좀 더 건강하게 극복하여 아름다운 중년을 맞이할 수 있는지에 대한 해법을 제시하고 있다. 삼일한의원의 구자훈 원

장님은 비만과 다이어트 분야에 계속 관심을 갖고 연구를 해온 분으로 이번 책
에서는 다이어트의 문제를 올바른 식습관과 연결하여 제시하고 있다. 강동서
울대장항문외과의 주재식 원장님은 종합병원급의 대장항문 치료 시스템을 갖
추고 환자들의 무통 수술과 안전한 의료 환경을 지향하고 있으며, 치질 수술
건수가 전국 대장·항문 클리닉 중에서 1~2위를 다툴 정도로 실력을 인정받고
있다.

모쪼록 많은 여성들이 이 책을 통해서 자기 몸을 더 많이 알고 소중하게 다
루어 주기를 바라며 나아가 어떻게 하면 건강하고 아름다운 삶을 살아갈 수 있
는지 해답을 찾게 되기를 바란다.

2012년 겨울
엠디병원장 이상달

차례

건강하고 아름다운 가슴, 적극적인 관심과 노력이 필요하다

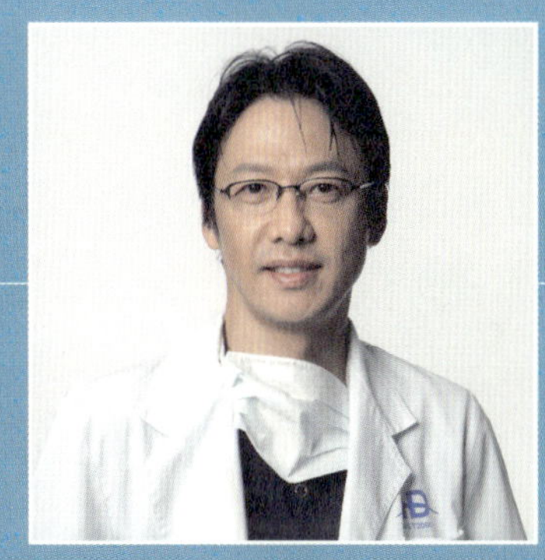

의학박사/ 외과 전문의/ 유방 인정의
고려대학교 의과대학 및 대학원 졸업
고려대학교 의료원 외과 전문의
삼성서울병원 유방내분비외과 전임의
고려대학교 의과대학 외과 외래교수
삼성서울병원(성균관의대) 외과 외래교수
Memorial Sloan-Kettering 암센터 유방외과/ 성형외과
http://www.mdhospital.co.kr

이상달

엠디병원 병원장

건강한 가슴 지키기 위해 유방 검진 등 관리 필수

여성의 외모를 얘기할 때 얼굴, 눈, 몸매 등과 함께 가슴 부위도 빠지지 않고 포함된다. 대개 아름다운 가슴이라고 할 때의 조건에서 사람들은 가슴의 크기, 가슴의 모양, 위치, 탄력도, 체형과의 조화 등을 따진다. 이런 조건을 완벽하게 갖춘 여성들은 의외로 많지 않다. 어떤 사람은 크기 때문에 또 어떤 사람은 모양 때문에 만족하지 못하는 등 자신이 이상으로 삼는 가슴의 형태와 멀면 멀수록 불만도 크다.

최근에 와서 여성들이 가슴의 모양이나 크기에 더 많은 관심을 갖게 된 건, 외모에 있어서 체형과 라인의 조화를 중요하게 생각하는 경향 때문이다. 20여 년 전까지만 해도 마른 체형의 여성을 선호했다면 요즘은 건강미를 아름다움의 중요한 가치로 꼽고 있다. 그런 세태를 반영하는 단어가 '베이글녀'로서, '얼굴은 베이비처럼 청순하지만 몸매는 글래머'라는 뜻의 신조어이다. 볼륨 있는 몸매를 뜻하는 '글래머'의 가장 기준이 되는 신체 부위는 가슴이다. 가슴은 여성성을 강조해 주는 신체 부위인 동시에 옷을 입었을 때 그 사람의 전체적인 라인을 살려 주는 역할을 하기도 한다. 그래서 아름다운 가슴은 당사자에게 심리적인 면에서나 대인관계에 있어서 자신감을 갖게 한다.

그러나 얼마나 아름다운 가슴을 가졌는지에 앞서 최우선으로 선행되어야 하는 게 있다. 그것은 바로 건강한 가슴을 가졌느냐이다. 유방 질환을 가지고 있거나 위험이 잠재해 있다면 사람들이 부러워하는 매력적인 가슴을 가지고 있다 하더라도 자랑할 만한 조건일 수는 없다. 그러므로 여성들은 자신의 가슴을 보면서 크기와 모양, 탄력성에 일희일비하기 전에 과연 안심하고 살아가도 되는지 정기적인 유방 검진을 받는 것이 좋다.

가슴 성형을 하러 오는 여성들 중에는 수년간 유방 검진을 한 번도 받아보지 않았다는 사람들이 많다. 자신의 유방의 건강 상태는 체크하지 않으면서 단순히 형태의 아름다움에만 관심을 갖는 건 현명한 방법이 아니다. 부위가 어디가 되든 성형을 받는다는 것은 자신에 대한 적극적인 관심과 나아지고자 하는 노력이다. 자신의 건강을 지키고 관리하려는 노력도 함께 따라 주어야 한다. 특히 유방은 다른 성형 부위와 달리 유방암의 위험이 있기 때문에 검진이 더욱 필요하다.

통계청에 의하면, 여성 인구 10만 명당 유방암 발병이 1999년에 5,744명이었다가 2009년엔 1만3,460명으로 늘어났다. 또한 '국가암정보센터'에서 발표한 통계에 의하면 2009년의 경우 여성의 암 발생 비율에 있어서 유방암이 갑상선암 다음으로 많았다. 현재 한국 여성 25명 중 1명이 유방암에 걸리는 것으로 알려져 있으며, 최근 13년 사이에 유방암 발병이 3.5배 이상 늘어났다. 때문에 OECD 국가 중 유방암 발병 증가율 1위라는 오명까지 듣고 있다.

이런 안타까운 현실에도 불구하고 여전히 많은 여성들이 정기적인 유방 검진의 필요성을 실감하지 못한다. 대부분 종합병원에서 이루어지는 건강검진의 절차가 복잡하고 번거로워 쉽게 엄두를 내지 못한다는 것도 큰 이유이다. 그런 현실을 고려해 엠디병원에서는 〈유방검진센터〉를 함께 운영하고 있다. 가슴 성형 필수 코스로 유방의 건강을 먼저 확실하게 체크해 주고 있는 것이다. 아름다운 가슴을 갖는 것 이전에 건강한 가슴이 더 먼저라는 인식을 여성들에게 심어 주고자 하는 취지이기도 하다.

대학병원 교수 출신의 유방 전문의로 이루어진 엠디병원의 〈유방검진센터〉에서는 전신마취에 필요한 혈액 검사, 흉부 X-ray, 심전도 검사와 함께 수술 전 유방암 및 유방 질환 여부를 알아보는 유방암 검진에 이르기까지 모두 원스톱으로 이루어지고 있다. 혈액 검사에는 빈혈 검사와 간 기능 검사, 신장 기능 검사, 당뇨 여부, 혈액 응고 능력을 알아보는 건강검진과 에이즈, 매독, B형/C형 간염 여부를 알아보는 바이러스 항원항체 검사가 포함된다.

그리고 유방암 검진에는 최첨단 디지털 맘모그램(Mammogram)으로 시행되는 유방 정밀 촬영술과 유방 초음파 검사가 포함되며, 이상이 발견될 경우 즉시 세포 검사를 시행하여 수술 전의 모든 문제를 확인, 처치할 수 있다. 또한 칼을 안 대고 종양을 제거하는 맘모톰 시술을 가슴 성형과 동시에 시행함으로써 비용과 시간을 절약할 수 있다.

유방암 조기 발견하게 되면 생존율 90% 이상

여성이라면 누구나 정기적인 검진을 받아야 하고, 가슴 성형을 하려는 여성일수록 반드시 유방 검진이 필요하다. 검진 과정에서 종양이나 암이 발견되면 치료 여부를 결정한 후 가슴성형을 고려해야 한다. 최근 십수 년 사이에 유방암의 발병률이 급증했다는 것은 유방암으로 인한 유방 절제를 받는 여성도 그만큼 늘어나고 있다는 얘기이다. 보건복지부와 한국보건사회연구원에서 펴낸 '2009 환자 조사 심층 분석'에 의하면 OECD 국가들의 평균 유방 절제 수술률이 인구 10만 명 당 58.6명에서 이루어진 반면에 유방암 발병률 1위인 한국은 102.6명으로 높은 편이다. 한국의 여성들이 유방 조기 검진을 결코 소홀하게 여기면 안 되는 이유이다.

유방암이 다른 종류의 암과 다른 건 암의 제거나 치료 이후에도 환자의 고통이 계속될 수 있다는 사실 때문이다. 조기 검진에 의해 유방암 1, 2기에 암을 발견하게 되면 종양과 그 주변의 정상 조직을 약간만 제거하면 된다. 하지만 암의 진행이 많이 이루어졌을 때에는 해당하는 쪽의 유방을 모두 들어내는 수술을 해야 한다. 이때 겨드랑이 림프절과 가슴 근육에 있는 림프절, 경우에 따라서는 흉벽 근육의 일부까지도 모두 제거해야 한다. 심한 경우 다른 부위로 전이되면서 사망에 이를 수도 있다. 이런 최악의 사태를 예방하는 가장 좋은 방법은 조기 검진밖에 없다.

일단 유방암에 걸리게 되면 치료된 후에도 후유증이 남게 된다. 적게든 많게든 종양을 제거하면서 유방의 소실을 피할 수 없기 때문이다. 유방 절제 후 사라져버린 가슴과 수술의 흔적이 고스란히 남아 있는 가슴은 날마다 목도해야 하는 잔인한 현실이 된다. 자신에게 여성성의 상징인 가슴이 더 이상 존재하지 않다는 자괴감과 함께 옷을 입어도 옷맵시가 나지 않고, 결혼한 여성의 경우 남편에게 자신의 그런 모습을 보이고 싶지 않아 갈등의 요인이 되기도 한다. 그제야 유방 검진에 소홀했던 자신을 자책하지만 소용없는 일이다.

그나마 다행인 사실은 유방암을 조기 발견하게 되면 생존율이 90% 이상 될 정도로 예후가 좋다는 것이다. 유방 절제 혹은 수술의 범위와 후유증도 그만큼 작아진다. 유방을 절제한 여성에게 가장 절실한 건 유방 재건이다. 그렇지만 환자나 가족 입장에선 이미 암 치료에 상당한 지출을 한 후의 또 다른 지출이라서 재건 성형을 결정하기가 쉽지 않다.

현재 미국이나 호주 등 선진국에서는 유방 재건술이나 인공유방 수술을 환자의 재활을 위한 치료의 한 부분으로 인정하고 지원하고 있다. 그런데 한국에서는 유방 재건술을 쌍꺼풀 수술, 코 성형, 주름 제거술, 유방 확대술 등과 같은 미용 목적의 성형으로 보고 부가세 부과 대상으로 본다. 다행히 최근에 유방 재건술에 대해 실손보험 혜택을 확대하여 더 많은 혜택을 받을 수 있게 되었다. 유방 재건 수술을 미용성형으로 간주하고 의료보험금을 일부만 지급한 보험사를 상대로 분쟁 조정을 신청한 여성에게 2012년 9월, 금융감독원의 금융분쟁조정위원회에서는 "유방암 환자들이 유방 절제 후 받는 유방 재건 수술은 성형수술이 아니기 때문에 실손 의료보험에서 100% 지급해야 한다"고 결정한 것이다.

교통사고나 사고를 당한 후 손가락이 절단되거나 신체 부위에 이상이 있으면 정상 회복을 위해 치료받는 걸 당연하게 여기면서도 아직 우리 사회에서는 유방 재건 성형을 바라보는 시선에는 인색하다. 여성에게 있어서 유방의 소실이 얼마나 큰 심적 고통을 주는가를 생각하면 그 어떤 질환보다도 심각하다고 할 수 있다. 이번 사례를 기점으로 유방암으로 유방절제를 받은 여성들이 큰 비용 부담 없이 유방 재건술을 받을 수 있게 되길 기대한다.

유방외과 전문 의료진의 가슴 성형은 어떻게 다른가

가슴 성형 전문병원인 엠디병원에서 최첨단 시설을 갖춘 유방검진센터를 함께 운영하는 것도 여성의 미용에 앞서 건강이 먼저 담보되어야 한다는 엠디병원의 의료 철학을 실천하기 위해서이다. 유방 성형의 여부와 상관없이 모든 여성들이 정기적인 유방 검진을 통해 유방암의 위험으로부터 벗어나기를 바란다. 설혹 암에 걸렸을 경우라도 조기 발견하게 되면 유방의 소실을 최소화할 수 있으므로 유방 검진은 다른 어떤 질환의 대비보다도 우선되어야 한다. 우리나라 여성의 유방암은 서구 여성들에 비해 젊은 연령대에서 발생하는 특징이 있지만 의술의 발달로 세계에서 가장 완치율이 높다는 특징도 있다. 건강하고 아름다운 가슴을 갖고 싶은 건 모든 여성들의 희망사항일 것이다. 그러기 위해선 먼저 여성 스스로가 자기 가슴에 지속적인 관심을 가져야 한다.

가슴 성형을 고려하고 있는 여성이 병원을 알아보는 과정에서 엠디병원을 추천받았을 때 이런 생각을 한다고 한다.

"가슴 성형도 성형의 한 종류인데 성형외과가 아닌 유방외과 전문 의료진에게 수술을 받는 것이 과연 괜찮을까?"

이런 염려는 엠디병원의 시스템과 유방 수술의 메커니즘을 잘 모르고 있기 때문이다. 가슴 성형은 아름다움을 추구하는 일반적인 성형의 관점뿐만 아니라 수술 전후에 유방 질환까지 고려한 수술이 이루어져야 하며, 체형에 무리가 가지 않는 범위 내에서의 안전성까지 전제되어야 한다. 그런데 상당수 성형외과에서의 가슴 성형은 얼굴 성형 관점과 비슷하게 미적인 겉모습만을 우선하다 보니 유방의 건강과 구조를 소홀히 하여 오히려 미적인 부분마저 놓치는 결과를 종종 초래하게 된다.

유방은 모양뿐 아니라 촉감, 크기. 대칭, 흉터, 수유의 가능성 확보, 유방암과의 관계 등등 고려해야 할 부분이 많은 종합의학이기 때문에 유방 질환에 대한 전문적인 이해가 없이는 부작용이 따를 수밖에 없다. 엠디병원은 2001년 개원 시부터 모든 가슴 성형수술 전에 필수로 유방 검진을 시행하여 모든 안전 조치를 하고 있으며, 현재 유방검진센터를 두어 수술 전에 전문적이고 체계적인 건강검진을 하고 있다. 또한 오로지 가슴 성형만 전문적으로 하고 모든 시스템을 가슴 성형을 위한 조건으로 맞추어 놓고 있다. 그만큼 미적으로나 기능적으로 완성도가 높은 가슴 성형을 할 수 있다. 유방검진센터와 함께 이루어지는 엠디병원만의 가슴 전문 성형 시스템, 유방 전문의로 이루어진 의료진의 숙련된 노하우는 가슴 성형과 유방 질환의 예방, 치료, 관리를 위한 최적의 환경을 제공하고 있다.

❖ 엠디병원 가슴 성형의 특징

(1) 원스톱 가슴 토털 케어

엠디병원은 '건강하고 아름다운 가슴'을 모토로 하고 있다. 외형적 아름다움을 지닌 가슴을 구현하되 동시에 건강한 가슴, 건강을 해치지 않는 가슴 성형을 추구한다. 또한 가슴의 모양에 대한 콤플렉스와 유방 질환의 문제로 인한 환자의 깊은 고통까지 이해하고 개선해 줌으로써 정서적 건강까지 회복할 수 있도록 돕고 있다.

그런 점에서 2012년 4월에 문을 연 〈유방검진센터〉는 '유방 검진-치료-회복-가슴 성형'의 과정을 원스톱으로 진행함으로써 환자가 여러 번거로운 절차 없이 검진과 치료, 성형 등을 한 곳에서 모두 해결할 수 있도록 하였다. 유방검진센터에는 대학병원급 최신 장비와 시설을 갖추고 있으며, Johnson & Johnson사의 최첨단 맘모톰 기계를 도입하여 유방 병변이 발견되었을 때엔 흉터와 고통 없이 정확한 시술을 할 수 있다.

또한 일반적인 수술실이나 초음파실이 아닌 독립된 대수술실에서 맘모톰 시술을 할 수 있어서 감염이나 과다출혈의 걱정이 없으며, 수술 후 환자들이 편안히 휴식을 취할 수 있도록 쾌적한 환경의 회복실을 갖추고 있다. 그밖에 최첨단 기술이 탑재되어 있어 매우 작은 병변도 놓치지 않으며, 정확한 진단이 가능한 유방 초음파 기계와 필름 유방 촬영기기가 아닌 고화질의 영상을 통해 정확하게 진단할 수 있는 디지털 맘모그램 등 최신 장비를 보유하고 있다.

(2) '과학-안전-예술'의 트라이앵글 가슴 과학

아름다운 가슴이 되기 위해서는 쇄골 중앙과 양 유두를 연결하는 선이 정삼각형을 이루고 있어야 하며, 단지 볼륨만 키우는 것이 아니라 체형과의 균형, 조화를 이루어야 한다. 그런 점에서 엠디병원의 가슴 성형은 과학적 수술, 안전성 확보 그리고 예술성을 고려함으로써 환자의 건강과 만족도를 극대화시키고 있다.

① 과학 ; 해부학적 구조와 기능을 고려한다

가슴 성형은 단순히 가슴에 보형물을 넣어 크게 하는 수술이 아닌, 아름다운 모양과 부드러운 촉감을 함께 만들어 내야 한다. 즉 인공미가 아닌 자연스러운 아름다움을 구현해야 한다. 그러기 위해선 여러 보형물의 특성과 각각의 장단점을 정확히 파악하여 그 사람의 신체 조직과 가장 적합하도록 하고 있다. 이때 유두의 위치와 골격의 비대칭 여부, 가슴 크기의 차이 등등 전체적인 해부학적 구조의 정확한 분석과 수유 기능의 보존, 추후 유방암 검진까지 고려하면서 종합과학으로서의 수술을 추구하고 있다.

② 안전 ; 한 건의 의료사고도 허용하지 않는다

엠디병원은 수술 전 환자의 건강상태를 자체적으로 검사하기 위한 모든 시설을 갖추고 있는 '가슴 성형 전문병원'이다. 수술 전후에 유방 정밀 촬영이나 초음파 검사 등 종합적인 유방검진을 시행하고 있으며, 안전한 마취와 수술을 위해 심전도 검사, 흉부 엑스레이, 각종 혈액 검사 등을 자체적으로 시행하고 있다. 또한 완전히 독립된 수술 공간이 있어 수술실 오염을 차단하고 있으며 수술실 전체에 대한 완전 소독 시스템이 이루어져 있다. 그와 함께 엠디병원만의 장점은 전 의료진이 응급의학이 가능한 외과전문의로 구성되어 있는 등 의원이 아닌 전문병원으로서의 시스템을 갖추고 있다는 것이다. 2001년 개원 이래 단 한 번의 의료사고도 없었다는 사실은 엠디병원의 수술이 얼마나 안전한 환경에서 이루어지고 있는지를 보여주는 구체적인 증거이다.

③ 예술 ; 체형과의 균형, 조화를 생각한다

가슴 성형은 크기, 모양, 촉감, 대칭 여부, 흉터, 수유 여부, 유방암 검진 등등을 고려해야 하는 종합적인 예술이다. 무엇보다도 아름다운 가슴은 몸매와 균형을 이루고 있어야 하는 만큼 크기와 모양 등을 결정할 때 탁월한 미적 감각을 필요로 한다. 엠디병원에서는 오로지 가슴 한 부위의 아름다움을 창조하는 데에만 집중하고 있기 때문에 환자의 만족도가 높을 수밖에 없다.

(3) 통증을 최소화하는 '늑간 신경차단술'

'늑간 신경차단술'은 흉부의 통증을 대뇌로 전달하는 감각신경인 늑간 신경을 차단하는 고난이도 수술 방법으로, 본래 심장이나 폐수술시 극심한 통증을 방지하기 위해 시행하던 수술법이다. 엠디병원에서는 환자의 통증을 최소화하기 위해 2003년부터 국내 최초로 가슴 성형에 적용하고 있다. 이 수술법은 난이도가 높아서 숙련된 의사들에 의해서만 제한적으로 시행되고 있다.

(4) 구형구축 방지 솔루션

가슴 성형 후 재수술에 이르게 되는 가장 많은 원인은 수술 후 가슴이 단단해지는 구형구축 현상이다. 가슴에 보형물이 들어가면 보형물 주변으로 얇은 막이 형성되는데, 이때 피막이 두꺼워지면서 보형물에 압박을 가하게 되어서 가슴이 공처럼 앞으로 봉긋하게 올라오는 현상이 일어난다. 심한 경우 모양이 부자연스러워지고 가슴이 딱딱해진다. 이런 현상이 일어나게 되는 데에는 여러 가지 이유가 있지만 일반적으로 세균 감염, 혈종으로 인한 보형물의 이물 반응, 조직의 괴사, 환자의 특이체질 등을 들 수 있다.

엠디병원에서는 구형구축 개선 치료와 재발 방지를 위한 여러 가지 솔루션을 가지고 있다. 우선 구형구축의 원인이 되는 '근섬유 아세포'증식을 억제하는 간접적·직접적 처치를 하고 있다. 구형구축을 일으키는 간접적 원인이 되는 염증, 혈종, 이물 반응 등을 원천 차단하는 데에 주안점을 두고 있으며 염증 방지를 위한 수술실 독립 운영 및 수술 중 항생제 세척 등의 노력과 혈종 방지를 위한 피주머니 착용 등을 준수하고 있다.

구형구축의 직접적인 원인이 되는 근섬유 아세포 형성을 억제하기 위해선 유착 방지제 등을 사용하고 있다. 그 결과 현재 미국 FDA에 보고된 구형구축 발생률보다 현저하게 낮은 발생률을 보이고 있다. 또한 수술 후 즉각적이고 전문적인 가슴 관리와 자연스러운 촉감을 위해 병원 내에 가슴 관리실을 두고 관리사들이 체계적인 관리를 해주고 있다. 특히 유착이나 피막 형성으로 촉감이 저하된 경우 미세 바늘을 이용하여 직접 진피층을 통해 약물이 주입되어 피막 형성을 억제시켜 주는 메조 소프트(Meso soft)와 기계를 통해 약물이 주입되어 피막 형성을 억제시키는 시술인 더마 플러스(derma plus)를 통하여 적극적으로 피막 형성을 억제해 주고 있다. 이 두 가지 시술은 피막 형성의 조직학적 근원인 근섬유 아세포 형성을 억제하는 약제를 유방의 표면을 통해 침투시키는 방법으로 각각의 장점을 가지고 있으므로 경우에 따라 선택적으로 사용하고 있다. 피막 형성 억제에 효과가 좋아서 현재엔 다른 병원에서도 적극적으로 차용하고 있다.

성형은 미적 관점이 필요한 수술이라 간혹 집도의의 주관적인 판단과 안목이 영향을 미칠 수 있다. 가슴 성형의 경우 환자의 요구를 무조건 수용해서도 안 되지만 의사의 선호도에 의해 일방적으로 한 가지 방법만 고집해서도 안 된다. 예를 들어 텍스처형 보형물만 고집한다든지 특정 절개 부위만 선택하는 것이 아니라, 환자에게 가장 적합한 방법을 냉정하게 판단해 가장 잘 맞는 수술 결과를 이끌어내야 한다. 그러기 위해서는 개개인의 특성과 성향을 고려해 최적의 보형물과 크기, 방법을 결정해야 하고 그 모든 수술이 가능하도록 의사도 숙련되어야 한다. 또한 환자의 안전과 건강을 위해 소재 선택에도 신중해야 한다. 엠디병원에서는 미국 FDA의 승인을 받고 정식 수입 허가된 멘토사와 엘러간사 제품만을 사용한다.

가슴 성형은 2012년 현재 수술 소재의 변화와 함께 놀라운 수준에 이르렀다. 특히 대한민국의 가슴 성형 기술은 한국 의사들 특유의 성실함과 섬세한 손재주 등으로 인해 이 분야를 선도해온 미국과 유럽에 비교했을 때 우위에 있다고 해도 결코 과장은 아니다. 다만 병원 간의 과다 경쟁과 일부 의사들의 미숙함으로 수술 전 제대로 된 안전 검사를 생략한다든지 수술 과정과 수술 후 원칙을 제대로 지키지 않아 발생하는 사고에 대해서는 책임 의식이 필요하다. 가슴은 여성들에게 여성성을 상징하는 중요한 신체 부위인데다 건강한 아름다움이 강조되는 시대인 만큼 앞으로도 가슴 성형 분야는 더 확대되고 보편화될 것으로 보인다. 그에 맞추어 모양뿐 아니라 좀 더 자연스러운 촉감의 소재 개발이 이루어질 것이다. 이런 시대의 흐름에 따라 유방 성형을 바라보는 사

람들의 인식 개선과 함께 유방 재건술이 절실한 여성을 위한 사회의 격려와 제
도적인 지원이 하루빨리 이루어지기를 바란다.

안전과 건강을 고려한 엠디병원의 가슴 성형

1. 작은 사이즈 콤플렉스에서 벗어나게 해주는 '가슴 확대 수술'

가슴 확대술은 가슴 조직 아래에 보형물을 삽입함으로써 유방을 크게 하는
시술로, 가슴의 발육이 충분히 이루어지지 않았거나 출산 후 가슴의 퇴행과 더
불어서 가슴이 처지거나 작아진 경우 등에 시행한다. 이때 자기 만족감을 위
해서, 옷맵시를 좋게 하기 위해, 이성 나아가 타인에게 더 멋진 몸매를 보이기
위해서 확대술을 고려하기도 한다.

가슴 확대술에 있어서 어떤 종류의 보형물을 어느 곳을 절개해서 어느 정도
크기로 삽입하느냐가 가장 중요하다. 가슴이 너무 커도 몸매의 불균형을 초래
할 수 있기 때문에 환자가 다른 사람과 같은 사이즈를 요구해도 무조건 수용하
는 것보다는 환자의 신체 분석을 통해 가장 적합한 사이즈의 범위를 설정해야
한다. 수술 전에는 유방암 검진을 시행함으로써 병변 여부를 사전에 체크하고
수술 후 유방암 검진의 환경을 마련해 주고 있다.

가슴 확대술을 받으려고 오는 여성들 중에는 체형 분석 후 제시된 사이즈보
다 훨씬 큰 가슴을 원하는 경우가 많다. 기왕에 하는 거 크게 하라는 말을 인터
넷이나 주변에서 듣고 오기 때문이다. 이때 흉곽 사이즈보다 큰 보형물이 들어
갔을 때 생기는 촉감 저하나 보형물 만져짐 등을 설명했을 때 수긍하는 사람도
있지만 더러는 더 큰 사이즈를 해주겠다는 다른 병원을 찾아가는 경우도 있다.
물론 그렇게 해서 원하는 사이즈의 가슴을 가질 수 있겠지만 이런 경우 여러 후
유증을 초래할 수 있다. 환자의 건강을 고려하지 않은 가슴 확대는 결코 이루
어져선 안 된다. 가슴 확대술을 받으려는 환자의 키와 몸무게, 흉곽 넓이, 기존

의 원래 가슴 볼륨 정도 등을 고려해서 결정해야 한다. 이런 사항을 고려하지 않은 확대술은 결국 본인에게 맞지 않기 때문에 만족감이 떨어지게 된다.

가슴 확대술에 쓰이는 보형물의 외피는 고체 실리콘으로 이루어져 있으며 그 안에 들어가는 내용물은 액체 실리콘 또는 코히시브겔, 생리식염수 그리고 하이드로겔(hydrogel)이라는 포도당 성분이 있으나 현재 사용이 가능한 보형물은 코히시브겔과 식염수 보형물뿐이다. 보형물 삽입시 절개는 주로 겨드랑이, 유륜, 유방 아래, 배꼽 등을 통해 이루어지고 있다.

겨드랑이 절개는 흉터가 보이지 않고 유선 조직을 전혀 건드리지 않기 때문에 특히 미혼 여성들에게 선호되고 있다. 유륜 절개의 경우 유륜 부위에 생기기 때문에 겨드랑이 노출이 상대적으로 많은 모델이나 연예인 직업을 가진 여성들에게 적합하다. 재수술이나 처진 가슴처럼 단순 확대술이 아닌 경우에도 적합하다. 유방 아래 절개는 흉터가 유방 밑 선에 생기는데 동양인에게는 흉터가 커질 수 있는 단점이 있으나 통증이 적고 겨드랑이 절개가 곤란하고 재수술 등의 시행시 유륜이 너무 작아서 유륜 절개를 할 수 없을 때 선택하는 방법 중하나이다. 배꼽 절개는 흉터가 배꼽에 남는다는 장점이 있지만 유방 밑 선의 라인 형성이 어렵고 식염수 백을 삽입하는 수술에만 적합하다는 단점이 있다.

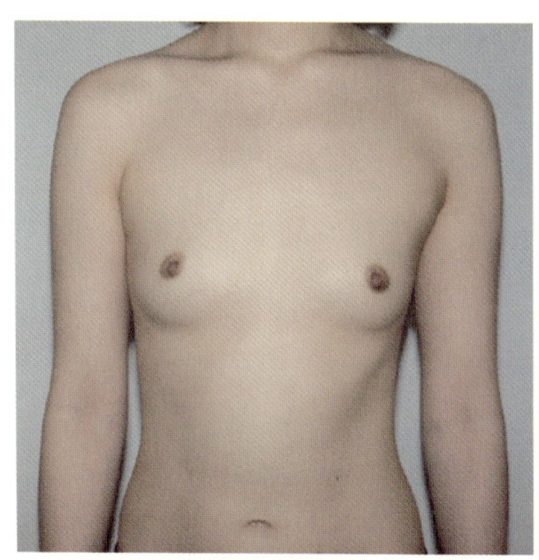

〈가슴 확대술 before〉

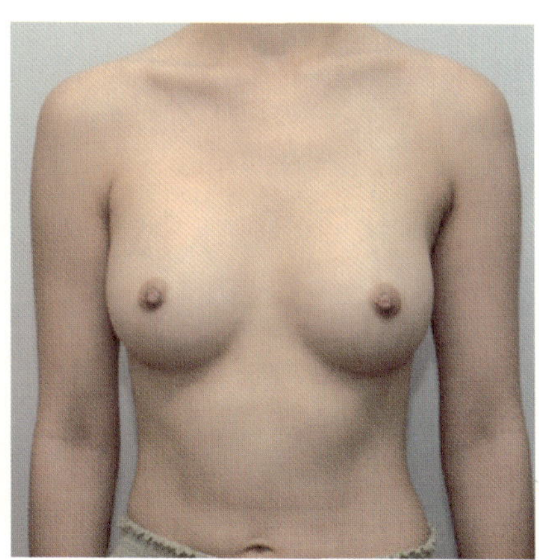

〈가슴 확대술 after〉

수술 시간은 절개 부위에 상관없이 1시간 정도이며 재수술의 경우 상태에 따라 다소 연장될 수 있다. 겨드랑이 절개의 경우 요즘은 대부분 내시경을 통한 수술을 하게 된다. 수술 전 늑간 신경차단술을 시행하여 통증을 인지하는 감각신경을 차단함으로써 수술 후의 통증을 미리 줄여주게 된다. 수술 중에 보형물을 삽입한 후 수술 침대를 수직으로 세워서 환자의 수술 후 모습과 대칭 여부, 그리고 사이즈가 잘 맞을지를 다각적으로 평가하게 된다.

2. 첫 번째 수술의 불만족을 보완, 개선해주는 '가슴 재수술'

가슴 확대 성형을 하고 나면 처음에는 일단 확대된 사이즈에 만족감을 표하지만 시간이 지나면서 자연스러운 모양, 촉감, 비대칭 여부 등등을 따지게 된다. 그리고 그 단계가 지나면 안전성에 대한 의구심을 갖게 되어 임신, 출산, 수유에 지장은 없는지, 유방암에 영향을 주지는 않는지, 유방암 검진은 제대로 할 수 있는지 등등의 이유로 재수술을 결정하게 된다.

이런 문제들 때문에 가슴 성형을 망설이는 여성들이 많다. 한 번 수술을 실패하고 나면 더 신중해지게 되는데, 그 과정에서 인터넷 등을 통해 정보를 얻다 보니 그럴 듯하게 포장된 광고 문구에 현혹되는 일이 있다. 재수술은 병원과 의사 선택에 있어서 첫 번째 수술보다 더 중요한데도 또 다시 실패의 가능성에 놓이는 것이다.

최근에 일어나는 재수술의 원인은 구형구축 현상이 가장 많다. 지금까지 밝혀진 구형구축의 원인은 염증, 출혈로 인한 혈종, 이물질, 수술시 과소박리, 수술 후 마사지 관리 소홀, 체질의 차이 등이다. 미숙한 의료진에게 수술을 받게 되면 구형구축 현상이 더 잘 일어난다. 구형구축의 경우 제대로 재수술이 이루어지려면 두꺼워진 피막을 제거해 주어야 하는데 이는 겨드랑이로는 제대로 될 수 없어 유륜 절개나 유방 하 절개가 필요하다.

기존에 겨드랑이로 수술한 경우 환자들은 다른 부위에 흉터가 또 생기는 걸 막기 위해 간혹 겨드랑이 절개가 가능하다는 의사를 찾아가게 되는데 이는 기

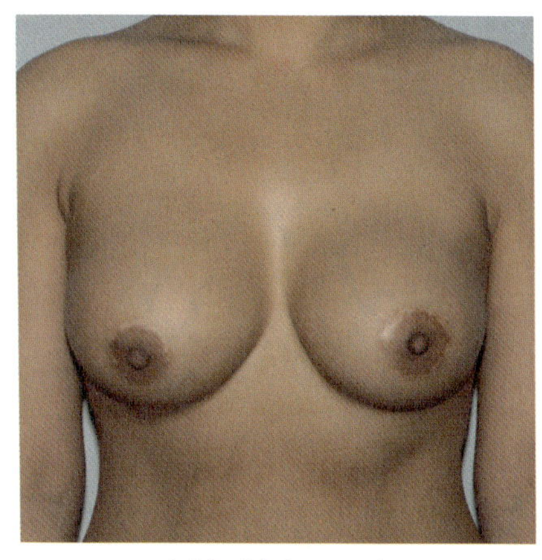 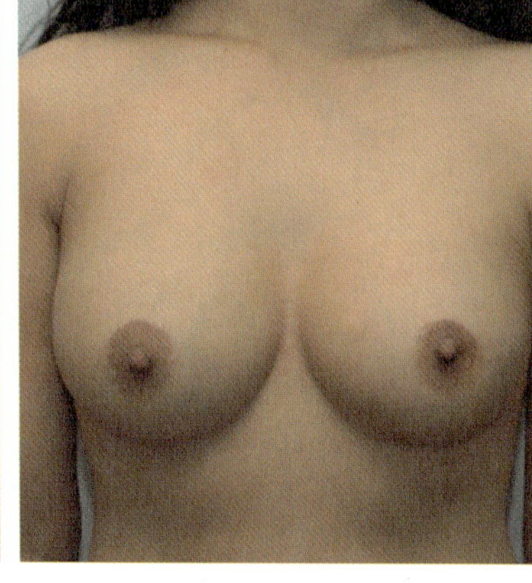

〈가슴 재수술 before〉　　　　　　　〈가슴 재수술 after〉

존의 근육 아래 삽입된 보형물만을 제거하고 근육 위에 보형물을 삽입하는 방법으로, 구형구축 확률이 훨씬 높고 대개 치밀 유방인 우리나라 여성들에겐 적합하지 않아서 다시 3차 재수술을 초래할 수 있다. 환자가 자신이 원하는 방법으로만 해주는 병원과 의사를 선택하게 될 경우 재수술의 여지는 훨씬 커지는 셈이다. 따라서 재수술의 가능성을 줄이고 싶으면 경험이 많고 숙련된 의료진과 구형구축 솔루션이 제대로 갖추어져 있는 병원을 선택해야 한다.

3. 너무 큰 가슴 때문에 고통받는 여성을 위한 '가슴 축소술'

가슴의 발육 시기는 여성 호르몬의 분비와 관계가 있는데, 최근 서구화된 식생활로 인해서 호르몬 분비에도 영향을 미치고 가슴의 발육을 촉진시키기 때문에 점점 큰 가슴을 가진 여성들이 늘어나고 있다. 일반적으로 250~300cc 정도를 가장 이상적인 가슴 크기로 보고 있고, 400~600cc는 약간 비대한 가슴으로, 600~1000cc 이상은 심한 비대증으로 보고 있다.

대부분의 여성들이 가슴이 작아서 고민이라지만 가슴이 지나치게 큰 경우에는 더 큰 고민을 하게 된다. 미적인 부분만이 아닌 신체적인 고통이 수반되기 때문이다. 유방 통증은 말할 것도 없고 큰 가슴으로 인해 몸의 앞쪽에 실리는 무게의 불균형으로 목이나 어깨, 허리 등의 통증이 수반되며 가슴 밑 주름의 땀으로 인해 습진이나 활동이 크게 불편하다. 그래서 가슴 축소술을 받으러 온 여성들은 최대한 많이 줄여달라고 하지만 확대와 마찬가지로 축소술 또한 당사자의 체형에 맞추어 적당량을 제거해야 한다.

가슴 축소술은 가슴의 크기 및 처진 정도에 따라서 세 가지 방법이 있다. 약간 비대한 정도로 처짐이 심하지 않은 가슴 축소에 적합한 수술법으로 프랑스의 Benelli 박사가 발전시킨 '유륜 절개에 의한 수술법', 중등도의 가슴 축소에 적합하고 합병증이 적고 수술 시간이 짧아서 가장 많이 시행되는 수술법인 벨기에의 Lejour 박사가 발전시킨 '수직 절개법', 거대 가슴의 축소에 적합하지만 흉터를 남길 수 있는 '오 자형 절개법'이다.

간혹 지방흡입만으로 가슴 축소를 할 수 있는지 문의하는 사람들이 있는데, 겉의 피부 조직과 유선 조직을 그대로 둔 채 내부지방만 제거하게 되면 가슴이 더 처지고 쭈글쭈글한 모양이 될 수 있기 때문에 좋은 방법이 아니다. 단, 가슴 축소술 전에 유방암 검진 및 유방 촬영을 통해 지방 분포도를 확인하고 지방 축적이 과다한 경우 유방 축소술과 병행하여 가장자리에 분포된 지방흡입을 시행할 수는 있다.

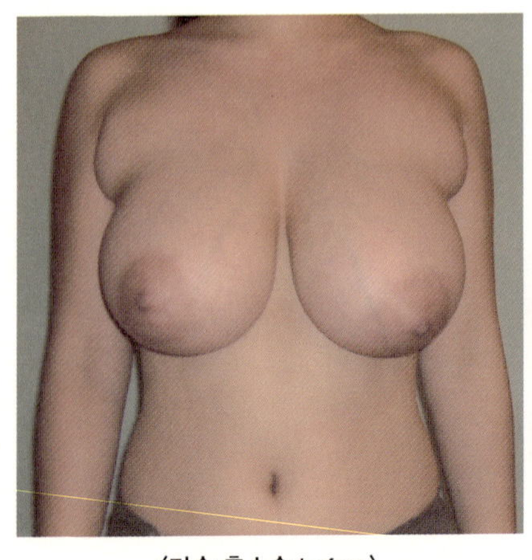

〈가슴 축소술 before〉

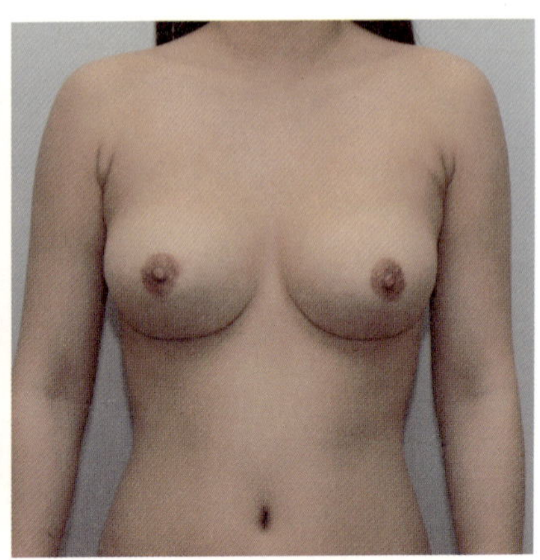

〈가슴 축소술 after〉

4. 처진 가슴에 대한 '유방 거상술'

가슴이 처지는 원인은 급격한 체중 감소, 임신과 출산, 모유 수유, 노화 등을 들 수 있다. 처진 가슴은 유방 조직들이 수축되고 피부가 이완됨에 따라 가슴이 늘어져 유두가 가슴 밑 주름 선상에 있거나 내려간 경우로, 가슴 안의 내부는 줄어들고 겉피부만 늘어난 상태를 말한다. 젊은 여성들 중에는 강도 높은 다이어트의 반복으로 지방 성분이 소실되고 피부 탄력이 저하되어 가슴이 처지는 경우가 발생한다. 살이 빠지면 가슴 지방부터 빠지게 되는데 다이어트 방법으로 단식을 하게 되는 경우 가슴이 처지는 현상은 더 심해진다.

한번 처진 가슴은 되돌리기가 쉽지 않다. 가슴 속 조직의 지방 성분이 감소되고 가슴 외피인 피부 조직이 늘어지면 진피 내 탄성섬유가 영구 손상되어 원래의 모습으로 복원될 방법이 없기 때문에 운동과 적정 체중을 유지하면서 관리를 해야 한다. 그런 다음에도 개선이 되지 않는다면 수술을 통해 도움을 받는 것도 하나의 방법이다.

수술 전에 어느 정도 가슴이 처졌는지 진찰한 후 얼마나 올릴 것인지를 정확하게 파악해야 한다. 이때 처짐의 정도에 따라 처짐 개선만 필요하면 유방 거상술을 시행하고, 처짐 개선과 동시에 가슴 확대술이 필요한 경우엔 가슴 확대

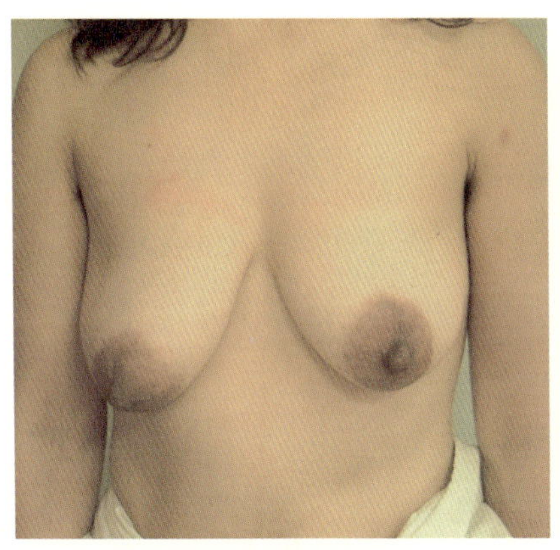

〈유방 거상술 before〉

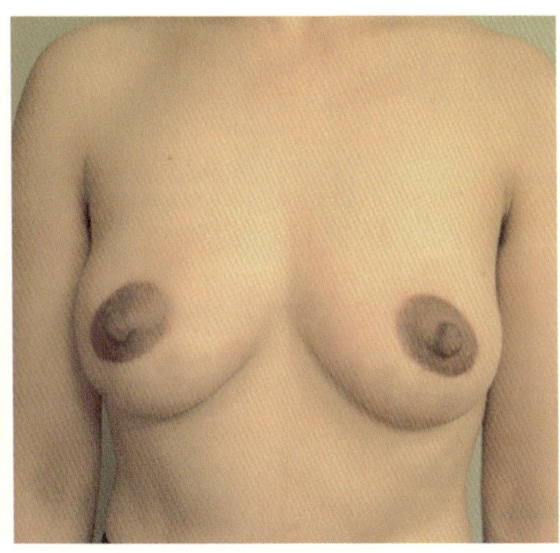

〈유방 거상술 after〉

술과 유방 거상술을, 그리고 가슴이 커서 처진 경우는 가슴 축소술과 유방 거상술을 해줘야 한다. 가슴이 작으면서 처진 경우는 가슴 확대술만으로도 확대와 동시에 처짐이 개선될 수 있다.

5. 유방 절제 여성을 다시 웃게 하는 '재건 성형'

유방암으로 인한 유방 절제술은 신체의 기능적 요소에 대한 파괴가 아니므로 위암, 대장암, 간암 등의 수술에 비해 수술 후 불편함이 적은 것은 사실이다. 그러나 여성에게 유방이 갖는 의미는 매우 크기 때문에 유방 절제로 인한 충격과 고통 또한 클 수밖에 없다.

유방이 갖는 정신적 의미는 자기 체형에 대한 이해뿐만 아니라 성적인 측면, 여성으로서의 상징, 매력 포인트로서의 중요성, 출산 후 아기에게 모유를 공급한다는 영양 요소로의 역할도 한다. 또한 몸의 라인을 형성하는 데에 중요한 한 축이 되기도 한다.

삶의 질과 외적 이미지가 강조되고 있는 최근에는 가슴의 기능 이상으로 외형이 중요한 의미를 가지게 되었다. 그래서 유방암으로 인한 절제를 어쩔 수 없이 받아들이며 살던 과거와 달리 요즘은 유방의 절제 범위도 최소화하고 있고, 유방 제거 후의 재건술도 적극적으로 이루어지고 있다. 특히 유방 재건 수술 후에도 유방암 재발 유무를 진단하는데 장애가 되지 않는다는 사실이 밝혀지면서 유방 재건술의 적용 범위가 증가하고 있다. 대체로 유방암 1기 또는 2기 이하의 경우 선택적으로 시행할 수 있으며, 특히 0기에 해당하는 관상피내암의 경우 초기임에도 불구하고 다발성 성향으로 유방을 절제하던 경향이 있었는데 이런 경우 절제와 동시에 재건을 하여 정신적 스트레스를 없애주는 방법도 고안되었다. 결국 유방암 환자의 증가, 초기 유방암의 높아진 비율, 여성의 사회활동 증가 및 삶의 질에 대한 욕구 등으로 유방 재건 성형은 앞으로 더욱 일반화될 것이다.

유방 재건술은 시기에 따라 지연형과 즉시형이 있고, 방법에 따라 자가조직

이식술과 유방보형물 삽입술이 있다. 즉시형 재건은 암 제거 수술과 동시에 재건을 진행하는 것으로 수술 횟수를 줄일 수 있고 자가조직 이용이 용이하다는 장점이 있다. 즉시형의 경우 유방 절제 후 곧바로 복부나 옆구리 또는 엉덩이의 자가조직을 이식하고, 보형물 삽입법의 경우 조직 확장기를 삽입수술을 시행한다. 조직 확장기 삽입의 경우 수술 후 1주마다 정기적으로 생리식염수를 확장기 내로 집어넣어 조직을 확장시켜 주어야 한다. 이 과정은 외래에서 비교적 간단하게 시행할 수 있으며, 3개월 정도 지나서 2차 수술을 통해 확장기를 빼내고 유방 모양을 내는 보형물을 삽입해 주게 된다.

유두와 유륜 재건은 자가조직 이식술이든 보형물 삽입법이든 유두 재건 위치의 혈행이 원활해야 하기 때문에 상태에 따라 3개월 이상 경과 후 시행하게 된다. 지연형도 과정은 같지만 조직 확장기를 삽입하는 1차 수술이 유방 절제 후 6개월 이상 지나서 시행한다는 차이가 있다. 지연형은 즉시형에 비해 유방 암 병기를 확인하고 나서 재건을 할 수 있다는 점과 수술 후 항암 치료의 힘든 과정을 끝낸 후에 재건을 한다는 장점이 있다.

보형물 삽입을 통한 유방 재건은 가슴을 크게 해주는 가슴 확대와는 달리 없어진 가슴을 만들어 주는 것이기 때문에 보형물 삽입시 조직의 팽창이 어려워

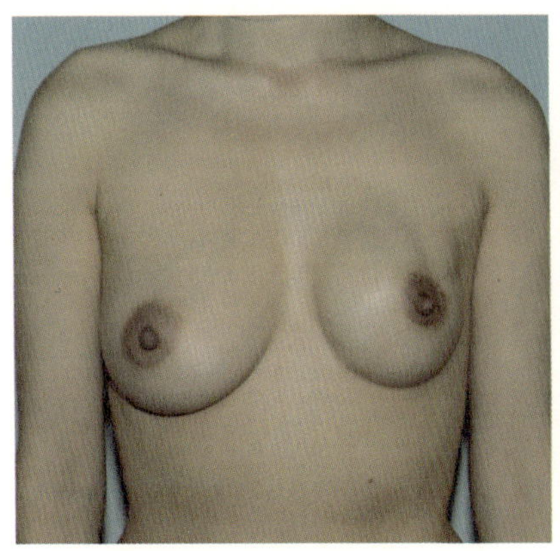

유방 재건술(좌) + 유방 거상술(우) before

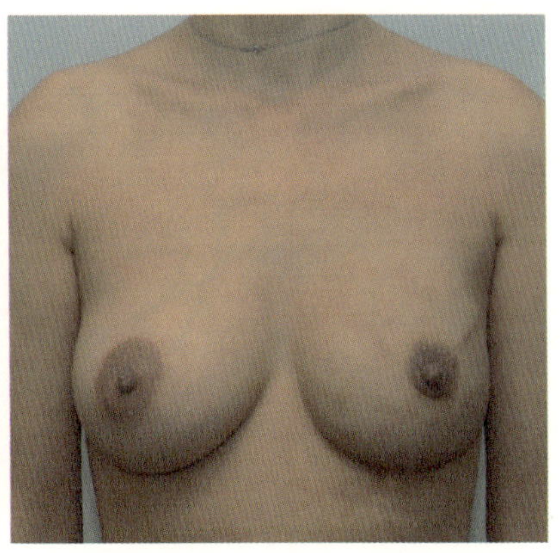

유방 재건술(좌) + 유방 거상술(우) after

조직 확장기 시술을 통해 조직을 늘려 주는 과정이 필요할 수 있다. 특히 유방 재건에서 가장 중요한 건 반대쪽 가슴과의 대칭이다. 반대쪽 가슴이 처져 있는 경우가 많아 유방 재건과 동시에 반대쪽 가슴의 처짐 개선을 함께 해주는 것이 좋고, 너무 크거나 작은 경우 축소 수술이나 확대 수술을 병행하면서 양쪽의 가슴을 정상적인 가슴에 가깝도록 만들어줘야 한다.

6. 함몰유두 교정술

함몰된 유두는 미적인 면에서도 문제가 되지만 이물질이 끼어 부패되기 때문에 악취가 나는 등 위생상 문제도 발생하며 수유 장애는 물론 이차적인 유방 염증의 원인이 된다. 여성들이 아무리 몸매가 예쁘고 아름다워도 함몰유두가 있으면 남모르게 자신감이 상실되고 위축될 수 있다.

함몰유두는 유방 내부의 여러 개의 젖관 중 일부 또는 전부가 짧아 유두를 안으로 당기기 때문에 발생한다. 따라서 수술로 이를 절제하여 당겨지는 젖관을 느슨하게 해주고 솟아나온 유두를 고정해줘야 한다. 수술로 인한 흉터는 발생하지 않고 유두의 위생 상태도 좋아져 유방의 염증을 예방할 수 있고 미적인 면에서도 개선 효과가 뛰어나다.

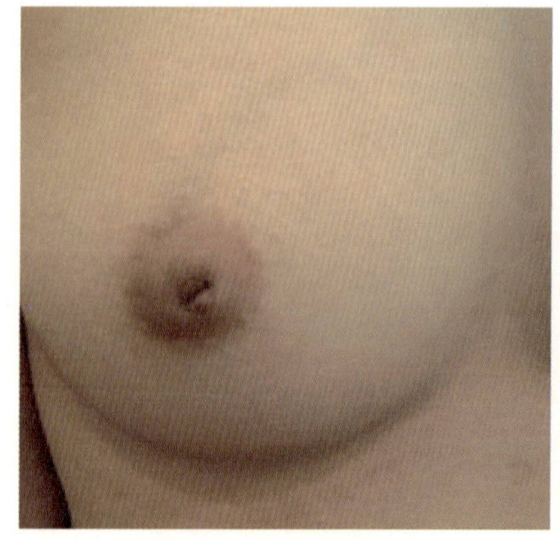

함몰유두 교정술 before

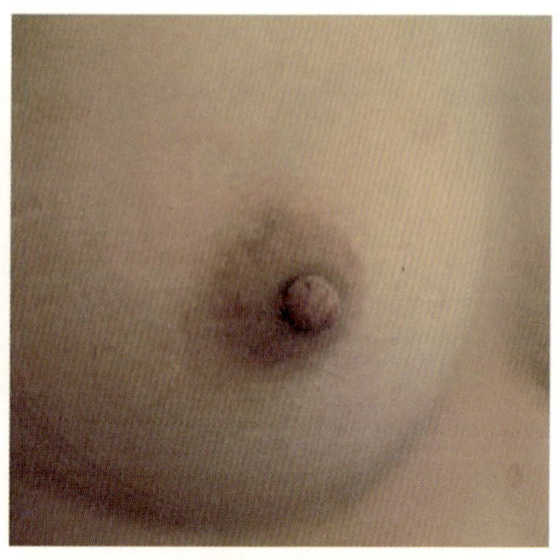

함몰유두 교정술 after

—「유방확대술 후 코히시브 실리콘 겔 유방보형물 파손」(Rupture of the Cohesive Silicone Gel Implant after Breast Augmentation), 대한외과학회지, 2011년

—「자가지방이식을 통한 유방 확대술의 부작용」(Complications of Augmentation Mammaplasty with Autologous Fat Grafts), 한국유방암학회지, 2009년

—「유방 확대술 시행시 늑간신경차단술이 통증 완화에 미치는 영향」(The analgesic effects of intercostal nerve block in patients undergoing augmentation mammoplasty), 한국유방암학회지, 2006년

—「유방 축소술 100예」(단일외과의사 시행, Reduction Mammoplasty-100 Cases by Single Surgeon), 대한외과학회지, 2006년

—「유방 확대 성형술 후 구형구축 발생시 피막 내 Triamcinolone 주사요법의 유용성」(Effect of intracapsular triamcinolone injection in treatment of capsular contracture after augmentation mammoplasty), 한국유방암학회지, 2005년

—「Poland증후군 여자 환자에 대한 유방 재건 성형술」(Breast Reconstruction Using Saline Implants in a Woman with Poland Syndrome), 대한외과학회지, 2004년

—「유방 확대 성형술 후 합병증 및 불만 요인-42예의 재수술 환자 분석」(Complications and Reasons Dissatisfaction in Augmentation Mammoplasty-Analysis of 42 Cases of Re-operation), 한국유방암학회지, 2004년

—「남성 유방암 10예」(Male Breast Cancer-10 Cases), 한국유방암학회지, 2003년

—「여성형 유방에 대한 새로운 외과적 절제 방법-초승달형 절개법」(New approach to a subcutaneous mastectomy for gynecomastia-the "lower crescent" incision), 대한외과학회지, 2000년

—「임상적 증상이 없이 발견된 유방암의 특성」(Characteristics of clinically occult breast carcinoma), 대한외과학회지, 2000년

—『유방암과 유방 성형』, 홍신문화사, 2002년

정확한 원인을 알아내면 임신 어렵지 않다

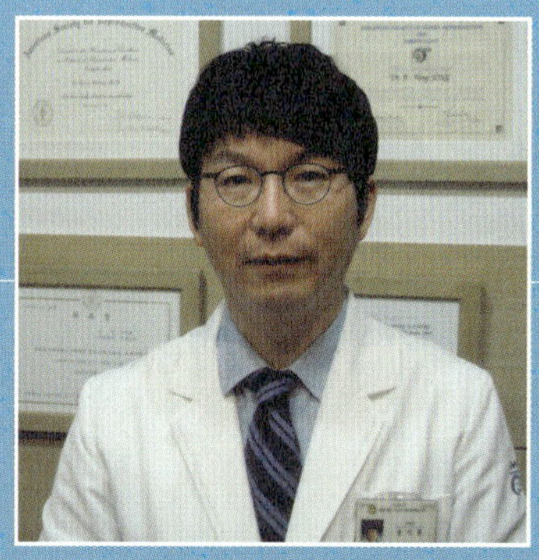

산부인과 전문의/ 의학박사
연세대학교 의과대학대학원 졸업
(전)삼성제일병원 불임센터 과장
연세대학교 의과대학 외래교수
(현)제일병원 불임연구회 회장
http://www.medi-i.com

송지홍

메디아이여성병원 병원장

부부를 가깝게도 하고 멀게도 하는 임신과 출산

34세의 여성 K씨는 결혼 전에 자궁근종 때문에 수술을 받은 적이 있었고, 우측 난관은 절제한 데다 좌측 난관은 난관수종으로 막힌 상태였다. 게다가 남편의 정자를 검사해 보니 기형정자 수치가 높았다. 이 부부의 상태로선 자연임신이 어려웠다. 시험관 아기 시술을 결정하고 효과를 높이기 위해 복합적인 치료에 들어갔다. 성선 억제 호르몬과 고순도의 난포 호르몬 주사약을 사용하였으며 황체 호르몬으로는 프로제스트 주사약과 크리논 질정을 사용하였다. 그리고 수정을 위해 2011년 12월 26일에 정자 직접 주입술을 시행하였다. 이 과정에서 아스피린과 저용량 스테로이드를 함께 사용하였다. 그 결과 2012년 1월 10일의 검사에서 임신수치 58이 나왔고 2012년 7월 현재까지 정상적인 임신을 유지하고 있다.

임신이 불가능한 것처럼 보이는 악조건을 극복하고 만들어낸 결과였기에 첫 번째 시도에서 임신이 성공하자 부부의 기쁨은 말로 형언할 수 없을 정도였다. 불임 치료가 힘들면서도 그 만큼 보람도 큰 것은 이처럼 사람들에게 잃어버린 웃음과 희망을 찾아줄 수 있기 때문이다. 임신과 출산은 때론 사람들에게 불행을 행복으로 바꿔주는 역전 드라마가 되기도 한다. 원한다고 해서 아무 때나 모두 쉽게 임신과 출산을 할 수 있는 게 아니기 때문에 여전히 새 생명의 탄생은 고귀하고 숭고한 의미를 갖는다.

임신은 한 달에 한 번 난소에서 생산된 한 개의 난자가 나팔관에서 정자와 만나 수정란이 되어 자궁에 착상하는 걸 말한다. 지극히 간단해 보이는 임신 원리지만 결코 간단하지만은 않은 메커니즘이 존재한다. 하나의 생명이 세상에 태어나 "으앙"하고 첫 울음을 터뜨리기 위해선 그 모든 과정을 잘 견뎌내고 무사히 통과해야만 한다. 다행인 건 의학이 발달하면서 예전 같았으면 시도조차 할 수 없었던 상황에서도 이젠 임신이 가능해져서 마치 기적과도 같은 "으앙"소리를 들을 수 있게 되었다는 것이다.

그런 극적인 장면을 만들어 낼 수 있었던 데에는 정자와 난자의 움직임을 과학적으로 확인할 수 있게 된 덕분이기도 하다. 1667년에 네덜란드의 과학자 레벤후크는 자신이 만든 현미경을 통해 긴 꼬리가 달린 올챙이 모양의 정자를 처음 발견하였고, 19세기에 이르러선 정자가 난자와 결합하여 수정란이 되는 과정도 확인할 수 있었다. 남성의 사정 후 여성의 질을 통과한 수억 마리의 정자 중에서 나팔관까지 이르는 정자는 수천만 마리에 불과하고, 그 중에서 다시 가장 활동성 강한 정자 하나만이 난자와 결합하게 된다. 이 과정에서 문제가 생기면 임신이 되지 않거나 임신이 되더라도 유산이 된다.

원인이 무엇이든 정상적으로 임신이 어려운 상태를 흔히 불임이라고 한다. 2세를 고대하는데 계속 아기가 생기지 않으면 어떤 부부라도 실망할 수밖에 없다. 이런 불임부부는 미국의 경우 가임 연령에 있는 부부 6쌍 중 1쌍이 해당한다. 우리나라의 경우는 가임 부부 8쌍 중 1쌍이 온갖 방법에도 불구하고 아이를 갖지 못하는 불임부부로 알려져 있다. 그런데 불임 문제가 부부간에 심각한 영향을 미치는 일이 많지 않은 미국과 달리 한국에서는 부부의 행, 불행을 좌우하기도 한다.

혈연과 제사 문화를 중요하게 생각하는 한국 사회에서는 대를 이어야 한다는 의무가 강하게 요구된다. 그런 점에서 임신과 출산은 부부 두 사람만의 일이라고 할 수 없다. 불임이 계속 되다 보면 주변 사람들의 관심과 압박이 심해지고 부부 사이에도 불화의 단초가 된다. 그러다 병원에서 어느 한쪽이 불임 판정을 받게 되면 갈등이 커지고, 불임을 판정받은 사람은 상대를 위해 자신이 떠나줘야 한다는 극단적인 생각을 하기도 한다.

그러나 불임 판정을 받았다고 해서 무조건 '절대로 임신할 수 없다'는 단정을 내리고 지레 포기할 필요는 없다. 대부분의 불임(不姙)은 '임신이 불가능하다'가 아닌 '임신이 쉽지 않다'는 의미의 '난임(難姙)'이기 쉽다. 따라서 불임에는 반드시 임신이 쉽지 않게 된 원인이 있다. 그 원인을 알아 문제를 해결하거나 우회적인 방법으로 얼마든지 임신과 출산에 성공할 수 있다. 이때 임상 경험이 많고 실력이 뛰어난 의사일수록 임신을 성공시키는 확률이 높다.

우리나라의 불임 치료 의술은 세계 선진국과 비교해도 결코 뒤처지지 않는다. 임신과 출산을 부부관계의 중요한 의무 중 하나라고 여기는 한국 정서로 인해 의사들의 치료 책임도 그만큼 커질 수밖에 없었기 때문이다. 선진국의 경우 몇 번 인공수정이나 시험관 아기를 시도하다가 안 되면 포기하고 입양 등의 다른 방법을 모색하지만 우리나라 부부의 경우 훨씬 더 많은 노력을 하게 된다. 어떻게 해서든 임신을 해야 한다는 절실함이 크기 때문이다. 간혹 사이 좋던 부부가 아기를 갖지 못해 힘들어하다가 헤어지는 걸 보면 의사로서 모든 불임을 치료하지 못하는 데에 안타까움을 갖게 된다.

그래서 불임 때문에 고통스러워하는 부부들에게는 늘 이런 말을 해주고 있다. 이유 없는 불임은 없고, 정확한 원인을 찾아 문제를 해결한다면 얼마든지 임신에 이를 수 있다고. 그러기 위해서는 병원을 찾아 검사를 받는 일을 늦추지 말라고 말한다. 그런 노력 없이 '아기 신발을 집에 놔두면 아기가 생긴다'거나 '석류 열매를 머리맡에 두면 임신한다'는 식의 검증되지 않은 미신 행위나 민간요법으로 임신을 기원하는 것처럼 어리석은 행동은 없다.

조기 진단과 치료는 빠르면 빠를수록 좋다. 그런 다음에도 임신이 되지 않는다면 인공수정이나 시험관 아기 시술 같은 방법을 고려해야 한다. 그 역시 적시에 이루어질수록 성공률도 높아진다. 불임 치료 의학이 아무리 낙관적인 수준에 와 있다 하더라도 "기다려 보다가 정 안 되면 나중에 검사와 치료를 받아 보지" 하면서 시간을 헛되게 흘려보내지 말라는 것이다. 그러다가 아예 시기를 놓쳐서 어떤 방법으로도 아기를 가질 수 없게 된다는 사실을 알아야 한다.

세계적 수준의 임신 성공률을 보유한 메디아이 불임센터

대한산부인과학회의 자료에 의하면 1992년에 6,900여 건이던 시험관 아기 시술 건수가 2004년에는 1만7802건으로 늘어났고, 정부가 시술비를 보조하기 시작한 2005년에는 2만5000건을 넘었지만 그 후 현재까지 크게 늘어나지 않고 있다. 국내 불임부부가 140만 쌍이 넘는 상황으로 볼 때 매우 소극적으로 불임 치료를 하고 있다는 걸 알 수 있다. 시험관 아기의 성공률은 평균 30% 전후이고 많은 경우 40% 전후이다. 시술 횟수, 환자의 연령과 건강 상태, 시술 의사의 실력에 따라 결과가 조금씩 다르다.

1978년에 영국에서 최초로 시험관 아기가 태어난 이래 최근에는 전 세계에서 500만 번째의 시험관 아기가 태어났다. 성공률을 높이기 위한 연구가 지금도 활발하게 진행되고 있어서 조만간 훨씬 더 높은 성공률을 보이게 될 것이다. 얼마 전에는 영국의 뉴캐슬대 불임센터에서 새로운 시스템을 도입한 시술법으로 32~35%에 머물던 임신 성공률이 45%까지 높아졌다고 발표하였다. 시험관 아기 시술시 실험실 환경을 여성의 자궁과 비슷하게 바꿔주는 방법만으로도 임신 성공률을 45%까지 끌어올릴 수 있었다는 것이다. 이후 네덜란드와 캐나다, 타이의 많은 병원들이 뉴캐슬대가 개발한 시스템으로 바꾸고 있다고 한다.

2002년부터 불임센터를 운영하고 있는 메디아이에서는 시험관 아기 시술에서 평균 50% 이상의 높은 임신 성공률을 유지하고 있다. 이러한 수치는 국내외에서 흔치 않은 결과로 메디아이 불임센터가 자부심을 갖는 부분이라고 할 수 있다. 이런 결과가 있기까지에는 1996년부터 2002년까지 S병원의 불임센터 과장으로 있으면서 인공수정 시술 8,000건 이상, 시험관 아기 시술 2,000건 이상을 직접 시행하면서 50% 이상의 성공률을 보인 노하우가 축적되었기 때문이다. 이 기간에 수차례의 시험관 아기 시술에 실패한 저반응군 불임환자에게서 유착 박리술 후 임신을 성공시킨 사례도 많았으며, 40세 이상의 고령 불임환자에게 시험관 아기 시술 전에 면역치료를 하여 성공률을 높이는 등 다양한 시도와 연구가 이루어졌었다.

메디아이가 현재 보유하고 있는 세계적인 수준의 불임 치료율과 시험관 아기 시술 성공률은 무엇보다도 불임의 정확한 원인을 찾아내고 거기에 맞는 치료 방법을 효과적으로 시행하기 때문이다. 거기에 그치지 않고 임신 후에도 임신 유지와 출산에 이르기까지 전문 수준의 종합적인 관리 서비스를 제공함으로써 환자들의 사전 사후 만족도를 높이는 데에 주력하고 있다.

특히 불임 치료에 있어서 결코 소홀하게 생각하면 안 되는 부분이 불임 환자를 대할 때의 태도이다. 임신이 여러 차례 실패했거나 불임 진단을 받은 환자들은 그런 사실 때문에 이미 주변으로부터 상처를 많이 받은 상태로 내원하게 된다. 그래서 상담을 통해 환자의 닫힌 마음을 위로하고 격려해줄 필요가 있다. 불임 치료에 있어서 정서적인 안정 또한 매우 중요한 요소이기 때문이다. 임신이 될 수 있도록 최선의 노력을 다할 거라는 믿음을 주어야 한다. 여러 한방·양방 병원을 다녔는데도 임신에 성공하지 못한 여성일수록 자포자기하는 마음이 크다. 이때 의사가 사무적이고 기계적으로만 대한다면 환자는 치료 과정 내내 불안감에 휩싸이게 된다. 따라서 의사는 최선을 다해 환자의 위축된 마음을 풀어주고 용기와 희망을 줄 수 있어야 한다.

그런 점에서 메디아이가 추구하는 진료 이상은 대형병원이나 대학병원에 가지 않고도 본인에게 맞는 맞춤형 진료를 받게 한다는 것이며, 불임을 비롯한 복강경 수술이나 자궁근종 수술에 있어서의 전문성 확보는 물론이고 동시에 여성들의 고통받는 마음까지 치유해줄 수 있는 병원 환경을 만들자는 것이다. 그러기 위해서 최상의 배란약과 시험관 배양액, 최고의 의료장비와 기술을 갖추고 있다. 덕분에 메디아이에서는 시험관 아기 임신율이 50%를 넘고 있으며, 면역치료를 통해 습관성 유산 환자의 임신 성공률은 90%를 넘고 있다.

❖ 메디아이 불임센터의 최신 보조생식 기법

1. 세포질 내 정자 주입술(ICSI, Intra Cytoplasmic Sperm Injection)

세포질 내에 직접 정자를 주입하는 ICSI는 벨기에 브뤼셀 자유대학의 생식의학센터 소장인 안드레 스텔검과 동료들이 1992년에 세계 최초로 개발한 불임 치료법 중 하나이다. 현미경 하에서 미세 조작술을 이용하여 난자의 세포질 내로 정자를 직접 주입하는 방법으로 일반적인 체외 수정법으로는 수정이 잘 안 되거나, 정자의 수나 운동성이 약한 경우에 적합한 시술법이다. ICSI의 성공률은 체외 수정법인 IVF와 비슷하기 때문에 체외 수정 치료를 받은 불임 부부 중 절반 이상에게 추천되고 있다.

2. 보조 부화술(補助 孵化術, Assisted Hatching)

정자와 난자의 수정에 의해 만들어진 배아는 자신을 둘러싸고 있던 투명대를 뚫고 나와 자궁 내벽에 착상하게 되는데, 간혹 배아가 투명대(zona pellucida)를 뚫고 나오지 못하는 경우가 있다. 그러면서 배아를 보호해 주던 투명대가 오히려 배아가 더 이상 자라지 못하게 막게 되고 부화 과정을 거치지 못한 배아는 자궁 내벽에 착상할 수 없어 임신이 되지 않는다. 그래서 투명대를 얇게 하거나 구멍을 만들어 배아가 투명대를 쉽게 빠져나오도록 도와주는 방법이 보조 부화술이다. 병아리가 알 껍질을 제대로 뚫고 나오지 못하면 어미 닭이 부리로 쪼아서 도와주는 것과 같은 이치여서 '보조 부화설'이라고 한다.

3. 공동배양(Co-Culture)과 포배기배아(Blastocyst)의 이식

이전에 시험관 아기 시술을 했을 때 착상률이나 배아 상태가 좋지 않았던 경우 또는 다태임신을 원치 않는 경우에 이식할 배아를 함께 배양하여 배아의 발생률과 착상률을 높여 주는 방법이다. 이렇게 배양된 배아는 배양 후 3일(6~8세포기)에서 5일(포배기)에 자궁 내로 이식한다.

4. 무정자증 환자의 시험관 아기 시술

남편이 무정자증일 경우 종전에는 다른 사람의 정액을 기증받아 인공수정이나 시험관 아기 시술을 시행했지만 최근에는 고환 내의 정자를 채취하여 세포질 내 정자 주입을 함으로써 임신이 가능하게 되었다. 우선 비뇨기과의 검사를 통해 남편의 고환 조직에서 정자의 생산능력이 있는지 또는 정관 폐쇄가 있는지 여부를 확인한 다음 정자 생산능력이 확인되면 고환 조직에서 정자를 채취하여 시험관 아기를 시술할 수 있다.

불임 치료에도 타이밍이 필요하다

불임이란 피임을 하지 않는 부부가 정상적인 부부 생활을 하는데도 1년 이내에 임신이 되지 않은 경우를 말한다. 정상적인 부부라면 1년 이내에 80~90%가 임신을 하고, 2년 뒤에도 임신이 되지 않을 확률은 5%에 그친다. 이 중 한 번도 임신을 해본 적이 없는 케이스를 원발성 불임, 자궁 외 임신과 같은 임신 경험이 있는 경우를 속발성 불임으로 분류한다. 우리나라 부부의 약 10~15%가 불임으로 고생하는 것으로 알려져 있다.

일단 아기가 생기지 않으면 아직까지도 많은 사람들이 여성에게 문제가 있을 거라고 단정하지만 불임의 원인은 어느 한 쪽의 문제가 아닐 수 있으므로 부부가 함께 검사를 받는 것이 시간과 비용을 단축시킬 수 있다. 여성 불임의 원인으로는 난관의 문제, 배란 이상, 자궁 이상, 복막 이상, 면역학적 요인, 여성 호르몬의 분비 이상, 유전자 이상 등등이 있다. 남성 불임 요인에는 정자 형성 장애, 내분비학적 장애, 염증 등으로 요도나 정관이 막히거나 좁은 경우 등등의 문제일 수도 있다. 그 외에 환경오염과 식생활, 스트레스 등으로도 불임 환경이 조성될 수 있다.

검사 결과 여성에게 배란의 문제가 있을 때는 배란유도제를 사용하고 정확한 배란일을 알려줌으로써 자연임신이 가능하도록 돕는다. 또 난관이 막혔거나 나팔관 수종(난관에서 난자를 받는 기능이 고장난 상태)인 경우는 나팔관 성형수술을 하면 자연임신이 가능할 수 있다. 반면 남성에게 불임의 원인이 있으면 인공수정을 통해 임신을 시도한다. 여성 자궁경부 점액질에 이상이 있어도 인공수정을 해야 한다. 그 외에 환경과 식생활, 정서적인 부분에 문제가 발견되면 해당 내용을 개선하고 바꿔주어야 한다.

❖ 여성 불임의 원인

(1) 배란 요인

배란이란 난소에서 난자가 형성되어 수정 부위인 나팔관 내로 배출되는 현상을 말한다. 이런 과정은 내분비 기능에 의해 조절되는 것인데, 내분비 기관에서 이상이 생긴다면 정상적인 배란이 일어나지 않는다. 이런 배란 장애는 여성 불임의 원인에서 가장 많이 해당하는데, 다낭성난소증후군, 시상하부 호르몬의 이상, 조기 폐경, 갑상선과 유즙 분비 호르몬 이상 등이 원인이 되므로 반드시 호르몬 검사를 통해 그 원인을 밝혀내야 한다. 그 밖의 과도한 스트레스로 인한 심인성 원인에서 오는 경우도 있고 최근에는 무리한 다이어트에서 오는 배란 이상도 점점 많아지고 있다.

(2) 난관 요인

난관은 배란된 난자와 정자의 이동통로이면서 수정란을 자궁 속으로 보내는 역할도 하는 곳으로 보통 나팔관이라고도 부른다. 난관이 막혀 임신하지 못하는 경우는 전체 여성 불임의 절반 정도를 차지한다. 난관 폐쇄의 원인은 대개가 난관염이며 한편 자궁 내막증이나 수술 후 유착 등으로 인해 나팔관이 주위 장기 조직과 달라붙어 불임을 초래하는 경우도 있다.

(3) 자궁 요인

정상적인 수정란이 되어도 자궁 내막에 착상이 되지 못하면 임신은 이루어지지 않는다. 착상이 잘 되기 위해서는 황체에서 황체호르몬이 충분히 분비되어야 한다. 그러나 황체에 이상이 있으면 자궁 내막이 잘 자라지 못한다. 수정란의 착상을 방해하는 자궁 내 요인으로는 자궁 내 유착 및 자궁 내막 폴립, 자궁근종, 자궁 기형, 자궁 내막염 등이 있다.

(4) 자궁 경관 요인

배란기가 되면 맑고 풍부한 점액이 자궁 경부에서 분비되어 정자가 잘 통과되어야 하는데, 점액 분비가 잘 되지 않는 경우의 불임은 전체 불임 환자의 1%를 차지한다. 자궁 경관의 수술 및 만성 자궁경부 염증 등이 원인이 되며, 자궁 점액 내에 항정자 항체(anti-sperm antibody)가 존재하여 정자가 자궁으로 들어가지 못하는 경우도 해당된다.

(5) 복강 내 요인

복강 내 요인이란 나팔관이 주변이나 골반 내 다른 장기와 서로 붙어서 임신이 되지 않는 경우를 말하며, 원인으로는 수술 후 유착, 자궁 내막증 등이 있다.

(6) 면역학적 요인

남편의 정액이 정상이고 여성 또한 정상일 때는 면역학적인 요인인 경우가 있다. 정액 또는 정자가 항원으로 작용하여 여성의 몸속에서 항체를 생성하는 경우이다.

(7) 원인불명

불임 검사에서 이상을 발견하지 못하는 경우로 불임의 원인 중 약 10%를 차지하고 있다. 이 중 면역학적인 요인이 많은 부분을 차지한다.

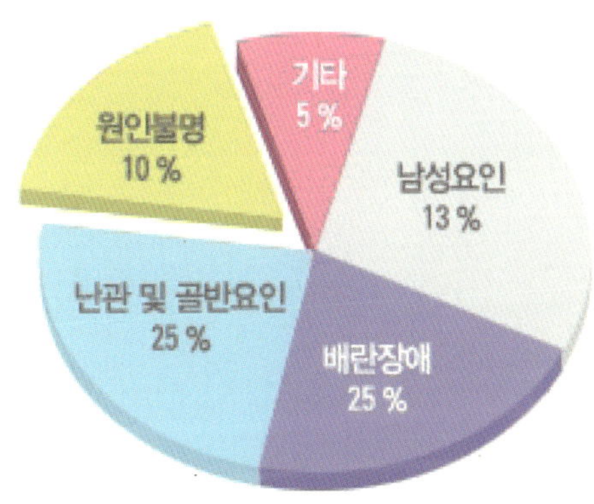

불임의 원인별 통계

❖ 여성 불임 검사

시간과 비용을 절감하기 위해 먼저 문진을 하는데 이때 솔직하고 정확한 답변을 해야 원인 파악과 치료 과정도 빨라진다.

(1) 기본 검사

불임 검사를 시행하기 전에 빈혈, 결핵, 간염, 매독, 풍진, 자궁암 검사 등을 시행하여 임신을 유지하는데 해가 되는 질환 유무를 검사해야 한다.

(2) 기초체온표

기초체온이란 충분한 숙면을 한 후 움직이지 않은 상태, 즉 이불 안에 누워 있는 상태에서 측정한 구강 내 체온을 말한다. 기초체온을 통해 배란 여부 및 황체 기능을 간접적으로 알아볼 수 있으며 자궁 내막 검사 실시 시기를 결정하는 데 도움을 준다. 그러나 기초체온표만으로는 정확히 배란을 예측할 수 없다.

(3) 자궁난관 조영술

자궁과 난관의 구조를 보는 검사로, 자궁 내부에 조영제를 넣고 촬영하는 방법으로 난관 폐쇄여부, 난관 기형, 자궁 내 유착이나 기형 여부 등을 알아볼 수 있다. 검사 시기는 생리가 완전히 끝난 후 배란되기 전에 실시한다.

(4) 초음파 검사

난소에서 자라는 난포의 크기를 초음파로 측정하여 배란 시기를 알아보는 검사로, 소변이나 혈중 황체화 호르몬 검사를 병행함으로써 정확한 배란의 시기를 예측할 수 있다.

(5) 성교 후 검사

배란 시기에 시행하는 검사로, 병원에 오기 약 4~16시간 전에 배우자와 부부관계를 한 후 병원을 방문하여, 자궁 경부에서 점액을 채취한 뒤 현미경 검사를 한다. 자궁경관 점액 및 정자의 상태와 상호관계를 볼 수 있으며 성교가 적절하게 행하여지는지를 간접적으로 알 수 있다. 그러나 이 검사가 남편의 정액 검사를 대신할 수는 없다.

(6) 자궁 내막 검사

자궁 내막의 일부를 떼어내어 조직을 검사하는 방법으로, 배란 여부와 황체 기능 결함 및 자궁 내막의 이상 여부를 알아볼 수 있으며, 배란 후 7~12일 사이에 시행한다.

(7) 복강경 검사

내시경을 이용해 자궁과 난소 및 난관의 외부 구조를 보는 검사로, 불임 검사의 최종 단계로 복막 요인을 알아보는데 중요한 의의가 있다. 자궁난관 조영술의 이상 유무와 무관하게 난관의 폐쇄 여부와 주위와의 유착을 확인할 필요가 있을 때와 자궁 내막증이 의심될 때 확진을 위해서 시행한다.

냉동보관했던 정자로 임신도 가능해진 인공수정

1785년에 이탈리아에서 수캐의 정액을 암캐의 질에 물리적으로 넣어 수정시킴으로써 최초의 인공수정이 성공한 뒤 가축들의 인공수정은 이제 일반화되었다. 1949년에는 냉동시켰던 정액을 다시 해동하여도 수정이 된다는 사실이 밝혀지면서 인공수정의 새 장이 열리게 되었다. 사람의 정자는 액체질소의 용기 안에서 섭씨 영하 196도로 냉동 보관하였다가 해동해도 정자의 기능이 없어지지 않는다는 사실은 불임부부에게도 희소식이 되었다.

가령 남편의 정자 수가 적을 때에는 정자를 모았다가 냉동 보관해둔 뒤 필요한 시점에 아내의 질 안에 인공수정을 해줄 수가 있기 때문에 그만큼 임신의 가능성이 커진 것이다. 또한 정관수술을 하려는 남편이 정액을 보관해두었다가 나중에 아기를 원할 경우에도 쉽게 활용할 수 있다. 1997년에는 영국에서, 남편이 사망하자 아내가 정자은행에 보관했던 남편의 정자를 찾아 임신을 시도해서 세계적으로 화제가 된 일도 있었다.

미국에서는 매년 17만 명 이상의 불임여성들이 인공수정을 시도하는데 실제 출산율은 약 38% 정도여서 인공수정으로 태어나는 아기는 매년 6만5천 명 내외라고 한다. 우리나라에서는 1960년대부터 인공수정이 불임 치료에 도입되었고, 1980년대 중반부터는 냉동정자를 이용한 인공수정도 많이 시행되고 있다. 여기에 그치지 않고 2007년엔 호주에서 세계 최초로 냉동 난자와 냉동 정자로 수정시킨 태아를 냉동시켰다가 다시 어머니의 뱃속에 이식시켜 아기를 출산시킨 일도 있었다. 인공수정의 방법과 기술이 계속 발전하고 있다는 건 불임 치료에 그만큼 가능성이 커지고 있다는 말이 된다.

인공수정은 말 그대로 정상적인 부부관계 없이도 아내의 배란기에 맞춰 남편의 정액을 자궁강 내에 인공적으로 넣어줘 임신을 유도하는 방법이다. 아내의 자연 배란일에 맞춰 정자를 넣어주는 자연주기 인공수정과 여러 개의 난자를 배란시키고 정자를 넣어주는 과배란 인공수정이 있다. 자연주기 인공수정은 반복적으로 시행할 수 있으나 일반적으로 과배란 인공수정은 4~5회 이상은 시도하지 않는다.

인공수정은 체외수정인 시험관 아기보다 훨씬 간단한 방법으로 나팔관에 문제가 없는 여성의 자궁 내에 운동성이 좋은 정자만을 골라 주입하여 수정 및 임신율을 높여준다. 그 전에 질 초음파 및 배란 소변검사를 통해 배란일을 정확히 예측하여 인공수정 시기를 결정해야 성공률이 높다. 남성은 인공수정 2~3시간 전에 미리 병원에 와서 정액을 채취하게 되는데, 채취된 정액에서 운동성이 좋은 정자만을 분리 선택하는 과정을 거치게 된다. 처리된 정액은 부드러운 주입관을 통하여 자궁강 내로 주입되며 거의 통증 없이 이루어진다. 인공수정을 시행받은 여성은 약 15분간 누워 있다가 귀가하면 되고 활동에 특별한 제약이 없고 부부관계도 자유롭게 할 수 있다.

❖ 인공수정이 필요한 경우

정자의 운동성이 떨어져 있거나 숫자가 적거나 기형정자가 많은 경우

배란기에 자궁 경부의 점액질 분비가 적어 성교 후 검사가 좋지 않은 경우

원인불명으로 임신이 되지 않는 경우

남성의 성교 장애

정자의 운동성을 방해하는 항 정자항체가 양성인 경우

몸 밖에서 태아를 수정시키는 시험관 아기

1978년 7월 25일엔 세계에서 처음으로 영국에서 체외수정을 통해 시험관 아기가 태어났다. 인공수정과 시험관 시술 분야에 오랫동안 몰두해온 패트릭 스텝토, 로버트 에드워즈 박사가 9년 동안 아기가 생기지 않은 불임부부의 정자와 난자를 작은 시험관 속에서 인공수정한 뒤 48시간 후 인공수정 배아를 아내의 자궁에 착상시키는 데에 성공시킨 결과였다. 아기는 분만 예정일 3주를 앞두고 제왕절개 수술을 통해 태어나 루이스 조이 브라운이라는 이름을 갖게 되

었다.

이 여자아이의 출생에 전 세계가 주목하였고 많은 논란과 논쟁이 끊임없이 이어졌다. 불임 문제를 획기적으로 해결한 의학적 쾌거라는 평가도 있었지만 또 다른 한편으론 자연의 섭리를 거스른 의학의 남용이라는 비판도 있었다. 그럼에도 불구하고 브라운의 탄생 이후 불임 시술은 빠르게 발전하였고 지금은 시험관 아기 시술을 바라보는 관점도 지극히 보편화되었다.

우리나라에서의 첫 시험관 아기는 1985년의 일로 싱가포르와 일본에 이어 아시아에서 세 번째 성공이었다. 세계적으로 시험관 아기의 성공률은 약 30~40% 정도이다. 성공률이 각 병원마다 균일하지 않고 성공률이 낮은 곳과 높은 곳과의 수치 차가 크다는 점에서 그만큼 발전 가능성도 많이 열려 있다고 할 수 있다. 우리나라는 현재 세계 최고 수준의 불임치료 기술을 확보하고 있다는 평가를 받는다.

❖ 시험관 아기 시술 과정

1단계 ; 배란 유도와 배란 검사

자연적으로 배란되는 난자는 한 번에 1개이지만 임신 가능성을 높이기 위해 여러 가지 배란유도제를 투여하여 여러 개의 난포를 자라게 하는 과배란을 유도한다. 배란 유도 주사는 보통 생리 시작 2,3일부터 투여하기 시작하여 난포의 성숙 정도에 따라 1주일 내지 2주일 동안 사용한다.

2단계 ; 난자 및 정액 채취

배란 촉진제를 맞고 난 34~38시간 후에 난자를 채취하고 같은 날 남편의 정액을 채취한다.

3단계 ; 시험관 내 수정과 배양

채취한 난자를 6~8시간 배양한 후 활동성이 강한 정자만을 골라서 난자와 수정을 시키게 된다. 약 18시간 후에 수정 여부를 관찰하고 수정이 된 수정란은 다른 배양액으로 옮겨서 2~3일 배양하면 세포분열이 일어나면서 2세포, 4세포, 8세포 등으로 분열이 일어나게 된다. 난자와 정자를 수정시키는 과정에서 정자의 숫자가 적거나 활동성이 약하면 난자 내 정자 직접 주입술(ICSI)을 시행하기도 한다.

4단계 ; 배아 이식

수정이 된 배아를 가느다란 관을 이용하여 자궁 내에 이식한다. 이식하는 배아의 수는 많을수록 임신율이 높지만 다태임신의 가능성도 커지므로 적절한 개수를 선택한다.

5단계 ; 임신 반응 검사

난자 채취 12일 후에 혈액검사로 임신 여부를 확인한다.

❖ 불임 여성의 시험관 아기 시술 성공 사례

사례 1 ‖ 난관 폐쇄와 복강 내 유착으로 인한 불임

진주에 사는 34세의 H씨는 난관 폐쇄와 복강 내 유착으로 5년 동안 아기가 생기지 않아서 수소문 끝에 멀리서 찾아 왔다. 그 동안 다른 병원에서 세 번의 인공수정과 두 번의 시험관 아기 시술을 받았지만 모두 실패하여 심리적으로 많이 위축되어 있었다. 본원에서 첫 번째 시험관 아기 시술이 실패했지만 다시 독려하여 시도한 두 번째 시술에서 임신 양성 판정을 받을 수 있었다.

사례 2 ‖ 자궁근종과 자궁 내막 유착으로 인한 불임

구리시에 사는 35세의 O씨는 자궁근종과 자궁 내막 유착으로 임신이 되지 않아 4년 동안 네 번의 인공수정을 시도했지만 번번이 실패하였다. 불임의 원인을 제거하기 위해 자궁근종을 제거하고 유착된 자궁 내막의 박리술을 시행하여서 착상력을 높인 뒤 시험관 아기 시술을 하였다. 그 결과 1차에서 임신이 성공하였다.

습관성 유산으로 인한 불임

사례 3

의정부에 사는 34세의 K씨는 복강 내 유착과 난관 폐쇄로 인해 5년 동안 유산이 반복되었다. 그 동안 다른 병원에서 네 번의 인공수정과 두 번의 시험관 아기 시술을 했지만 모두 실패하였다. 본원에 내원한 후 시험관 아기 2차 시도에서 임신 양성 판정을 받았다. 면역치료와 함께 자궁경부무력증을 예방하기 위해 자궁경관 봉축술을 시행한 결과, 임신 유지가 잘 되고 있다.

고령과 난소의 기능 저하로 인한 불임

사례 4

39세의 S씨는 다소 늦은 나이에다 난소 기능 저하로 결혼 후 7년 동안 임신이 되지 않았다. 성선자극호르몬 투여와 면역치료를 한 뒤 보조 부화술(Assisted Hatching)을 도입하였다. 그 결과 시험관 아기 1차 시도에서 임신에 성공하였다.

심한 다낭성난포증후군에 의한 불임

사례 5

34세의 W씨는 심한 다낭성난포증후군 때문에 다른 병원에서 인공수정이 5차례나 실패하는 등 불임으로 5년간 고생을 하다가 내원한 경우이다. 성선자극호르몬과 고농도 난포 호르몬 치료를 하여 착상률을 높인 다음 시험관 아기를 시술하여 임신이 성공하였다.

—「체외수정 시술시 저용량 Prednisolone과 Aspirin 병합투여의 효용성」, 송지홍 외, 대한생식의학회, 2002년

—「임신 제1삼분기에 자연유산된 환자에서 질식초음파로 확인된 태아심장박동 유무에 따른 자연유산 수태물의 핵형 비교」, 송지홍 외, 대한생식의학회, 2002년

—「동결수정란 이식 주기에서 수정란 융해 후 생존율과 임신율에 영향을 미치는 요인」, 송지홍 외, 대한생식의학회, 2000년

—「체외수정 시술 후 산모의 연령이 임신의 예후에 미치는 영향」, 송지홍 외, 대한생식의학회, 1996년

—「습관성 유산의 기왕력을 가진 환자의 임신시 산과적 결과에 대한 연구」, 송지홍 외, 대한생식의학회, 2001년

여성의 자궁이 건강해야 가정과 사회가 행복하다

현대 과학문명의 발달로 사람들의 생활은 점점 더 편리해지고 있다. 특히 여성들에 대한 사회 인식이 변하면서 여성들의 권리가 상승되고 사회에서의 역할과 책임이 커졌다. 이에 따라 직장과 사회에서 받는 스트레스도 점차 증가했다. 이와 더불어 바쁜 일상에서 자주 찾게 되는 인스턴트 음식, 중금속으로 오염된 채소와 과일, 과도한 다이어트의 반복 등이 여성들의 건강을 점점 해치고 있다. 과거에 이루어지던 가사노동 시간들이 분명 줄었는데도 불구하고 다른 방식으로 몸이 혹사당하고 있는 셈이다. 이런 환경 속에서 여성의 자궁도 고스란히 그 영향을 받고 있다.

자궁은 여성 건강의 척도로서 신체의 내부와 외부 환경의 영향을 그대로 반영한다. 나쁜 환경에 지속적으로 노출되면 자기도 모르는 사이에 자궁의 건강이 악화되어 자궁근종, 난소낭종 등의 혹 덩어리가 만들어지게 된다. 그 상태에서 치료가 제때 이루어지지 않으면 극심한 생리통과 불임이 유발될 수 있고 심한 경우 자궁의 기능을 상실하게 된다. 여성의 자궁은 인류의 근원인 동시에 미래를 상징하기도 하지만 이 외에도 여성의 신체에서 음양의 조화를 통한 균형을 만들어주는 중요한 부위이다.

자궁이 건강하지 못하다는 건 여성의 몸이 건강하지 못하다는 것이며, 자궁에 문제가 생기면 다양한 후유증이 발생하여 일상생활에 장애가 된다. 자궁 질환으로 흔히 발생하는 생리통만 하더라도 많은 여성들이 정상적인 생활을 하지 못할 정도로 극심한 통증에 시달리게 된다. 한 집안에서 자궁 질환 환자가 있다 보면 그로 인한 여파가 결코 작지 않다. 다양하게 나타나는 통증도 그렇지만 질환으로 인한 불임은 아기를 기다리고 있는 가정일 경우 엄청난 충격으로 다가올 수 있다. 나아가 병원에서 치료를 위해 자궁 적출술을 권유받기라도 하면 그야말로 집안이 발칵 뒤집어질 정도의 혼란에 빠지게 된다. 이런 상태에 이르게 되면 가정은 말할 것도 없고 직장이나 사회생활에도 영향이 미칠 수밖에 없다. 그런 점에서 자궁의 건강을 지켜나가게 해주는 한의사가 된 것을 보람된 소명이자 천직이라고 생각하며 자부심을 갖고 있다.

여성 질환, 그 중에서도 자궁 질환의 치료로 이름이 알려지다 보니 전국에서 많은 사람들이 소문을 듣고 찾아오고 있다. 그런데 환자들이 진료실로 들어오다가 내 얼굴을 보고는 잠시 주춤하는 사람이 많다. 자궁 질환을 잘 고친다고 하니 으레 지긋한 한의사일 거라고 생각했는데 젊은 한의사가 앉아 있기 때문이다. 아직 젊은데도 다른 한의사 동료들보다 여성 질환에 남다른 치료 성과를 보일 수 있었던 것은 조부로부터 받은 영향 덕분이다.

한학과 한의학 공부를 하셨던 조부께서는 경상도에서 접골과 함께 여성 질환, 골반강(骨盤腔, 골반의 내강), 위장, 관절염 등을 잘 고치기로 유명한 분이셨다. 『삼남경행 인사록(三南景行人事錄)』이라는 인사 기록부에 보면 부인병 치료를 잘하는 '운암 박동근 선생님'으로 기록되어 있다. 어린 시절 조부께서 환자를 보시던 방 앞에 서 있노라면 이런저런 증상과 병명을 가지고 찾아오는 사람들이 많았다. 개중에는 병이 깊어져서 수소문하여 찾아온 사람들도 많았는데 안으로 들어설 때엔 한결같이 얼굴을 찡그리고 있었고 집에 들어서는 자세부터가 건강한 사람들과는 확연히 달랐다.

　그런 사람들이 조부께 진료를 받고 나올 때에는 환한 미소를 짓고 있었고, 자세도 달라져 있는 걸 보면서 조부께서 하시는 일에 어렴풋이 경외감을 갖게 되었다. 병으로 고생했던 사람들이 치료 후 얼마나 행복해하는지를 지켜보면서 의사란 직업은 사람들에게 행복을 찾아주는 일을 하는 사람들이란 확신이 들었다. 그러면서 자연스레 '나도 할아버지처럼 아픈 사람들에게 웃음을 찾아주는 사람이 되자'는 다짐을 하게 되었다. 비록 조부께서는 오래 전에 돌아가셨지만 그때 적어 놓으신 많은 임상 사례, 비방들과 공부하시던 책들은 나에게 큰 유산이 되었다. 한의대 시절부터 그것들을 밤새 보고 또 보면서 조부의 부인과 치료의 원리와 경험들을 익히면서 여기까지 왔다.

여자 한 명 고치는 것이 열 남자 고치는 것보다 어렵다

　'여자 한 명 고치는 것이 열 남자 고치는 것보다 어렵다'는 말이 있다. 그만큼 여성의 몸은 신비하고 복잡하여 여성 질환을 고치기 어렵다는 뜻이다. 그리고 시대가 변하고 생활환경이 바뀌면서 여성 질환의 발생 조건과 치료 조건도 계속 변하고 있다. 아무리 기존의 치료 수준이 뛰어났다고 해도 그것만 고집하며 머무를 수 없는 이유이다. 자궁질환학회, 초음파장부형상학회, 한방부인과학회, 경희보궁한의원연구회 등을 조직하고 이끌어가는 것은 여성 질환에 더 효과적인 치료 방법을 찾아내고자 함이다. 더불어 전통 한의학의 장점과 효과를 현대의학적인 관점에서 이론화시키고 정리하여 한의학의 과학적 근거를 확립하고자 함이다. 가령 1,000명을 기준으로 했을 때 어떤 증상에 어떤 처방을 했더니 어떤 결과치가 각각 얼마나 나왔으며, 각각의 약재들의 어떤 성분 때문이었는지를 정확한 수치와 과학적인 연구를 통해 보여주어야 한다. 그래야 후학들이 그 데이터베이스와 근거를 바탕으로 자신 있게 환자를 치료할 수 있고 또 다른 연구를 진전시킬 수 있기 때문이다.

이제는 한의학도 '근거 중심'으로 가야 한다. 그런 점에서 공부와 연구에 게으리 하지 않는 한의사들이 더 많아져야 한다. 현재 경희보궁한의원에서 사용하고 있는 보궁단의 경우만 해도 분자량의 구조, 성분 등을 과학적인 연구 과정을 통해 어떤 성분이 어떤 작용을 하여 어떤 약효를 가져오는지 하는 분명한 근거를 가지고 있다. 한의학의 우수한 치료 효과를 과학적으로 증명해 보일 수 있는 근거를 계속 축적해가는 것만이 21세기에서 한의학이 나아갈 길이라고 생각한다. 한국의 경우 아직까지 한방과 양방이 서로 배타적이어서 환자가 아플 때 양방병원에 가서 한약을 먹고 있다고 하면 무조건 "당장 한약부터 끊으라, 병이 더 커진다"는 핀잔을 듣기 일쑤이다. 어떤 한약인지, 한약의 어떤 성분이 환자의 병에 어떤 영향을 줄 수 있는지는 철저히 무시되고 있다.

그러나 여성 질환의 경우 한·양방 협진 치료를 하게 되면 치료 효과가 훨씬 좋다는 연구 결과가 있다. 서로의 장점을 살리면서 부족한 부분은 보완함으로써 최상의 결과를 이끌어낼 수 있기 때문이다. 특히 자궁 질환에 있어서 질병의 치료를 위한 자궁 적출로 인한 후유증과 여성의 정신적 충격을 최소화하기 위해서라도 자궁을 보존하고 정상화시켜줄 수 있는 한의학적 치료가 일단 선행될 필요가 있다. 일본의 경우 10% 내외의 외과적 처방을 제외하고는 90%가 내과적 한방 처방으로 이루어지고 있다.

자궁 질환의 경우 한방이 우수하다, 양방이 우수하다를 따지는 건 어리석은 논쟁이라고 본다. 환자 중심의 치료에 있어서 어떤 상황에서는 한방 치료를 또 다른 상황에서는 양방 치료를 권하고 인정할 수 있어야 한다. 그래도 다행인 점은 최근에 와서 서양의학의 여러 의사들 혹은 선진국의 의대 연구팀들이 한의학적 치료 본질에 관심을 갖고 한약들의 약효와 성분에 관심을 갖게 되면서 한의학적 치료 방법이 결코 근거 없이 이루어지는 것은 아니라는 연구 결과를 꾸준히 내놓고 있다는 사실이다.

자궁에 차가운 기운이 들어와서 병이 된 '자궁근종'

자궁근종이란 자궁에 발생하는 종양 중 가장 흔한 것으로 자궁의 평활근과 결합조직섬유의 이상 증식에 의해 근종결절(筋腫結節)을 만드는 양성 종양이다. 대부분 암과는 상관이 없고 상당한 크기로 발달할 때까지는 증상이 거의 나타나지 않는다. 이런 자궁근종은 30~40대 여성의 30% 이상에서 발견될 정도로 흔한 질병이기에 꾸준히 정기검진을 받는 것이 중요하다.

자궁근종은 1cm 이하부터 15cm 이상으로 환자의 나이와 몸 상태 등에 따라 다양한 크기의 근종을 가지고 있으며, 크기와 개수에 따라 과다월경과 자궁 부정출혈에 의해 빈혈을 초래하고, 그 때문에 심계항진(心悸亢進)이나 현기증, 그 밖에 심장 증세가 나타날 수 있다. 또 종류(腫瘤, 종양 이외의 혹)에 의한 압박증세나 근종의 속발성 변화라고 불리는 여러 가지 증세가 있다. 심할 경우 불임의 원인이 되거나 자궁을 적출해야 하는 최악의 상황으로 진행될 수 있으므로 조기에 예방 및 치료를 해야 한다.

한방에서는 자궁근종을 징가(癥瘕), 석가(石瘕)라고 하는데, 자궁에 차가운 기운이 들어가 있는 것과 혈이 상하면서 자궁의 혈과 기가 통하지 않아 덩어리져 혹처럼 형성되는 것을 말한다. 한방에서는 자궁근종이 생기게 된 근본 원인을 제거하는 방법의 치료를 하고 있다. 특히 근종 제거를 위주로 한 수술적 치료가 아니기 때문에 한방 치료 후 자궁과 몸이 건강해져서 자궁근종의 재발을 방지할 수 있다. 자궁근종은 이처럼 한방 치료로 얼마든지 치료가 가능하지만 부득이하게 자궁 적출술을 해야 하는 경우도 있다. 월경과다나 부정출혈로 인해 빈혈이 심해 건강이나 생명을 위협할 경우, 근종이 너무 커서 방광이나 직장 또는 다른 장기를 압박하는 경우, 근종이 급격히 자랄 경우, 골반염이나 자궁내막증과 같은 골반질환을 동반한 경우 등이다.

그런데 자궁 적출을 하게 되면 여성성의 상실로 인한 상실감과 우울증, 갑작스런 폐경으로 인한 폐경기증후군, 질 건조로 인한 성교통, 골다공증, 복부비

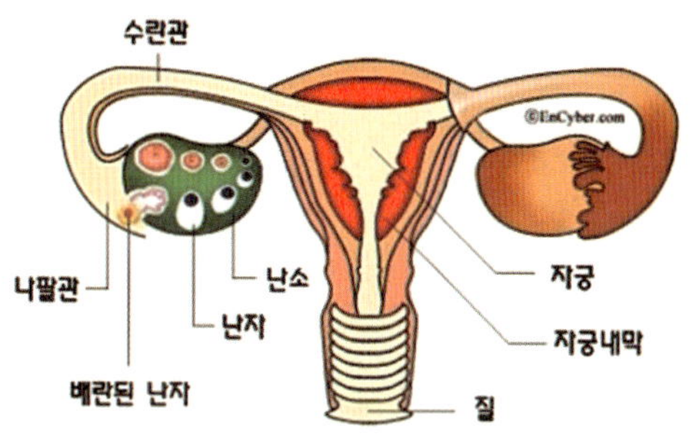

자궁의 구조

만 등의 여러 부작용과 후유증이 따르기 때문에 특별한 경우가 아니라면 하지 않는 것이 좋다. 특히 자궁과 난소를 함께 적출할 경우 여성의 건강은 물론 수명까지 짧아질 수 있다는 연구 결과도 있다. 미국 듀크대학의 윌리엄 파커 박사는 '난소·자궁과 관련된 여성 건강의 연관성'을 조사한 연구 결과에서, 자궁 적출술을 받았을 때 난소를 제거했느냐 아니냐에 따라서도 사망률이 크게 달라졌다는 발표를 하였다. 50세 이전에 자궁과 난소를 함께 없애고 에스트로겐 호르몬을 보충하지 않은 여성들보다 자궁 적출술을 받더라도 난소를 보존한 여성의 사망률이 월등히 낮게 나타났다는 것이다. 난소와 자궁의 중요성이 비단 출산 기능에만 있지 않으며 여성의 신체 밸런스와 건강을 유지하는 데에도 영향을 미친다는 사실은 이미 한의학에서 오래 전부터 누누이 강조해 온 바이기도 하다.

자궁근종으로 인한 증상은 초기에는 한두 가지만 나타나지만 자궁근종이 커질수록 여러 증세를 동반하게 된다. 가급적 커지기 전에 초기에 치료를 받는 것이 좋으므로 정기적으로 산부인과 검진을 받는 것이 좋다.

❖ 자궁근종의 증상

① 생리의 양이 갑자기 많아지는 경우가 있다.

② 평소보다 생리통이 심해진다.

③ 생리 때 덩어리가 나오거나 진해질 수 있다.

④ 허리가 아프거나 골반에 통증이 느껴진다.

⑤ 하복부에 딱딱한 혹이 만져지는 경우가 있다.

⑥ 소변이 잦고, 보고 나도 개운하지 않는 경우가 있다.

⑦ 소화가 안 되고 변비가 생길 수 있다.

⑧ 항상 하복부가 뻐근하게 느껴진다.

⑨ 생리 이외의 출혈이 발생한다.

⑩ 임신이 되지 않는다.

⑪ 빈혈로 안색이 나빠지고 피부와 머리카락에 힘이 없어진다.

⑫ 무기력증, 전신쇠약, 권태, 두통, 가슴 두근거림, 부종 등이 생긴다.

❖ 자궁근종의 치료

한방에서는 먼저 자궁 속에 쌓인 습담과 노폐물을 없애고, 자궁을 따뜻하게 하여 울체된 기와 혈을 푸는 것부터 시작하여 각각의 체질과 자궁근종의 진행 상태에 따라 처방을 달리 해야 한다. 대표적인 자궁근종의 치료는 다음과 같이 이루어진다.

(1) 근종을 녹이고 노폐물을 제거하는 '자궁근종용 보궁단'

인체의 오장육부(五臟六腑)를 순행하는 기는 혈과 함께 전신을 돌아다닌다. 이러한 기의 순환이 잘 안 되면 체액의 순환도 잘 되지 않기 때문에 몸에 열이 쌓이고 나아가 혈이 울체되어 자궁근종과 같은 이상 현상이 나타나게 된다. 한의학에서는 여성이 생리기간이나 출산 후에 날것이나 차가운 음식물을 즐겨 먹어 발생한 것으로, 오장의 기운과 서로 뭉치고 굳어지면서 점차 커진다고 설명하고 있다. 고정되어 움직이지 않기 때문에 복부와 옆구리가 팽팽하게 부풀어 아프고 속의 열로 인해 가슴이 답답하고 땀이 나며 식욕이 줄면서 기억력이 떨어진다고 하였다.

치료를 위해서는 '자궁근종용 보궁단(寶宮丹)'을 쓰고 있는데, 보궁단은 전통적 한약재의 형태 중 하나인 환제를 좌약으로 개발한 것이다. 약재의 성분과 분자 구조를 연구하여 질 점막을 통해 약효가 빠르게 흡수될 수 있도록 고안된 것이다. 따라서 안에 들어가 기와 혈의 순환을 원활하게 함으로써 자궁의 근종을 녹이고 노폐물을 제거하는 데 탁월한 효과가 있다.

(2) 자궁의 혈류 순환을 촉진하는 좌훈요법

좌훈요법은 한의학에서 훈증법에 해당하는 것으로 약물을 물에 끓여서 수증기를 쏘이는 온열요법 중 하나이다. 오랜 옛날부터 여성들이 출산 후, 혹은 여성 질환에 문제가 있을 때 즐겨 썼던 산부인과적 처방이다. 여성기 깊숙한 곳에 한약재의 김이 스미게 하여 여성 질환을 직접 치료할 수 있을 뿐 아니라 여성 호르몬의 분비를 돕는다. 혈류 속도를 증가시키고 순환을 좋게 하기 때문에 자궁의 산소 공급이 좋아져 영양공급도 잘 된다.

약 기운이 풍부한 뜨거운 김은 강한 살균력을 지니고 있어 환부나 여성 기관에 직접 영향을 미치기 때문에 빠른 효과를 보인다. 보궁단을 사용하면서 자궁근종을 녹이는 한약재를 함께 써서 좌훈을 해주면 체온을 높이고 혈관을 확장시켜 보궁단의 흡수가 배가 되어 치료 효과가 훨씬 좋다.

(3) 자궁을 건강하게 해주는 침요법

자궁과 골반강을 강화해주는 혈들을 찾아 침 치료를 하게 되면 자궁과 골반의 혈류 순환이 촉진된다. 또한 골반 내의 면역력을 길러주는 역할을 하여 근종 치료는 물론 장기적으로는 자궁이 건강해지는 효과가 있다.

(4) 그 외 필요에 따라 약물요법, 뜸요법, 이침(耳針)요법, 부항요법 등을 병행하기도 한다.

자궁의 혈류가 역류해 생긴 '자궁내막증'

자궁 안의 내막은 자궁 가장 안쪽에 있는 막으로 임신이 되면 태반이 자리를 잡고, 태아에 탯줄이 생기기 전까지 영양공급을 해주는 아주 중요한 터가 된다. 이러한 내막은 약 한 달을 주기로 떨어져 나가고 다시 새롭게 만들어지기를 반복하는데 이 과정이 한 달에 한 번씩 일어나는 생리이다. 매월 규칙적으로 생리혈이 완전히 배출되는 상태를 정상적이고 건강한 생리로 본다. 그런데 자궁이 차고 기운이 없어 생리를 잘 배출시키지 못하고 역류하여 자궁 이외의 다른 곳에 존재하면서 극심한 통증이나 부작용을 유발하는 질환을 자궁내막증이라고 한다.

❖ 자궁내막증의 원인

(1) 면역력 약화

정도의 많고 적음의 차이가 있긴 하지만 건강한 여성의 80%에서 자궁의 혈류가 역류한다. 그러나 어떤 여성에겐 자궁내막증이 생기고 어떤 여성에겐 그렇지 않은데 건강한 여성은 자궁내막이 자궁 외에 있으면 그 조직까지 흡수하여 배출해버리기 때문이다. 하지만 여성의 면역력이 약화되면 이런 기능마저 무력해져서 자궁내막증과 자궁내막증식증이 된다.

(2) 자궁이 찬 경우

자궁이 따뜻하면 자궁 수축이 원활하게 이루어져 생리혈의 배출이 순조롭다. 그런데 자궁이 차면 수축 기능이 떨어져서 생리혈의 배출이 잘 안 될 뿐만 아니라 생리혈이 역류할 수 있다. 여성 질환에 있어서 서양의학과 한의학 모두 공통적으로 강조하는 게 자궁과 하복부를 따뜻하게 유지하라는 것이다. 자궁이 차게 되면 자궁내막증을 비롯하여 대부분의 여성 질환에 직접, 간적접으로 영향을 미치기 때문이다.

(3) 습담 특히 복부 비만

한의학에서는 인체의 체액 성분 중 쓸모없는 노폐물을 통칭하여 습담(濕痰)이라고 한다. 특히 비만인 사람은 몸의 기혈이 잘 소통되지 않아 쉽게 노폐물과 어혈들이 쌓이게 되어 부종이 잘 생기고 다시 비만으로 이어지는 악순환이 일어난다. 그 중에서도 여성의 하복부는 노폐물들이 더 쉽게 축적되는 부위이다. 자궁의 어혈과 노폐물들이 쌓여서 아랫배가 비만해지면 기혈의 소통이 원활하지 않아서 자궁이 냉해져서 자궁내막증과 자궁내막증식증의 원인이 된다.

(4) 스트레스

정신적인 스트레스를 받는 사람은 간기울결(肝氣鬱結, 간기(肝氣)가 울체(鬱滯)되어 원활하게 소통되지 못하는 병리 상태) 상태가 되어 자궁의 기능을 약화시킨다. 서양의학적인 해석을 하자면, 사람이 스트레스를 받으면 몸속에서 코르티솔(cortisol)이란 호르몬이 나오게 되는데, 스트레스에 지속적으로 노출되면 코르티솔의 혈중 농도가 높아짐으로써 식욕이 증가하여 지방 축적을 불러 온다. 체중 증가와 함께 만성피로, 만성두통, 불면증 등으로 이어질 수 있고 나아가 면역 기능이 약화된다. 따라서 스트레스를 오래 받게 되면 자궁근종의 크기가 커지고 출혈과 통증을 악화시키게 된다.

(5) 환경 호르몬과 식생활

요즘의 생활환경은 온갖 공해와 유해 요소로 둘러싸여 있다. 이런 데서 오는 환경 호르몬들과 인스턴트 음식의 섭취는 면역력 약화로 이어져서 몸에 쌓이는 독소들을 잘 처리하지 못하게 된다. 이때 자궁에도 독소가 침범하여 계속 머무르게 되면서 자궁내막증으로 발병하는 것이다.

❖ 자궁내막증의 증상

자궁내막증으로 인한 증상은 병변의 위치, 침범 장기, 병변의 정도에 따라 다양하게 나타난다. 대표적인 증상은 통증과 불임인데, 아래와 같은 증상이 있다면 자궁내막증을 의심해 볼 필요가 있으므로 반드시 병원에서 정확한 진단을 받는 것이 좋다.

(1) 생리통

자궁내막증의 가장 대표적인 증상은 생리통이다. 생리통이 원래 없다가 갑자기 생기면서 일상생활을 제대로 할 수 없는 정도로 심하다면 자궁내막증과 자궁내막증식증을 의심해 봐야 한다.

(2) 성교통

자궁내막증으로 인해 유착된 골반 조직이 심하게 긴장하게 되면서 남성과의 성관계 때 통증이 따를 수 있다.

(3) 불임

자궁내막증이 있는 여성이 모두 불임으로 이어지는 것은 아니지만 35% 정도가 불임(원발성 및 속발성)으로 나타나고 있다.

(4) 골반통

자궁내막증이 유착되면 주변 장기가 압박을 받으면서 골반 통증을 유발할 수 있는데, 같은 부위가 지속적으로 아플 수도 있고 여기저기 달라질 수도 있다. 자궁내막증이 심해질수록 통증도 커진다.

(5) 질의 출혈

자궁내막증 증상이 심해지면 질 안에서 분비물이 나오거나 출혈과 같은 현상이 일어날 수 있다.

(6) 그 외에 월경 직전이나 월경 중에 배변통이 있을 수 있으며 하부 요추 혹은 천골(薦骨, sacrum, 골반을 구성하는 뼈로 5개의 천추가 융합해서 된 것으로 척주를 구성하는 가장 큰 척추) 부위에 동통이 올 수 있다.

❖ 자궁내막증의 치료

서양의학에서는 자궁내막증의 치료에 생리를 인위적으로 멈추게 하는 호르몬 요법을 쓰거나 자궁 내벽을 인위적으로 긁어내는 수술을 하고 있다. 하지만 이런 방법은 부작용과 자궁내막증 재발의 확률이 높아 근본적인 치료가 될 수 없다.

자궁내막증에는 자궁 속의 독소를 빼는 것이 가장 중요하다. 쌓인 독소를 없애지 않으면 자궁은 계속 독소를 품고 있으므로 자궁 및 생식기의 기능을 더 악화시키게 된다. 그러므로 독소 배출과 함께 자궁의 면역력을 높여주는 치료를 해주어야 한다. 그렇게 되면 자궁은 물론 여성의 전반적인 건강까지 좋아지게 된다.

(1) 자궁을 따뜻하게 하고 면역력을 높이는 '자궁내막증용 보궁단'

자궁내막증용 보궁단은 어혈의 정체를 해소시키며 노폐물을 제거하여 자궁을 따뜻하게 만들어주고 면역력을 상승시켜 준다. 그럼으로써 생리혈의 배출이 순조롭도록 하고 자궁 내의 동통을 완화시켜 준다.

(2) 자궁의 노폐물 배출과 여성 호르몬 분비를 돕는 좌훈요법

여성기 깊숙한 곳까지 한약재 성분이 미세한 분자 상태로 스며들게 하여 여성 호르몬이 정상적으로 분비될 수 있도록 돕는다. 자궁내막증용 보궁단과 함께 치료 약재를 사용한 좌훈요법을 하게 되면 치료 효과가 훨씬 빠르게 나타난다.

(3) 몸의 밸런스를 맞춰주는 약물요법

한의학에서는 자궁내막증을 단순히 증상만으로 파악하지 않고 그 증상이 환자의 신체적, 정신적 환경과 환자에게 나타나는 모든 증상과 징후들이 서로 어떤 관계를 가지고 발현되고 있는지를 전부 살핀 다음, 같은 병명일지라도 환자 각각에게 맞는 정확한 처방의 탕제를 쓰고 있다.

(4) 그 외에 필요한 경우 침과 뜸을 병행하여 치료한다.

난소의 염증이 낭포를 형성하는 '난소낭종'

난소낭종은 난소에 가장 흔하게 발생하는 양성 종양으로서 난소의 점막에 염증과 부종을 일으켜 낭포를 생성시키는 질환이다. 낭포가 생겨도 건강한 여성이라면 대부분 저절로 파열되어 소멸되지만, 난포의 종류와 몸 상태에 따라 크기가 커지거나 낭포가 계속 만들어져서 배란장애나 무월경 또는 불규칙한 자궁출혈을 일으키기도 한다. 갑작스런 출혈과 함께 골반통을 동반하고, 낭종이 파열되면 복강 내 출혈을 일으켜 복막염으로 이어질 수도 있기 때문에 주의가 필요하다.

한의학에서는 난소낭종의 원인을 크게 세 가지로 보고 있다. 첫째, 신체의 수분대사가 원활하지 못해서 담음에 의해 발생하는 경우이고 둘째, 저항력 및 면역력이 저하되어 잦은 염증을 유발하면서 발생하는 경우이고 셋째, 기력이 감퇴되어 발생하는 경우이다. 환자마다 발생하게 된 원인과 배경이 조금씩 다르므로 그에 맞는 처방을 해야 일시적인 치료가 아닌 근본적인 치료가 된다.

❖ 난소낭종의 종류 및 증상

(1) 난포낭종

가장 흔한 낭종으로, 성숙된 정상적 난포가 배란 후 줄어들지 않고 유동액이 정상 이상으로 고임으로써 만들어진다. 크기는 보통 5cm 이하이고 8cm를 넘는 경우는 드물다. 감촉이 말랑말랑하고 얇은 막으로 되어 있으며 안에는 맑은 액체가 고여 있다.

대부분 저절로 파열되어 며칠 후엔 점차적으로 사라지면서 4~8주 후에 회복된다. 간혹 월경 주기에 변화를 주거나 골반통을 유발하기도 한다. 줄기가 있는 유경성(有蒂性)인 경우엔 경염전(줄기를 가진 장기나 종양을 가진 경부의 염전)과 자연적인 파열로 인한 복강 내 출혈을 일으켜 난관 임신 파열과 같은 증상을 일으킬 수 있다.

(2) 황체낭종

난소의 난포에서 배란이 일어나고 난 후 난포는 황체가 되는데, 이것의 직경이 3cm 이상인 경우에 황체낭종이라고 한다. 드물게 발생하지만 많은 증상과 문제를 초래한다. 간혹 난포낭종보다 더 커지면 심각한 골반통을 야기하고 드물게는 11cm 이상의 것도 보고되고 있다. 육안상 난소 표면에 돌출되어 있고 그 표면 벽은 굴곡이 져 있으며 황색 또는 회색을 띠고 간혹 유동액에 혈액이 섞여 자색이나 암적색을 띠기도 한다.

주로 우측 난소에 생성되며 자궁외 임신과 혼동되기도 한다. 호르몬 생산이 계속 되기 때문에 무월경을 발생시키고 그 후 불규칙적인 자궁출혈이 올 수 있다. 낭종 안으로 갑작스러운 출혈이 일어나 골반통을 일으킬 수도 있고, 낭종이 파열되어 복강 내 출혈이 생겼을 때엔 수술을 해야 한다.

(3) 포막 황체낭종

가장 발생 빈도가 낮은 기능성 낭종으로서 비정상 임신과 관계가 깊다. 앞의 두 경우와 달리 주로 양측의 난소에 임신 때 발생하고, 30cm 이상으로 큰 것도 있으며, 개수 또한 많다. 그러나 대부분 치료 없이 일정 기간 후에는 저절로 소멸된다.

(4) 루테인 낭종

난소가 태반 성선 자극 호르몬의 자극을 받은 뒤 생성되는 것으로, 정상 임신 때에는 거의 없지만 융모암(絨毛癌) 혹은 포상기태(胞狀奇胎, 임신 초기에 융모상피세포가 이상증식하여 자궁강 전체가 포도상 낭포로 차는 이상 임신)가 있을 때 동반되는 경우가 많다. 주로 양측성이며 크기가 15cm 이상일 수도 있다. 형태는 매끈하며 보통 푸른 색이나 회색을 띠고, 다른 낭종들과 비슷한 증상을 나타내며 염전이나 자연 파열 등을 유발할 수 있다.

(5) 유피낭종

젊은 여성들에게 주로 발병하는 것으로, 양성 난소 기형종이라고도 한다. 여러 개의 주머니로 이루어져 있고 그 안에는 특이하게도 피지 물질, 머리카락, 피부, 치아, 뼈 등 다양한 종류의 조직들이 가득 차 있다. 대부분 특별한 증상이 없지만 파열되는 경우 갑자기 통증이 나타날 수 있으며 심각한 복막염을 일으키기도 한다.

(6) 배상피 봉입낭종

보통 다른 질환을 진찰하다가 우연히 발견하는 경우가 많을 정도로 매우 작은 낭종이다. 주로 가임기 후반에 발생하며 별다른 증상이 없다. 상피를 이루는 세포는 주로 원주상피이고 섬모가 가끔 존재한다. 원주상피는 장액성 낭종, 낭선암 등의 특징적인 상피이므로 실제 상피암 종양의 원인 질환이라는 견해가 지배적이다.

(7) 자궁내막낭종

이름처럼 자궁내막증이 있는 여성에게 주로 나타나는 낭종이다. 자궁 조직이 호르몬에 민감하므로 매달 출혈이 생기고, 그 결과로 난소에 난종이 자라는 것이다. 성교나 월경 때에 통증을 유발하며 얇은 막 안에 혈액이 가득 차 있어 초콜릿 낭종이라고 불리기도 한다.

(8) 다낭성난소

난소를 두텁게 하는 난포낭종에서 형성되는 낭종이다. 양측성의 난소 중대이며 투명한 체액으로 가득 차 있다. 대개 월경의 문제와 호르몬의 불균형으로 초래되며 증상으로는 50% 이상의 환자에게서 무월경, 70% 이상의 환자에게서 다모증이 일어난다. 난소를 확장시켜 두꺼운 외막을 형성하므로 배란이 일어나지 못해 불임의 원인이 되기도 한다.

(9) 장액성 낭선종

양측성으로 역시 젊은 여성들에게 잘 발생한다. 다른 낭종들과 마찬가지로 대부분 양성이지만 약 40%는 악성이 된다. 대개 여러 개로 이루어져 있고 크기는 5~15cm 등 다양하며 특별한 증상은 없다.

(10) 점액성 낭선종

장액선 낭선종보다 훨씬 크고, 낭종 안에 점액성 물질이 들어 있다.

서양의학에서의 대표적인 난소낭종 치료로는 낭종 적출술, 자궁 적출술, 난소난관 절제술, 호르몬 요법 등을 들 수 있다. 난소낭종이 발생하게 되면 일차적으로 낭종 적출술을 하게 되는데 그 후에 재발이 되는 경우가 많아 근본적인 치료가 되지 않는다는 한계가 있다. 그래서 재발 방지 차원에서 자궁 적출을 시행하지만 여성에게 매우 중요한 자궁이 없어짐으로 해서 불임을 야기하는 것은 물론이고 신체의 전반적인 균형과 조화가 깨지면서 여러 후유증이 나타나게 된다. 또한 여성성의 상징인 자궁의 상실로 인해 심리적 박탈감, 우울증 등을 야기한다. 양측 난관을 절제하는 난소난관 절제술 역시 불임을 초래하므로 미혼여성이나 아기를 낳아야 하는 여성에게는 해결책이 될 수 없다. 호르몬 요법의 경우 2~3회를 넘기면 내분비 장애나 다른 질병을 초래할 수 있다.

이와는 달리 한의학에서는 근본적인 병의 소인을 제거함으로써 현상이 사라지도록 하는 방법을 쓰고 있다. 한방에서는 난소낭종을 장담(腸覃)이라고 하여 아랫배에 기혈이 몰려 종물이 생기는 병증으로 보았다. 『동의보감』에서는 '한기(寒氣)에 상해서 생기는 것으로 월경에는 지장을 주지 않고 기병(氣病)에 속하는 것으로 보고 여성의 한기를 다스리는 데 치료의 중점을 둔다'고 난소낭종에 대해 설명하고 있다.

난소낭종의 한의학적 치료의 핵심은 크게 두 가지에 주안점을 두고 있다. 첫째는, 거담제습(祛痰除濕)으로 난소낭종의 안에 차 있는 담과 습을 제거하여 기운을 풀어주는 치료를 하는 것이다. 두 번째는, 허하고 냉한 체질을 따뜻하게 보하고 체력을 증강시켜 수분대사를 원활하게 해주는 온보제(溫補劑)를 사용하는 것이다.

(1) 담습과 막힌 기운을 풀어주는 '난소낭종용 보궁단'

난소낭종용 보궁단은 난소낭종의 주 원인인 담습을 제거하고 막힌 기운을 풀어주는 역할을 한다. 난소낭종의 성장과 발생을 억제하여 낭종을 제거하는 한편 자궁과 골반을 튼튼하게 하여 재발을 막는 탁월한 효과가 있다.

(2) 자궁을 따뜻하고 튼튼하게 해주는 좌훈요법

기운이 풍부한 뜨거운 김은 강한 살균력을 지니고 있어 환부나 여성기관에 직접 영향을 미쳐 좋은 효과를 볼 수 있다. 또한 난소낭종용 보궁단을 좌훈과 함께 병행하면 효과가 배가 된다.

(3) 체질을 개선해주는 약물요법

난소낭종은 워낙 그 종류와 형태, 증상, 원인이 다양하기 때문에 환자에게 나타나는 모든 증상과 징후들이 서로 어떤 관계를 가지고 나타나는지 살핀 다음 각각에게 맞는 맞춤 처방을 하고 있다.

(4) 그 외 필요하면 침요법, 뜸요법 등을 병행한다.

대표 논문 및 저서

—「The Improvement of Mixed Extracts of Fructus Aurantii and Mulberry Leaves on Lipid Metabolism, Kor」, J. Oriental Preventive Medical Society, 2008

—「Sasang constitution types, face color and various obesity types(categories) risk factor analysison the Korean subtypes of stroke」, Kyunghee Univ, 2011

—「Study on Sasang constitutional medical distributions of 258 patients with uterine myoma who underwent ultrasonography」, J. Korean Oriental Med., 2012

—「**굿바이 생리통**」(한국판, 대만판), 로그인, 2011년

—「**자궁근종 바로알기**」, 공저, 책나무, 2012년

—「**발로 뛰어 찾은 한방의 명의 20**」, 공저, 도서출판 북인, 2011년

—「**자궁내막증 바로알기**」, 책나무, 2012년

적극적인 산전산후 관리로 난임과 산후풍을 예방한다

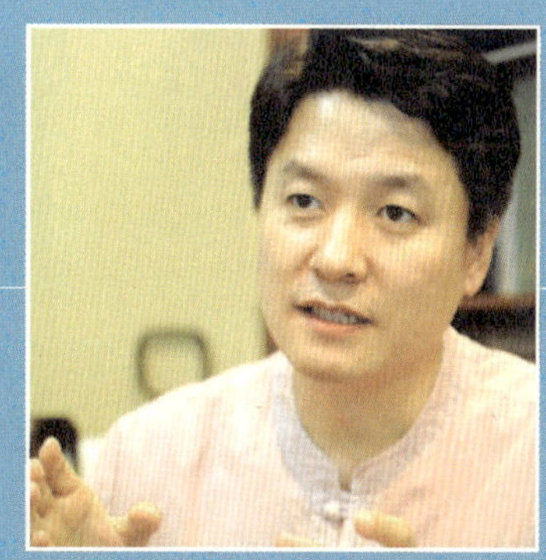

원광대학교 한의과대학 및 대학원 졸업/ 한의학 박사
원광대학교 한의과대학/ 한의학전문대학원 외래교수
한방 내과/ 여성과 전문 인정의
제2회 '임산부의 날'보건복지부장관 표창
http://www.e-haniwon.co.kr

윤성찬

윤한의원 원장

부인과 질환의 한방 치료는 안전하고 탁월하다

"이게 다 너 낳고 생긴 병이야."

출산한 30대 이후의 여성들이 평상시에 자주 하는 말이다. 아기를 낳고 난 후, 전에 없던 통증에 시달리게 되는 이런 산후풍 증상은 그냥 두면 시간이 지날수록 더 심해진다. 출산 후에 변변한 조리도 못한 채 시어머니 성화에 밭일을 나가거나 집안일을 했던 과거의 환경도 산후풍의 큰 원인이었다. 요즘처럼 산후 조리 환경이 좋아지고 산후 조리 전문 시설과 전문 인력이 많아진 것은 출산 후 몸조리의 중요성이 많이 강조되고 있기도 하지만 사회문화적으로 여성들의 지위가 많이 향상된 때문이기도 하다.

그런데 이미 조선시대에도 이런 산후 조리 문화가 있었다. 『세종실록』에 의하면, 자칫 소홀하게 취급받을 수 있는 하층민의 출산과 관련하여 세종이 직접 형조에 이런 명을 내렸다고 적고 있다.

"계집종이 임신을 해서 산달에 가깝거나 산후 100일 안에는 일을 시키지 말도록 일찍이 법으로 세웠으나, 그 남편에게는 전혀 휴가를 주지 않아서 아내를 돌볼 수 없으니 이는 부부가 서로 돕는 관계라는 뜻에도 어긋날 뿐 아니라, 그로 인해 혹 아이들이 목숨을 잃는 일까지 있어 진실로 가엾다 할 것이다. 이제 부터는 종의 아내가 아이를 낳으면 그 남편도 만 30일이 지난 뒤에 비로소 일을 시키도록 하라."

요즘 말로 하면 남편에게 육아 휴직을 주라는 것이다. 그뿐 아니라 여종의 산달이 가까워도 일을 시키지 말고 산후 100일 동안에도 일을 시키지 말라고 하고 있다. 그 당시의 평범한 여성들과 마찬가지로 여종에게도 산전산후 몸조리를 할 수 있도록 배려하고 있는 것이다. 이처럼 임신과 출산을 포함한 부인과 치료는 수천 년 내려온 한의학의 역사에서 중요한 위치를 차지하고 있다고 할 수 있다.

그 중에서도 임신과 관련한 한약은 일찍이 삼국시대부터 특히 중요하게 취급되었다. 이때의 한약 처방은 임신이 잘 되고 태아가 잘 자라서 출산을 순조롭게 하는 것이 주였다. 그러기 위해선 자궁을 건강하게 하고 태를 안정시키는 한약, 입덧을 가라앉히고 영양을 잘 섭취하도록 하는 한약, 태아의 선천성 질환을 예방하고 건강하게 도와주는 한약, 순산을 도와주는 한약 등의 연구가 활발하게 이루어질 수밖에 없었다.

조선시대에 이르러 왕가에서 유산을 하거나 출산을 하다가 위험에 빠지는 일이 드물었던 건 이런 부인과 치료에 상당한 비방이 축적되어 있었기 때문이다. 따라서 오랜 역사와 함께 한의학에서의 부인과 치료는 상당히 높은 경지에 이를 수 있었다. 현대에 와서도 한의학은 서양의학 못지않게 새로운 연구에 꾸준히 도전하고 있으며, 엄청난 양의 임상 데이터베이스를 축적하고 있다. 부인과 분야 역시 서양의학과 견주어 손색이 없을 만큼 치료 영역이 심화되었다. 그런 점에서 현재 난임을 비롯한 여러 부인과 질환으로 고통 받고 있는 여성들이 한의학적 치료를 통하여 더욱 건강하고 행복한 삶을 살게 되기를 바란다.

결혼한 지 4년 된 한 여성은 자궁 안에 딱딱한 막이 생기는 자궁 중격(中隔) 수술을 두 번이나 받았고 네 번을 임신했지만 모두 다 유산이 되고 말았다. 본인의 충격과 상실감은 이루 말할 수 없었지만 유산이 반복되자 "남들은 쉽게 낳는 애를 혼자만 왜 그리 못 낳고 있느냐?"고 시어머니가 눈치를 주었다. 뿐만 아니라 툭하면 전화를 해선 "아직 애 소식 없냐?"고 물어 오니 마음이 편할 리 없었다. 결국 그 여성은 습관성 유산으로 인한 심신의 피로와 함께 스트레스로 인해 심한 탈모까지 생겼다.

또 다른 여성은 갑상선 종양 치료를 받으며 8년 동안 수차례의 시험관 시술을 시도했는데 번번이 실패해서 삶의 의욕마저 상실해 있었다. 자신은 평생 엄마가 될 수 없다고 생각하니 길에 지나가는 어린아이만 봐도 눈물이 나올 정도로 비참한 생각에 빠져 살았다. 안정된 직장을 다니는 남편과 애정도 돈독해서 아이 문제 외에는 다른 고민이 없었다. 그런데 임신이 계속 되지 않자 남편에게 미안한 마음에 이혼을 하자고 한 것도 여러 번이었다.

이처럼 수년 간 임신에 실패한 여성들의 공통점은 심신이 피폐해지면서 임신에 대한 희망조차 쉽게 갖지 못한다는 것이다. 소문을 듣고 한의원을 찾아왔다고는 하지만 내심 '그런 기적 같은 행운이 나에게도 과연 찾아오게 될까?' 하는 반신반의하는 마음을 갖고 있다. 기대했다가 또 다시 실망하고 상처받고 싶지 않기 때문이다. 그런 심정을 누구보다 잘 알기에 나는 가족을 치료하듯 온 마음과 정성을 다해 치료에 임하려고 노력한다. 앞의 두 여성 역시 치료 과정을 통해서 임신에 성공하고 건강한 아이를 출산할 수 있었다.

임신을 하려면 출산에 적합한 몸부터 만들어라

아이가 생기지 않아서 병원을 전전하며 고통받다가 한의원을 찾아와 치료를 받고 출산한 사례는 사실 무수히 많다. 무엇보다도 여러 병원에서 "지금으로선 자연 임신이 불가능 합니다"라는 판정을 받았던 불임 여성이 치료를 받고 나서 임신에 성공하는 걸 지켜볼 때의 기쁨과 보람은 그 무엇과도 비교할 수 없다.

"원장님 이건 기적이에요! 기적!" 하면서 눈물을 글썽이며 기뻐하는 환자들과 함께 나누는 가슴 벅찬 시간들은, 포기하지 않고 끝까지 치료를 받은 환자들의 정성과 소망, 그리고 그 절실한 마음이 만들어낸 결과이다. 이러한 순간들마다 한의학을 공부하기로 결정하고, 수많은 질병 중 난임을 특화 치료 분야로 선택한 것에 대한 감사와 보람을 느끼게 된다.

그러나 여전히 한방 치료에 대한 편견이 있다. 가령 "임신을 했을 때 한약을 복용하면 안 된다"라든가 "간이 좋지 않은 환자가 한약을 먹으면 더 나빠진다" 등의 근거 없는 소문을 믿는다는 것이다. 한약이냐 양약이냐를 떠나서 맞지 않는 모든 약은 임신부에게도 좋지 않고 일반인에게도 좋지 않다. 하지만 처방만 제대로 이루어진다면 임신부에게 한약은 다른 어떤 치료제보다도 안전하고 효과적이다.

오래 전부터 임신부를 위한 한약이 있어 왔고『동의보감』을 비롯한 많은 한의서에 임신부를 위한 처방이 기록되어 전해지고 있다. 한의사들은 자신의 아내에게도 임신 기간에 한약을 복용시킨다. 한약이 임산부에게 좋지 않다면 왜 그러겠는가. 정확한 처방에 의해서 올바른 복용을 한다면 임산부와 태아에게 더없이 좋은 약이 되기 때문이다. 한약은 자연에서 나온 천연물 그 자체이기 때문에 화학적 합성을 통해 만들어진 양약과는 안전성과 근본적 치료 효과 면에서 훨씬 탁월하다.

현재 우리나라엔 불임부부가 1백만 쌍이 넘는다. 이 중에는 임신 자체가 어려운 여성도 있고, 상대방 때문에 임신이 어려운 여성도 있고, 임신은 되지만 유산을 반복해서 출산까지 이어지지 못하는 여성도 있다. 불임은 비단 부부에게만 한정된 문제가 아니다. 유교적 가치관이 아직도 남아 있는 한국 사회에서 출산은 부부의 중요한 의무이자 책임으로 요구되고 있기 때문이다. 하지만 임신과 출산은 의지만으로 이루어지는 것이 아니기 때문에 시간이 지날수록 고민도 커지는 법이다. 나아가 부부갈등의 단초가 되기도 하고 악화되면 이혼으로까지 이어진다.

그러기 전에 임신이 순조롭지 않다면 막연히 기다리기만 할 게 아니라 적극적으로 병원을 찾아가야 한다. 원인을 정확하게 알아 치료해서 임신의 환경을 만들어주는 게 급선무이기 때문이다. 상황에 따라 인공수정이나 시험관 아기 시술이 유일한 해결책이라면 그렇게 하는 게 맞다. 하지만 자궁에 문제가 있다면 치료부터 받아야 한다. 자궁의 상태가 좋지 않다면 임신도 잘 안 되지만 임신이 되더라도 유산이 되기 쉽기 때문이다. 뿐만 아니라 유산과 출산 후의 관리를 제대로 하지 않게 되면 그 다음 번의 임신과 출산도 순조롭지 않은 경우가 매우 많다.

그럼에도 많은 여성들이 의외로 자신의 몸에 대해 잘 모르고, 임신을 위해서는 몸이 먼저 준비를 갖추고 있어야 한다는 사실조차 인식하지 못하고 있다. 그러다 보니 준비가 안 된 상태에서 임신과 유산을 겪게 되고, 그 과정에서 불임의 원인을 제공하거나 산후풍을 얻게 된다. 하지만 치료되지 않는 불임보다는 치료되는 불임이 훨씬 많기 때문에 지레 포기할 필요는 없다. 불임 판정을 받고 수년 동안 임신이 되지 않던 여성이 한의학적 치료를 통해 임신을 한 경우나, 수차례의 반복 유산으로 아기를 낳을 수 없었던 여성이 한의학적 치료를 받고 건강하게 아기를 낳은 사례는 무수히 많기 때문이다.

개원 초기, 결혼 8년 동안 아기가 생기지 않았으나 3개월의 치료로 임신이 되었던 한 환자와의 특별한 인연으로 난임 치료에 본격적으로 관심을 가지게 되었다. 2000년부터는 난임 및 습관성 유산 예방 프로그램을 함께 진행하면서 전국 각 처와 해외에서 찾아오는 많은 부부들의 임신을 성공시킬 수 있었다. 그 동안의 치료 통계를 보았을 때 난임은 약 60%, 습관성 유산은 90% 이상의 임신 성공률을 보이고 있다.

한의학에서는 임신의 기본 조건으로 성숙한 난자가 배란되는 것을 의미하는 택지(擇地), 정상적인 정자의 사출을 의미하는 양종(養種), 적합한 시기의 수정을 의미하는 승시(乘時), 자궁 내막에 착상하기 좋은 조건을 의미하는 투허(投虛)를 '종자지도(種子之道)'라 하여 매우 중요하게 여기고 있다. 불임의 원인에는 이 네 가지 요건 중 하나라도 문제가 있을 때, 월경이 고르지 못할 때, 남성 측 원인 등 복합적인 요인이 있고, 환경과 정서상의 문제도 영향을 미치기 때문에 정확한 진단과 그에 맞는 치료가 이루어져야 한다.

임신을 해도 마음 놓고 기뻐할 수 없는 습관성 유산

좀처럼 임신이 되지 않는 여성은 다른 사람의 임신 소식만 들어도 눈물이 날 정도로 부럽게 마련이다. 그런데 한편에선 임신 사실을 알자마자 근심 걱정이 밀려오는 여성들도 있다. 태아가 출산에까지 이르지 못하고 중간에 유산을 반복하기 때문이다. 이런 여성들은 임신 사실을 알아도 주변에 마음 놓고 알리지도 못한다. 또 다시 유산될지도 모른다는 두려움 때문이다.

자연 유산은 하혈이 동반되는 '절박 유산'과, 하혈이나 복통 등 유산의 징조가 별로 보이지 않은 채 자궁 내에서 태아의 심장박동이 멈추는 '계류 유산'이 대표적이다. 자연 유산은 전체 임신의 50%에 달할 만큼 빈도가 높은데, 월경 전이나 월경에 임박해서 출혈을 일으키는 경우 본인이 생리인지 유산인지 구분을 못하고 유산되는 경우가 매우 많다. 자연 유산의 15% 정도가 임신을 확인받은 후에 일어나고 있는데, 최근 들어 늘어나고 있는 고령 임신으로 인해 이 수치가 점점 더 높아지고 있다.

국민건강보험공단의 통계에 의하면 우리나라 전체 임신부의 20%가 유산을 경험한 것으로 나오며, 그 중 3명 가운데 1명은 습관성 유산에 속한다. 습관성 유산이란 3회 또는 그 이상의 자연 유산이 반복되는 경우 또는 임신 20주 이전에 연속 2회나 그 이상 자연 임신 손실이 반복되는 경우를 말한다. 그러므로 3번의 유산이 아닌 2번의 연속적인 유산인 경우에도 습관성 유산에 대한 검사와 치료를 받을 필요가 있다. 특히 두 번 중 한 번이라도 태아 심박동을 확인한 경우, 산모의 나이가 많은 경우, 임신까지의 과정이 어려웠던 경우(인공수정이나 시험관 아기 시술 후의 유산), 다음 임신에 대한 산모나 가족의 불안이 심한 경우가 이에 해당된다.

자연 유산은 전에 유산을 경험한 경우 다시 유산될 확률이 더 높아지는 경향이 있어 반복 유산이 되기 쉬우며, 반복 유산에서 유산의 위험률은 3번의 유산 후 30%, 4번의 유산 후 40~50%로 나타나고 있다. 심한 경우 10회 가까이 자연 유산이 반복되는 경우도 있는데 이런 여성은 유산이 초래되는 근본적인 원인을 치료하지 않는 한 임신 상태를 계속 유지할 수 없다. 반드시 한의학적 치료를 통해 자궁과 몸의 건강상태를 회복하고 임신을 시도해야 하며, 임신 후에도 때에 맞추어 유산을 예방하는 한약을 복용해야 하는 이유이다.

❖ 습관성 유산의 대표적인 원인

① 자궁의 경도(硬度)

자궁의 경도, 즉 자궁 내막이 얼마나 부드러운가 딱딱한가에 따라 유산의 원인을 판단하게 된다. 초기 유산의 50% 정도가 수정란 자체의 염색체 이상이라면 나머지 50%는 자궁과 난소의 기능적인 저하 때문이라고 할 수 있다. 그 중에서도 자궁 기능의 저하로 인한 유산은 서양의학에서는 원인불명으로 진단하고 있다. 자궁 체부의 질환인 자궁근종, 자궁선근종, 자궁경부 질환인 자궁경관무력증은 서양의학에서 습관성 유산의 원인으로 보고 있는데, 한의학에서도 자궁 전체의 경도, 즉 딱딱함과 자궁경부무력증을 유산의 직접적인 원인 중 하나라고 해석하고 있다.

② 고령 임신

나이가 많을수록 자궁의 경도는 더욱 심하고 기능도 떨어지게 되는데 만혼과 늦은 임신은 결국 자궁의 기능을 떨어뜨리는 결과를 초래한다. 아래의 〈표〉를 보면 34세 이하 여성의 유산 확률이 15% 이내를 유지하다가, 35세가 넘어가며 24.6%, 40~44세에 51%, 그리고 45세 이상에서는 93.4%의 자연 유산율을 나타내고 있다. 나이가 임신과 임신 유지에 얼마나 많은 영향을 미치는지 알 수 있다.

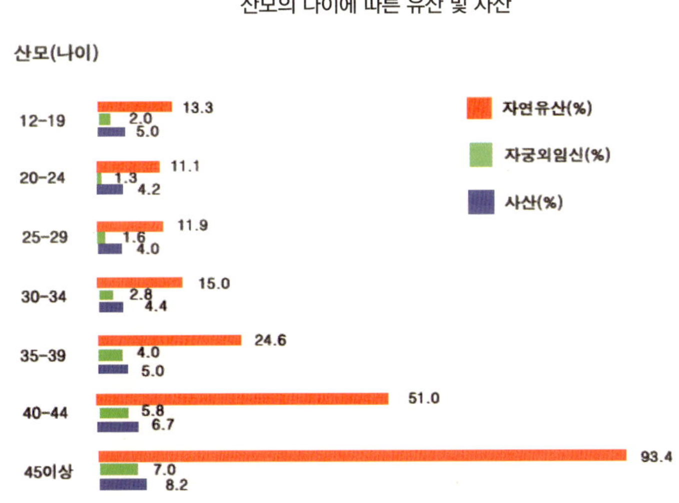

③ 어혈

인공 유산, 출산, 자연 유산 후의 잘못된 조리, 각종 자궁 수술 등으로 인해 자궁 내막이 약해지고 어혈이 생겨 자궁 내 혈액순환 상태가 나빠져 생리불순이나 생리통이 발생하고 습관성 유산이 올 수 있다. 또한 임신 중절수술을 했을 경우 자궁 내막염과 만성 골반염 등을 초래하고 유산을 일으키는 원인이 된다.

④ 스트레스와 신경과민

자궁 발육부전, 자궁 후굴, 자궁근종과 같이 기질적으로 자궁에 문제가 생겨서 오는 유산이 있는 반면에 정신적인 스트레스와 신경과민이 자궁을 딱딱하게 하여 임신 유지를 어렵게 할 수 있다. 환경에 따라 자궁의 문제와 심인성이 합쳐져 불임 혹은 습관성 유산의 원인이 되기도 한다.

❖ 습관성 유산의 한방 치료

습관성 유산의 대표적인 증상은 하혈과 하복통이며, 때로는 태아가 아래로 처지는 하수감(下垂感)이 있는 등 허증(虛症)이 많다. 원인과 증상에 따라 팔물탕(八物湯), 교애궁귀탕(膠艾芎歸湯), 안태음(安胎飮), 가미보중익기탕(加味補中益氣湯) 등을 처방하고 있는데 그 효과가 매우 탁월하다. 습관성 유산이 되면 무조건 여성에게 이상이 있다고 생각할 수 있는데 오히려 남성들의 혼전 성경험과 무절제한 생활, 폭음, 폭식 등으로 남자들의 정자에 문제가 있는 경우도 있으므로 부부가 함께 치료를 받는 것이 가장 효과적이다. '윤한의원'에서는『동의보감』과 십수 년간의 진료 경험을 바탕으로 다음과 같은 유산 예방 프로그램을 시행하고 있다.

첫째 ; 손상된 모체를 위한 유산 후 조리 한약 처방

한의학에서는 유산을 소산(小産) 또는 반산(半産)이라 하면서 정상적인 출산 때보다 10배나 더 잘 조리해야 한다고 말하고 있다. 정상적인 분만은 밤이 익어 밤송이가 저절로 벌어지며 밤이 나오는 것과 같은데, 유산은 아직 밤이 채 익지 않았는데 발로 비벼 밤톨을 발라내는 것과 같아서 모체의 손상이 자연분만 때보다 훨씬 더 심각한 것이다. 유산 후의 조리는 생활에서의 조리와 한약으로 하는 조리 두 가지를 병행해야 한다. 생활에서의 조리는 출산 후 조리와 마찬가지로 찬바람과 찬물을 피하고 힘든 일을 뒤로 미루며 안정을 취하는 것이고, 한약으로 하는 조리는 오로 배출을 도와주는 한약과 유산 후 몸을 보해 주는 한약을 복용하면서 조리하는 것을 말한다.

둘째 ; 임신 전 준비로서의 자궁 상태의 회복

유산 후의 임신 계획은 최소 3~6개월 이후에 세워야 한다. 그때가 되어야 비로소 자궁이 원래의 상태로 회복되기 때문이다. 이 기간 동안 기혈을 보하고 태원(胎元 ; 자궁)을 튼튼하게 하는 한약을 복용하여 임신 전의 준비를 갖춘다. 자궁의 상태가 100점 만점에 80~90점 상태인 것이 50점 이하의 상태일 때보다 임신 성공률은 물론이고 임신 유지에도 훨씬 유리하기 때문이다.

셋째 ; 임신 중 유산 예방을 위한 한약 복용

임신 후에는 혹시 다시 있을지도 모르는 유산을 예방하기 위하여 한약을 처방한다. 임신 초기에 바로 유산 예방 한약을 2주일분 처방하고, 유산의 위험이 높은 3, 5, 7개월의 시기에 다다르기 전인 2개월 반, 4개월 반, 6개월 반에 각각 1주일분의 유산 예방 한약을 복용하게 되면 효과가 좋다. 실제로 자연 유산의 80%가 임신 12주 이내에 일어나지만, 그 이후에 유산되는 경우도 무시할 수 없다. 그러나 이러한 유산 예방 한약의 효과는 매우 탁월해서 반복 유산의 기왕력이 있는 임신부의 90%에서 건강한 출산을 경험하게 한다.

넷째 ; 임신 중 안정과 생활습관 개선

유산을 겪은 사람은 다시 유산할 우려가 크므로 임신 중에는 부부관계를 피하고, 술과 담배를 금하며, 무거운 것을 들지 않고 높은 곳에 올라가거나 뛰지 않으며, 과로를 피하는 등 일상생활에서의 주의가 요구된다. 유산에 대한 지나친 두려움을 갖지 않도록 정서적인 안정을 취하는 것도 중요하다.

윤한의원의 난임(難姙) 치료

불임이란 피임을 하지 않는데도 부부생활이 1년이 지나도록 임신이 되지 않거나 출산 혹은 유산 후라도 다시 아이를 갖기 위한 노력을 시작했음에도 1년 이상 임신이 되지 않는 경우를 말한다. 또한 35세 이상의 여성이 6개월이 지나도록 임신이 되지 않는 경우와 임신 시도 기간이 1년이 되지 않았더라도 골반염, 자궁 내막증, 배란장애(월경불순), 갑상선기능장애, 골반결핵 등 불임을 초래하는 질병을 가진 경우에는 불임으로 분류한다.

과거에 단 한 번도 임신한 경험이 없는 경우의 불임을 원발성 혹은 일차성 불임증이라 하고 한 번이라도 임신 경력이 있다면 속발성 혹은 이차성 불임이라고 한다. 여성의 경우 비만, 허약체질, 정신허약, 한랭체질, 내분비계통 이상, 자궁 기형, 종양에 의한 불임 등을 대표적인 원인으로 보고 있다.

일단 불임 판정을 받게 되면 대부분의 부부들은 임신을 위해 여러 방법을 시도해 본다. 배란유도제 복용, 인공수정, 체외수정(시험관 시술) 등의 서양의학적 치료를 시도하기도 하고, 불임 전문 한의원에서 한의학적 치료를 받기도 하며, 임신에 좋다는 민간생활요법을 실천해 보기도 한다. 모두 의미 있는 방법일 수도 있지만 본인의 불임 원인에 따른 정확한 치료를 받는 것이 가장 좋은 방법이라고 할 수 있다. 최근에 이루어진 임상 논문과 연구에 의하면 한의학 치료와 시험관 시술을 병행하였을 경우 성공률이 2배 이상 높다는 결과가 있었다. 효과가 좋은 방법을 찾아 각각의 특성에 맞게 적절한 치료를 받아 임신 가능성이 높아질 수 있다면 이와 같은 한·양방 공조 치료도 긍정적이다.

임신이 잘 안 되는 불임과 더불어 임신은 되는데 자연 유산이 2회 이상 반복되는 '습관성 유산' 혹은 '반복 유산'이 되는 걸 통틀어 난임이라고 하는데, 자연 유산으로 인한 난임에도 한의학적 치료는 탁월한 효과가 있다.

❖ 한방에서의 난임과 불임 치료

불임과 난임 치료 프로그램은 여성들의 자궁 상태를 개선하고, 어혈을 풀어주며, 배란과 착상을 치료하는 데 역점을 두고 있다. 치료 기간은 짧으면 1~3개월, 나팔관이 막혀 있거나 난소에 문제가 있을 경우 6개월에서 1년 정도 소요된다.

즉 불임과 난임의 유형에 따라 건강하지 못한 자궁의 상태를 100점에 가깝게 회복시켜 줌으로써 임신 성공률을 높여주는 것을 의미한다. 이와 함께 이루어질 치료는 조경(調經)이다. 조경이란, 월경을 고르게 한다는 뜻으로 생리주기와 생리통, 생리량, 생리 색깔, 생리혈의 점도 등을 정상으로 조정해 주는걸 말한다.

최근 들어서는 남성 원인에 의한 불임도 전체 불임의 40%를 차지할 정도로 매우 많아지고 있다. 정자의 수, 정액의 양, 정자의 활동성, 정상 정자의 비율 등에서 한 가지 이상의 문제를 가진 경우가 많다. 현대사회에 접어들면서 육체적 활동이 줄어들고 환경호르몬과 공해, 전자파 등에 노출될 기회가 많아진 결과이다. 따라서 불임 검사를 시행할 때에는 반드시 남편들도 함께 검사를 받아 일찍 원인을 찾고, 문제가 있다면 3개월 정도 한의약 치료를 통해 정자의 상태를 개선하는 치료를 받는 것이 바람직하다. 이처럼 불임 치료는 원인에 따라 체질, 체력, 식사, 생활습관, 직업, 환경 등을 종합적으로 조절하여 건강 상태를 향상시키는 전신요법이 되어야 한다.

❖ 시험관 시술과 한의약 치료의 병행

자연 임신으로 아기를 가질 수 있다면 가장 좋겠지만 양쪽 나팔관이 모두 막히는 등 상황에 따라서는 시험관 시술을 받아야 한다. 하지만 시험관 아기의 성공률은 대체로 높지 않은 편이다. 수정란을 배양하여 자궁 내 이식하더라도 착상이 잘 되지 않고, 착상이 되었더라도 유지가 잘 되지 않기 때문이다.

시험관 전의 한의약 치료는 수정란이 자궁 내에 착상이 잘 되고 임신이 잘 유지될 수 있도록 자궁 내막의 상태를 개선하는데 주안점을 둔다. 미리 자궁의 상태를 개선시키고 부드럽고 탄력있게 해서 수정란 착상이 잘 되고 임신이 유지될 수 있는 튼튼한 자궁으로 만들어 주는 것이다. 또한 난소 기능을 강화하여 건강한 난자가 배란되도록 하여 양질의 수정란을 얻을 수 있도록 해줘야 한다. 아울러 난자 채취 직후부터는 과배란으로 인해 지나치게 자극된 난소의 기능을 빨리 정상화시키고, 착상 능력을 회복하도록 하기 위해 착상탕(着床湯)을 복용한다. 이렇게 한의약 치료와 시험관 시술을 병행하였을 때, 일반 시험관 시술만 한 경우보다 성공률이 2배 이상 높아졌다.

무엇보다도 불임과 습관성 유산에는 사후 대처가 아닌 예방적 차원의 관리가 필요하다. 불임 및 습관성 유산 예방 프로그램을 시행하면서 그 동안 수백 명의 기적 같은 탄생을 지켜볼 수 있었다. 임신에 대한 희망을 접었던 부부들이 아기를 출산하여 감격스런 눈물을 흘리는 걸 보고, 또 그 아이들이 자라서 초등학교에 입학하고 성장해가는 모습을 지켜보면서 불임과 난임 치료에 대한 자부심과 사명감을 갖게 된다.

이 순간에도 하루하루 고통의 시간을 보내고 있는 난임 불임부부들이 많이 있다. 불임은 이제 더 이상 운명이나 천형이 아니라 치료 가능한 하나의 증상일 뿐이다. 수천 년의 임상 경험이 축적된 한의약을 통해서 혹은 첨단 시술 기법을 가진 서양의학을 통해서 그리고 서양의학과 한의학의 병행 치료를 통해서 얼마든지 극복 가능하다. 적극적인 진단과 치료를 통해 새 생명을 잉태하고 키워내는 소망과 기적을 하루빨리 만들어 나가기를 바라는 마음이다.

지긋지긋한 산후풍, 산후 관리가 중요하다

여성들은 임신 후 호르몬의 영향으로 인해 육체적 정신적 변화를 겪는 만큼 출산 후 몸조리를 잘해야 산후풍으로 고통받거나 고생하지 않는다. 분만 과정을 거치면서 여성의 몸은 모든 땀구멍이 열리게 되고, 출혈이 많아 음혈이 부족해지면서 사지나 전신의 골격이 느슨해지고 경맥이 영양을 제대로 공급받지 못하게 된다. 그래서 아기를 낳은 뒤에는 자궁, 골반 등 전신의 모든 기관이 회복되어 임신 기간 이전의 상태로 돌아가는데 소요되는 기간인 산욕기(産褥

期)를 필요로 한다.

산욕기는 대개 6~8주를 잡지만 한의학에서는 100일을 권장하고 있다. 그 정도 시일이 지나야 산모의 몸이 제대로 자리를 잡아 일상생활을 하는 데 무리가 없기 때문이다. 예로부터 출산 후 100일 잔치를 하는 것은 아기를 위해서라기보다는 산모가 100일 동안의 몸조리를 끝내면서 그 동안 신세를 진 주변 사람들에 대한 감사함을 표하기 위해서라고 볼 수 있다.

산후풍이란 산후 조리 기간에 몸조리를 제대로 하지 못해서 찬 기운이 인체에 침입하거나, 관절과 근육이 이완돼 있는 상태에서 몸에 무리가 되는 일을 했을 때, 그리고 몸속의 어혈이 남아 있을 때 나타나는 증상이다. 손발이 시린다거나 몸에서 찬바람이 나오는 듯한 느낌, 허리·어깨·팔꿈치·손목·손가락·무릎·발목 등의 전신 관절이 아프고 시리며, 외부의 찬바람이 침습하면 전신이 떨리고 힘이 없으며 통증을 느끼게 된다. 이러한 산후풍은 잘 치료하지 않으면 평생을 고생하기도 한다. 안타깝게도 우리의 어머니 세대에서는 이렇게 산후풍으로 오랫동안 고생한 분들이 많았다.

산후풍은 불치의 병은 아니어서 침·뜸·한약 등 한의약 치료를 통해 회복할 수는 있지만, 조기에 치료해야 시간과 비용을 덜 들이고 고생도 덜하게 된다. 무엇보다도 최선의 방책은 산후 조리를 잘해서 산후풍을 미리 예방하는 것이다. 그래서 임신 전의 몸으로 회복되기 위해서 3개월여의 산후 조리가 필요한 것이다. 조리를 잘하려면 두 가지를 잘해야 한다. 그 하나는 생활에서의 조리요, 다른 하나는 한약으로 하는 조리이다.

❖ 생활에서의 산후 조리

생활에서의 조리는 힘든 일을 뒤로 미루며 다른 사람의 도움을 받는 것이다. 요즈음은 산후 조리의 중요성을 다들 인식하고 있으므로, 산후조리원을 가거나, 산모 도우미의 도움을 받거나, 시어머니 혹은 친정어머니의 도움을 받는 것이 거의 상식처럼 되어 있다. 그러나 앞에서 언급했듯 산후 조리에 충분한 기간은 100일인데, 100일 내내 주변의 도움을 받을 수 있는 여건을 갖춘 사람은 많지 않다. 그러므로 산후 조리를 꼭 해줘야 하는 한 달은 가급적 주변의 도움을 꼭 받고, 그 이후 계속 유지할 수 없다면 100일이 될 때까지는 무리한 일을 피하면서 몸을 보호하는 지혜를 발휘하는 것이 좋다.

❖ 한약으로 하는 산후 조리 − 선축어혈(先逐瘀血) 후보기혈(後補氣血)

여성이 일생을 살면서 가장 몸이 허약해지는 시기는 바로 산후 조리 기간이라고 할 수 있다. 따라서 삼칠일 동안 안정과 휴식을 취하는 소극적인 차원의 산후 조리만으로는 몸을 회복하는 데에 한계가 있다. 가급적 빠른 시일 안에 원래의 몸 상태를 되찾기 위해선 적극적인 의미의 산후 조리가 필요하다.

산후 조리약은 선축어혈(先逐瘀血) 후보기혈(後補氣血)의 원칙을 따른다. 즉 출산 직후에는 먼저 어혈을 풀어주고 오로(惡露)의 배출을 촉진하며, 자궁이 수축되는 동안 나타나는 어혈로 인한 통증, 즉 아침통(兒枕痛)을 완화시키는 생화탕(生化湯), 궁귀탕(芎歸湯) 등의 한약을 처방한다.

출산 후 3주일이 지난 다음에는 부족해진 기와 혈을 산모에게 보충해 주는 보허탕(補虛湯), 팔진탕(八珍湯) 등의 한약을 쓴다. 산모는 임신 기간 동안 아기에게 기와 혈을 나눠줌으로써 몸 상태가 약해져 있기 때문에 이를 충분히 보충해 주어야 하기 때문이다. 또한 한약으로의 치료와 병행하여 자연에서 자라난 제철음식을 섭취하면서 일상생활에서 식생활을 잘 관리하고, 규칙적으로 꾸준한 운동을 해준다면 몸은 더 빨리 본래의 제 기능을 회복할 것이다.

한의학은 전 세계 전통의학 중 가장 학문적 체계가 잘 갖추어지고 뛰어난 임상 효과가 축적된 의학이다. 한의약은 특히 산후풍 치료와 습관성 유산은 물론 난임 및 불임의 치료에서도, 전문 한의사에 의해 처방된다면 거의 부작용이 없는 웰빙의약(Well-Being Medicine)이면서 효과도 매우 높다. 많은 여성들이 우수한 한의약 치료를 통해 더 건강해지고 행복한 삶을 누릴 수 있기를 소망한다.

대표 논문 및 저서

—「가미소암산의 혈관 신생 및 성장인자 발현 억제를 통한 항암작용 연구」, 박사학위 논문, 2003년
—「소목의 에틸아세테이트 추출물이 B16/F10 흑색종 세포의 멜라닌 합성에 미치는 효과」, 동의생리병리학회지, 2001년
—「백출의 에탄올 추출물에 의한 멜라닌 생성억제 효과」, 약학회지, 2001년
—「가미소암산의 혈관 신생 억제에 관한 항암 효과 연구」, 방제학회지, 2002년
—「대국민 한의학 지식 사전」, 공저, 시드페이퍼

요실금 앞에서 울지도 웃지도 못하는 여성들

'요실금학회'에 의하면 우리나라 40대 이후 여성의 40% 정도가 요실금 증상을 갖고 있다고 한다. 세계적으로는 1억 명 이상의 여성이 요실금 증상으로 일상생활에 불편함을 겪는다. 그럼에도 불구하고 요실금에 대처하는 여성들의 태도는 여전히 소극적이다. 자신에게 요실금이 있다는 사실을 쉬쉬 하며 병원에 발걸음조차 하지 않는다. 자기 감정을 비교적 솔직하게 표현하는 것으로 알려진 미국의 여성들조차도 요실금이 있다는 사실을 창피하게 여겨 요실금 여성의 4분의 1 정도만 적극적으로 치료를 받고 있다고 한다. 한국의 여성들은 이보다 훨씬 더 소극적이다.

과거와 달리 현대는 삶의 질을 중요하게 생각하고 건강과 행복을 최우선으로 꼽는다. 일상에서 활동성을 제한한다는 점에서 삶의 질을 저하시키기 때문에 미국에서는 요실금을 '사회적 암'으로까지 규정하고 있으며, 미국 정부는 연간 300억 달러 이상을 요실금 치료에 지원하고 있다. 그만큼 요실금을 꼭 치료해야 할 질환으로 판단한다는 것이다.

자신의 의지와 상관없이 소변이 나오는 요실금은 성인 여성 3명 중 1명 이상이 해당될 정도로 흔하다. 때와 장소를 가리지 않기 때문에 등산이나 운동을 꺼리게 되고 심지어 크게 웃거나 기침을 하는 것조차 주저하게 된다. 요실금 증상을 갖고 있는 여성들 중에는 코미디 프로그램을 보면서 마음 놓고 웃지도 못하는 여성들이 많다. 웃으면서 방광에 자극을 주게 되면 자기도 모르게 소변이 나오기 때문이다. 웃겨도 웃지 못하는 상황이 서러워 울고 싶지만 누가 알까 봐 울지도 못한다. 그야말로 웃을 수도 없고 울 수도 없는 것이다.

첫 출산 연령이 지금보다 훨씬 어리고 출산 횟수도 많았던 과거엔 요실금으로 고생하는 여성들이 훨씬 더 많았을 것으로 추정된다. 그렇지만 별다른 치료법이 없었던 시대에는 요실금을 어쩔 수 없는 것으로 받아들이며 살아야 했다. 그런 생각이 굳혀지다 보니 지금도 많은 여성들이 요실금이 생기면 그대로 참고 살아야 한다는 생각을 하고 있다. "여자로 태어난 죄지" "늙으면 다 이래" 하면서 체념하는 것이다.

신문이나 TV를 보면 초로의 여성이 나와 "요실금, 이젠 걱정하지 마세요!"라고 하면서 요실금 기저귀 광고를 하기도 한다. 어떤 CF를 보면 요실금 때문에 삶의 의욕을 잃었던 중년여성이 요실금 패드를 알게 된 뒤에는 외출을 즐기게 되었다는 스토리가 전개되기도 한다. 그런 CF들의 문제는, 요실금 패드나 요실금 기저귀가 마치 요실금의 근본적인 해결책이라도 되는 것처럼 표현하고 있다는 것이다. 소변이 새는 증상은 개선되지 않았는데 단지 옷이 젖지 않도록 패드를 착용했다고 그걸 "자유롭게! 자신 있게!"라고 할 수 있을까?

보통 15세 전후에 생리를 시작해서 폐경기가 오는 50대 초반까지 한 달에 며칠씩 생리대를 착용하다가, 폐경 이후에는 요실금 때문에 다시 죽을 때까지 패드나 기저귀를 착용하고 살아야 한다면 여성들의 삶은 얼마나 고달픈 것인가. 요실금은 생리(월경)와는 다르다. 치료를 하지 않고 굳이 패드 혹은 요실금 기저귀로 불편하게 살아야 할 이유가 없다.

요실금은 의지와 상관없이 속옷이 젖게 된다는 불편하고 난처한 상황을 초래하기 때문에 심리적인 위축으로까지 이어지고 성생활에 있어서도 자신감을 잃게 만든다. 자신의 상태를 드러내고 싶지 않은 심리 때문에 속으로 "이 상태로 어떻게 살아가나" 하면서 비관적인 생각에 사로잡히게 된다. 그러다 보니 가족이나 주변 사람들에게 이유 없이 화를 내게 되고 매사에 의욕을 잃는다. 치료를 받지 않는 한 개선되지 않고, 자신도 나아지지 않을 거라는 걸 알고 있으니 삶 전체에 회의가 들기 때문이다. 현대의학이 고도로 발달하고 과거에 비해 인간의 근원적인 행복을 강조하는 21세기를 살면서 요실금을 대하는 여성들의 태도는 여전히 전근대적인 사고방식을 벗어나지 못하고 있는 셈이다.

이처럼 여성들 중 상당수가 요실금을 노화의 당연한 결과로 받아들이거나 아직 확실한 요실금 치료책이 없다는 선입견을 가지고 있다. 치료하겠다는 적극적인 의지도 부족하다. 요실금 치료 효과가 얼마나 좋은지, 수술을 받은 후 환자들이 얼마나 행복해 하는지를 직접 경험하고 있는 산부인과 전문의로서 여간 답답한 게 아니다. 감기만 걸려도 병원에 가고, 고가의 성형수술을 받거나 정기적으로 새 옷을 사 입고 문화생활을 하는 것도 모두 삶의 질을 향상시키고 좀 더 행복해지고 싶어서이다. 그런데 하루에도 수차례 심각한 불편을 초래하며 그 상태로 수십 년 이상 지속해야 하는 요실금에 대해서는 치료하겠다는 생각조차 하지 않는 것이다.

연세가 많은 분일수록 증상이 심한데도 대부분의 집에서는 가장 연장자인 그 집의 어머니 혹은 할머니에게 요실금 증상이 있는지, 있다면 얼마나 심한지조차 잘 모르고 있다. 당사자가 가족에게 알리는 걸 꺼리고, 가족들도 민망하게 여겨 질환을 방치하고 있다. 하지만 다른 질환의 치료에는 적극적이다. 요실금을 대하는 이런 태도는 분명 잘못된 것이다.

요실금은 감추거나 부끄럽게 여겨야 할 질환도 아니고 조기에 치료를 시작하면 비수술요법만으로도 얼마든지 호전될 수 있다. 심한 경우라도 수술을 통해 충분히 개선할 수 있다. 그런데 치료는 하지 않고 전전긍긍하면서 남편과의 성관계 때 혹시 실수라도 하지 않을까 싶어 남편을 피하는 여성들도 적지 않다. 그걸 보면서 사정을 모르는 남편이 오해를 하는 상황이 벌어지기도 한다. 요실금을 감기나 다른 보통의 질환들처럼 자연스럽게 이해하면서 치료해야 할 질환으로 받아들이는 인식이 필요하다.

나도 모르게 찔끔! 왜 요실금이 오는가

요실금이 오는 대표적인 원인으로는 출산, 비만, 식생활, 생활습관, 폐경으로 인한 호르몬 변화 등을 꼽을 수 있다. 요실금의 원인과 증상에 따라 치료 방법이 조금씩 다르다. 요실금을 예방하고 증상을 개선하기 위해서는 케겔 운동과 같이 골반 근육의 긴장도를 유지시킬 수 있는 운동을 평소에 해주는 게 좋고, 적당한 체중 유지, 규칙적인 운동이 생활화되어야 한다. 변비도 요실금에 영향을 주므로 규칙적인 식사와 식단 관리를 하여 변비가 생기지 않도록 해줘야 한다. 방광에 자극을 주는 음주와 흡연도 금하는 게 좋다.

❖ 요실금의 종류

(1) 복압성 요실금

요실금의 80~90%가 복압성 요실금으로 대개는 분만 경험이 있는 중년 이상의 여성들에게 흔히 발생하며, 심지어 한 번의 자연분만을 했던 젊은 여성이나 제왕절개로 분만을 했던 여성에게서도 복압성 요실금이 생길 수 있다. 복압성 요실금의 가장 큰 원인은 출산으로 인한 손상 때문이다. 태아가 산모의 질을 통과할 때 골반 근육과 요도 괄약근이 파열되어 손상되고 늘어지고 약해져서이다. 정상적인 골반 근육은 복부 압력을 충분히 감당해서 방광을 지지해주는데, 출산 후 늘어난 근육은 작은 압력이나 자극에도 견디지 못해서 소변이 새는 것이다.

웃거나 재채기를 할 때, 뜀뛰기를 할 때, 등산 중 내려올 때, 계단을 내려올 때, 무거운 것을 들 때 또는 성관계 중에 소변이 나오는 일도 있다. 심지어 앉아 있다가 일어날 때나 허리를 굽혔을 때도 새는 경우도 있다. 가장 효과적인 치료는 수술이지만 증상이 심하지 않거나 비교적 젊은 여성은 체중조절과 식이요법, 골반근육운동, 전자기자극운동(Biofeedback) 등의 운동요법을 통해서도 효과를 볼 수 있다.

(2) 절박성 요실금

전체 요실금의 20% 내외로 중년 여성뿐만 아니라 미혼 여성이나 학생들에게도 흔히 나타나는 요실금이다. 뇌질환이나 척수 손상, 방광 출구 폐색이 없다면 일상에서 스트레스를 많이 받는 경우, 불안 초조 등 긴장을 많이 하게 되는 경우, 만성 방광염으로 인한 경우가 가장 많다. 방광 근육이 불안정해서 발생하는 것으로, 소변이 찰 때는 방광 근육이 자연스레 늘어나면서 차는 것이 정상이지만 절박성 요실금은 방광 근육이 갑자기 불규칙하게 수축하는 것이 주원인이다. 나이가 들면서 방광 근육이 두꺼워지고 탄력을 잃어 소변을 충분히 저장하지 못해 발생하기도 한다. 만약 방광염으로 소변검사를 통해 진단된다면 반드시 항생제 치료를 받아야 한다.

흔한 증상으로, 화장실에 가서 옷을 내리기 직전에 소변이 흐르거나, 소변을 보고 싶다는 느낌이 들 때 바로 화장실을 가지 못하면 소변이 흐르게 된다. 이 외에도 흥분하거나 조급해질 때, 무의식중이나 찬물에 손을 대거나 설거지 할 때 등 물 흐르는 소리를 듣기만 해도 요의를 느끼게 되고, 외출 때 시도 때도 없이 요의를 느껴 화장실을 찾아다니느라 급급하다. 심지어 잠을 자거나 감기, 몸살 중에도 소변이 흐르게 된다.

이런 증세는 약물 치료와 물리치료를 통해 충분히 개선될 수 있다. 최근에는 약물 치료에 반응하지 않는 경우 수술을 하여 증상을 개선하고 있다. 행동 요법으로는 수분 섭취 조절, 방광 훈련, 골반 저근의 물리치료, 배뇨 간격을 최대한 늦추는 훈련 등이 있다. 골반 근육을 단련시키는 케겔 운동은 골반 저근(골반 아래쪽 근육)의 힘을 강화시킴으로써 복압이 상승하더라도 골반 저근이 빠르고 강한 수축을 일으키게 하여 소변 잠금 장치에 해당하는 방광 출구부의 괄약근을 튼튼하게 만드는 방법이다. 케겔 운동은 요실금에도 효과가 좋지만 여성의 성감을 발달시키고 부부 성관계에도 만족감을 높여준다. 하지만 케겔 운동은 성공률이 떨어진다는 단점이 있기 때문에 모든 요실금 환자에게 해당한다고는 할 수 없다.

(3) 복합성 요실금

복압성 요실금과 절박성 요실금이 혼합된 상태로 연령대가 많아질수록 복합성의 성격을 띤다. 전체 요실금의 약 30% 정도가 해당된다.

❖ 요실금 자가 진단법

1. 소변이 마렵기 시작하면 참는 게 어렵다.

2. 화장실 도착 전에 참지 못하고 소변이 흐른다.

3. 기침이나 재채기를 하거나 웃게 되면 소변이 나온다.

4. 달리거나 줄넘기와 같은 운동을 하면 소변이 나온다.

5. 성관계 때 나도 모르게 소변이 나온다.

6. 소변 줄기가 약하고 소변 후에도 개운하지가 않다.

7. 하루 8회 이상 소변을 보고, 밤에 자다가 2회 이상 소변을 보기 위해 일어나게 된다.

8. 무거운 것을 들거나 계단을 오르내릴 때 소변이 샌다.

9. 의자나 침대에서 일어날 때 소변이 샌다.

10. 찬물에 손을 담그거나 물 흐르는 소리만 들어도 소변을 보고 싶은 생각이 커진다.

여성을 다시 웃게 만드는 요실금의 혁명, TOT 수술

요실금 때문에 불편함과 고통을 호소하는 환자에게 이런 말을 해준다.

"남은 인생을 요실금 기저귀를 차고 살겠습니까, 15분 정도의 간단한 수술로 요실금으로부터 해방되겠습니까?"

요실금 치료는 그 사람에게 자유와 행복을 다시 찾아주는 수술인 동시에 삶의 질을 높여주는 치료이다. 요실금의 모든 치료가 수술을 의미하는 건 아니다. 약한 요실금의 경우 약물 치료와 자기장 치료를 통해서도 호전될 수 있고, 골반 저근 운동인 케겔 운동을 반복하면 예방과 함께 개선 효과도 있다. 그런데 질과 골반 손상이 심한 경우엔 요실금 수술을 해주어야 한다. 적절한 요실금 치료가 제때 이루어지지 않으면 방광과 요도의 기능이 점점 나빠져서 배뇨 장애가 더 심해지고 급기야는 치료 시기를 놓치게 된다.

수술법이 아예 없던 옛날이라면 몰라도 요즘처럼 간단한 수술법이 개발된 시점에서 여자로 태어난 숙명이려니 하면서 참고 살아가야 할 이유가 없다. 요실금을 안고 살아가는 건 단지 요실금만의 문제가 아니다. 정신적 스트레스와 함께 자신감 상실, 대인기피증, 우울증 등 삶 전체에 악영향을 주게 된다. 자기도 모르게 언제 소변이 샐지 모르고 그래서 하루에도 수차례 속옷을 갈아 입어야 하고, 운동은커녕 오랫동안 밖에서 자유롭게 행동하지도 못한다면 누군들 스트레스를 받지 않겠는가.

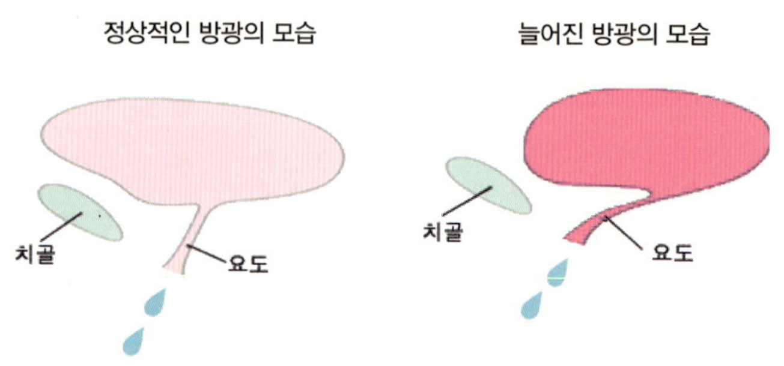

현재 이루어지고 있는 요실금 치료법과 수술법의 효과가 얼마나 우수한지 환자들이 잘 모르기 때문에 치료를 망설이는 경우도 많다. 요실금 수술법이 처음 개발되었던 건 100여 년 전이었는데 의학의 발달과 함께 수술법도 꾸준히 발전하여서 지금은 수술 시간도 매우 짧고 다른 어떤 수술보다도 성공률이 높다. 치료를 받지 않거나 수술을 망설일 이유가 전혀 없다는 것이다.

초기의 요실금 수술은 슬링 역할을 하는 요도 현수 인대 대용물로 복부나 허벅지의 근막을 적당한 크기로 잘라내어 요도 밑으로 넣어주는 개복 수술이었다. 당시엔 이런 정도의 개선 효과를 보이는 수술법도 없었으므로 획기적인 수술법으로 인정받기도 했지만, 요도가 너무 당겨져 소변보기가 불편해지고 시간이 지나면서 복압 증가로 요실금이 재발된다는 한계가 있었다. 특히 개복 수술에 따른 위험 부담과 후유증으로 인해 환자들의 수술 욕구도 반감되었다.

그 다음에 개발된 수술법이 TVT(Tension-free Vaginal Tape)이다. 자가 근막 대신에 복벽에 부착되는 폴리프로필렌 메쉬의 원리를 이용하여 질에서 복부 쪽으로 직접 관통시키는 수술법이었다. 개복 수술이 아니기 때문에 수술 시간도 40분 정도로 단축되었고 배를 여는 데서 오는 여러 부담도 없어졌다. 그런데 질에서 복부 쪽으로 삽입 기구를 관통해야 하는 위험이 따라서 시술자의 숙련도에 따라 방광 손상의 위험과 과다 출혈, 배뇨 장애 등의 부작용이 발생하였다. TVT 수술 외에 SPARC 수술법도 있는데, 테이프의 경로는 TVT와 같지만 테이프를 유치시키는 방법이 TVT와는 정반대로, SPARC는 하복부에서 요도로 유도 침을 통과시키는 수술법이다. TVT와 같은 부작용과 한계를 가지고 있었다.

이런 문제점과 한계를 보완하여 나온 것이 1990년대 말 프랑스를 중심으로 개발된 현재의 TOT(TOT sling method) 수술법이다. TVT나 SPARC와 다른 점은 중부 요도에 테이프가 유치되는 원리는 같지만, 테이프의 한쪽 끝이 하복부 쪽으로 나오지 않고 골반의 폐쇄공을 통해 나오게 된다는 것이다. TVT가 가진 한계를 모두 극복하였기 때문에 수술 후 배뇨 장애나 소변시 불편감, 방광 손상의 위험이 없다. 국소 마취로 이루어지며 수술 시간도 15분 내외로 매우 짧고 입원도 필요하지 않다. 절개 부위도 고작 1㎝ 정도에 불과해 흉터도 거의 없다. 수술 후에 케겔 운동을 함께 해주면 효과가 더 커지며 재발 위험도 매우 적다. 특히 2006년부터 의료보험이 적용되어 요실금 본인 부담금이 40만 원 내외로 크게 줄어들었다. 요실금 수술의 최적기가 온 것이다.

최근에는 방광에서 요도로 이어지는 요도 괄약근의 점막 부위에 몸에 흡수되지 않는 물질(듀라스피어; Durasphere Injectable Bulking Agent)을 주입함으로써 늘어진 요도 내경을 좁게 해주어 요실금을 개선시키는 시술이 개발되었다. TVT나 TOT처럼 테이프를 요도에 거는 방법이 아니라 요도경으로 요도 점막을 보면서 주사기를 이용해 시술하는 방법이다. 시술 후 통증 등의 부작용이 적고 소변줄을 끼지 않아도 된다는 장점이 있어 미국이나 유럽권, 아시아 등지에서 널리 시술되고 있다. 안전성과 효능이 입증되었다고는 하지만 시술이 어렵고 시술 가격이 비싼 편이어서 아직 한국에서는 시술이 많이 이루어지고 있지는 않다. 앞으로 정확한 임상 결과와 함께 정형화된 시술 방법이 제시되어야 할 것으로 보인다.

❖ 강남여성병원의 4,000건 이상의 요실금 수술 건수와 98%의 성공률

TOT 슬링은 기존 수술법과는 달리 요도를 압박하지 않고 가볍게 테이프를 걸어주는 수술 방법이다. 폐쇄공을 통해 접근하기 때문에 신경과 혈관을 피할 수 있고, 방광에 대한 손상도 거의 없다. 대개 수술이라고 하면 마취에 대한 부담이 따르는데 TOT 수술에는 수술 전 거치한 수액 줄을 통해 가장 안전한 것으로 알려진 수면마취제를 주사하고 있다. 특히 강남여성병원에는 마취과 전문의가 직접 주사하고 수술 내내 환자 상태를 파악할 수 있도록 안전한 수술 환경을 조성하고 있다. 수술 후 바로 요실금 증상이 개선된 걸 느낄 수 있을 정도로 효과가 빠르면서 좋고, 주의해야 할 치료 기간은 1주 내외이며 1달 이내에 3회 정도 치료를 받게 되면 상처도 거의 아물게 된다.

수술 때 테이프를 어느 만큼의 강도로 어느 위치에 배치하느냐는 환자마다 조금씩 다르다. 환자의 연령대, 증상의 강도, 질과 요도의 위치 등등에 따라서 각각에 맞는 섬세한 테이핑을 해주어야 원하는 수술 효과를 가져올 수 있다. 강남여성병원에서는 수많은 수술 경험과 차별화된 노하우로 성공률을 높이고 있다. 요도의 중간 부위에 테이프를 걸어주는 타 병원들과는 달리 중간이 아닌 입구에 걸어줌으로써 배뇨 후 잔뇨감이 없게 하고 있으며, 처진 방광을 위로 올려주는 방광류 수술을 무료로 함께 해줌으로써 방광류 교정도 해주고 있다. 그리고 테이프의 위치를 설정할 때 회음 조직에 더 많이 걸리게 하는 차별화된 방법을 씀으로써 수술 효과를 극대화시키고 있다.

그런데 이런 판단은 오랜 경험이 수반되지 않고선 이루어질 수 없다. 흔히 요실금 수술을 받았는데 얼마 안 되어 재발했다거나 별 효과를 보지 못했다면 테이핑이 잘못되어서이다. 그런데 이런 사례가 부각되다 보니 "요실금 수술은 별 효과가 없다더라"는 식의 잘못된 정보가 떠돌게 되는 것이다. 그 동안의 수술 경험과 결과로 볼 때 현재의 TOT 수술법은 경력이 풍부한 의사에게 받기만 한다면 95% 이상의 높은 성공률을 보여주는 확실한 수술법이라고 할 수 있다. 강남여성병원의 경우 2012년 현재 4,000권 이상의 수술 건수를 보유하고 있으며, 수술 환자들의 재발률을 검사한 결과 98%의 높은 성공률을 보여 주고 있다. 이런 결과는 95%로 알려진 일반적인 성공률과 비교했을 때 매우 높은 수치이다. 요실금 때문에 혼자 마음고생을 하면서 불편한 생활을 하고 있는 많은 여성들이 수술을 받고 하루 빨리 자유롭고 편안한 일상을 되찾게 되기를 바란다.

강남여성병원에서는 2011년 9월 29일에서 10월 1일에 걸쳐 〈대한산부인과학회〉에서 주최한 산부인과 추계학술대회에서 'TOT로 수술한 요실금(복압성과 복합성) 환자 3,459예의 임상적 고찰'이란 주제로 TOT 수술의 요실금 치료 효과에 대해 발표하는 시간을 가졌었다. 2004년 7월부터 2011년 6월까지 복압성 혹은 복합성 요실금으로 진단된 3,459명의 환자에게 시행된 요실금 수술의 치료 성적 및 예후를 설문지 및 차트를 토대로 후향적으로 분석한 것이다.

환자의 연령 분포는 24~85세였고, 평균 연령은 47.5세였다. 평균 분만 수는 2.07명이었으며 78명(2.1%)에게서 재발하였다. 일반적으로 요실금 수술 성공률이 평균 95%인데 강남여성병원에서는 98%의 성공률을 나타낸 것이다. 재발은 주로 비만 여성, 제왕절개술을 받은 적이 있는 여성, 폐경 여성, TOT 수술과 동시에 자궁 적출을 받았던 여성, 수술 당시 성인병(고혈압, 당뇨 등)이 있었던 여성에게서 빈도가 높았다. 반면에 요실금 평균 연령 해당자, 폐경 후 호르몬 치료를 시행한 여성, 복합성 요실금 여성의 경우는 요실금 재발에 그다지 영향을 주지 않았다. 그리고 요역동학 검사(방광 내압 검사, 괄약근 기능 검사, 요속 측정 검사, 요도 내압 검사)의 일부 항목의 결과는 요실금 재발을 예측할 수 있는 인자로 활용할 수 있다는 결과를 보여주었다.

요실금 수술 환자의 평균 입원 기간은 1.01일, 평균 도뇨관 삽입 기간은 1.1일이었으며, 환자 추적 관찰 기간은 최소 2개월이었다. 3,459명의 요실금 수술 환자 중 재발된 78명 중에서 61명이 재수술을 받았으며 복합성 요실금 환자는 최소 한 달 후 절박뇨의 증상이 약물 치료와 함께 대부분 소실되었다.

이러한 결과로 미루어 볼 때 요실금 치료법 중 TOT를 이용한 치료법은 매우 안전하고 재발이 적은 방법이며 복압성 요실금에 특히 효과적이라는 걸 알 수 있다. 시술 때 재발에 영향을 줄 수 있는 인자를 미리 파악하여, 시술 전에 충분한 예후 설명과 함께 맞춤형 생활습관 교정을 위한 상담이 필요하다는 내용도 함께 제시되었다.

가정의 행복을 위해서라도 빠른 치료를

요실금 증상으로 일상생활에서 많은 불편을 겪고 있는 여성들은 지금이라도 치료를 서둘러서 하루 빨리 몸과 마음의 자유와 평화를 찾았으면 좋겠다.

다시 말하지만 요실금은 감추거나 부끄럽게 생각해야 하는 질환이 아니다. 아직도 많은 여성들이 "그냥 살지, 굳이 수술까지 해야 하나"하는 생각을 갖고 있지만 그런 안일함으로 요실금을 끌어안고 살기에는 요실금의 증상이 생활 전반에 걸쳐서 상당한 악영향을 미친다는 것이다. 주부들에게 요실금을 반드시 치료해야 하는 이유로 나는 '환자 본인과 가정의 행복을 위해서'라고 말해 준다.

대개 주부들은 가족을 위해 희생하는 걸 미덕으로 삼는 유교적 가치관이 남아 있어서 자신 때문에 돈이 지출되는 상황을 가급적 만들지 않으려는 심리가 있다. 암과 같이 생사가 걸린 질환이 아니라면 자기만 참고 살면 된다는 생각을 한다. 그런데 결과적으로는 그런 희생이 모두에게 부정적인 영향을 미친다는 사실을 알아야 한다. 요실금으로 인해 매일 불편한 생활을 해야 하니 자신도 모르게 스트레스가 쌓여 짜증이 늘고 우울해지게 된다. 가족에게도 그 여파가 전해질 수밖에 없다. 영문을 모르는 남편이나 자녀들은"도대체 왜 그래?" 하면서 불만을 표하게 되고 크고 작은 마찰이 일어나게 된다.

어떤 가정이든지 그 집의 주부가 행복하지 않으면 그 가정의 행복도 만들어질 수 없다. 따라서 여성들은 가정의 행복을 위해서라도 요실금 치료를 받아야 마땅하다. 또한 여성 스스로 자신을 소중하게 생각해야 다른 사람에게도 존중받을 수 있다. 많은 사람들이 어떻게 하면 삶을 좀 더 즐겁고 행복하게 살까를 고민하고 노후의 삶까지 미리 준비하고 계획하는 이 시대를 살면서, 일상의 평화와 행복을 위협하는 요실금을 치료하지 않는다면 어디에서 여성들은 행복할 권리를 찾겠는가. 친구 집에 놀러가서 안방 침대에 걸터앉아 크게 웃다가 침대보를 적시는 우를 범하지 않기를 바란다.

요실금과 함께 받으면 좋은 질 성형

여성의 질은 잦은 성관계나 임신, 출산 그리고 나이가 들어감에 따라 탄력을 잃고 늘어지게 된다. 질이 밑으로 처지고 늘어져서 외관상 보기 싫게 되고 자신감을 잃게 되며 성적으로도 만족감이 떨어지게 된다. 그런 점을 개선하기 위한 것이 흔히 '이쁜이 수술'이라고 하는 질 성형술이다.

보수적인 한국 사회에서는 아직까지 여성 중요 부위에 대한 수술이 부담스럽기 때문에 요실금 수술을 받을 때 질 성형을 함께 받는 여성들이 점점 늘어나고 있다. 요실금 수술을 받은 후 얼마간의 회복 기간을 거쳐야 하기 때문에 질 성형수술로 또 다시 회복 기간을 필요로 하지 않고, 하루에 한 번만 수술을 받으면 된다는 장점이 있기 때문이다. 여성 음부 성형에는 이쁜이 수술 외에도 소음순 성형, 음핵 수술, 처녀막 재생술, G-spot(양귀비 수술) 등이 있다. 본인의 상황에 따라서 요실금 수술을 받을 때 이 수술들을 함께 받음으로써 삶의 질을 높이고 자신감을 되찾고자 하는 여성들이 늘어나고 있다.

이쁜이 수술, 즉 질 성형을 하게 되면 늘어진 질의 탄력이 복구되어 여성의 성감도 좋아지고 성관계 시의 만족감도 좋아진다. 그런데 질 성형을 하기에 앞서 수술을 왜 해야 하는가를 먼저 생각할 필요가 있다. 여성들이 외모를 가꾸고 성형수술을 하는 가장 큰 이유가 자기 만족과 자신감을 갖기 위해서이다. 외모가 예뻐져서 다른 사람에게도 호감을 얻게 되는 건 부수적으로 오는 효과이다. 질 성형의 가장 큰 목적도 애인 또는 남편을 만족시키는 데에만 있는 건 아니라는 점이다. 우선은 여성 스스로 만족스럽고 행복한 성생활을 하기 위해서 수술이 고려되어야 한다.

성관계 때 여성이 만족스럽지 못하면 상대에게도 만족감을 주기 어렵다. 따라서 질 성형은 여성에게는 자신감을 회복하는 수술인 동시에 상대에 대한 배려이기도 하다. 아내들은 행복한 가정을 꿈꾸면서 남편이 좋아하는 음식을 만들기 위해 요리학원을 다니기도 하고 함께 여행이나 문화생활을 즐기기도 한다. 남편과 오래 건강하고 행복하게 사는 것은 대부분의 아내들이 꿈꾸는 결혼생활이다. 그런데 남자들은 부부관계에서 성관계의 만족도를 가장 중요한 요소 중 하나로 꼽고 있다. 결국 여성의 질 성형은 행복한 부부관계를 위한 여성의 적극적인 노력인 셈이다.

❖ 질 성형수술이 필요한 여성

① 성관계 때 조이는 느낌이 적기나 남성의 성기가 자주 빠지는 경우

② 분비액(애액)이 잘 안 나오거나 성교통을 느끼는 경우

③ 욕조에 들어갔을 때 물이 질 안으로 들어오는 느낌이 들 경우

④ 성 관계 때 바람 빠지는 소리가 날 경우

⑤ 냉증, 냄새 등 질의 염증이 자주 발생하는 경우

❖ 영구적인 질 복원 효과를 주는 질 성형수술

질 성형은 각 병원마다 의사의 경력과 노하우에 따라 수술법이나 효과에 있어 차이가 많다. 흔히 이루어지고 있는 질 입구만 좁혀 주는 수술은 질 안쪽이 넓어진 그대로여서 수술 효과가 크게 떨어진다. 강남여성병원에서는 처음 내원 때 영상 진단기기를 이용하여 현재의 질 상태를 보여 주면서, 질의 압력을 체크하여 본인에게 가장 알맞은 수술을 받을 수 있도록 한다. 특히 질 입구에서부터 안쪽까지 거의 일관되게 골고루 줄여 주고 질 벽에 빨래판 모양의 주름 효과를 만들어서 남성의 성기 삽입시 더 자극이 되도록 하고 있다.

또한 질 괄약근을 당겨 묶어주고 주변 근막을 고르고 정확히 교정해줌으로써 질 수축력 향상은 물론 직장의 탈출과 방광의 탈출을 예방, 치료해준다. 녹는 봉합사를 사용하기 때문에 나중에 실밥을 제거할 필요가 없고 통증 및 부종이 크지 않아 회복도 빠르다. 질이 늘어지게 되면 성교시 남성은 더 자극을 받는 쪽으로 자세를 변화시켜 성기가 자궁 경부를 지속적으로 자극하게 되고,

그로 인해 만성적인 경부염이 올 수 있는데 수술 후에는 질이 깊어지기 때문에 그런 문제도 해소된다. 또한 수술을 하게 되면 여성과 남성 모두 성적 만족감이 커져서 관계가 더욱 돈독해지며 그 과정에서 여성은 자신감이 커지게 된다. 요실금 수술과 함께 질 성형을 받은 여성들의 수술 전후의 삶의 변화는 짐작 그 이상이다. 이처럼 행복한 삶은 막연히 기다린다고 해서 오는 게 아니라 자신이 적극적으로 노력하고 준비해야 오는 것이다.

대표 논문 및 저서

— 「증례 보고 : 제왕절개술 후 발생한 T3 Thyrotoxicosis 1예」, 성영모 외, 대한산부인과학회, 2001년
— 「목덜미 탯줄을 가진 태아에서 태아 심박동 제 변수와 주산기 예후에 미치는 영향」, 박사학위논문, 한양대학교 대학원, 2012년
— 『소녀와 여자 사이에 생리가 있다』(산부인과 의사 아빠가 초경을 맞은 딸에게 주는 선물), 메디마크 출판사, 2012년

음부 성형은
삶의 질과 행복을 위한
적극적인 선택이다

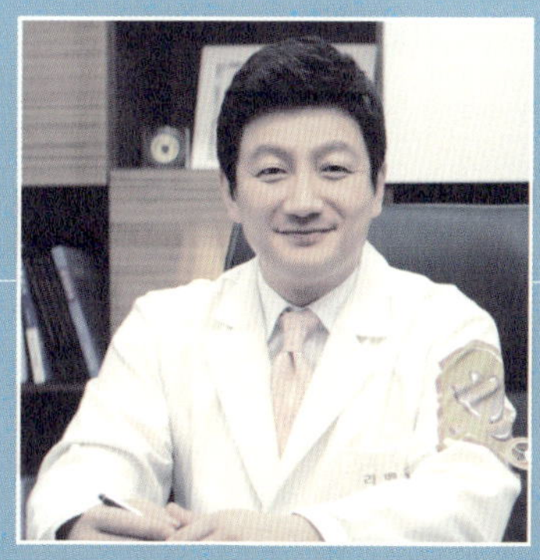

모형진

리벨로산부인과 원장

연세대학교 의과대학 및 대학원 졸업
산부인과 전문의/ 의학박사
대한노화방지의학회 회원
독일 Bio-ltec사 지정 아시아지역 E-LVR 시술 자문의사
http://www.rebelloclinic.com

참고 희생하는 것만 여성의 삶은 아니다

우리나라는 오랫동안 유교 문화의 영향을 받아왔고, 지금도 많은 유교적 관습이 전통이라는 미명 하에 남아 있다. 그러다 보니 여성들은 성에 관해서 수동적이고 자기 감정을 드러내지 않는 걸 미덕처럼 여기는 환경에서 자랄 수밖에 없었다. 아직도 많은 여성들이 '섹스(sex)'또는 '오르가즘'과 같은 단어들을 입 밖으로 내는 것조차 금기시하고 성에 대해서 관심을 갖는 건 교양 없는 행동이라는 생각을 갖고 있다.

그럼에도 성욕은 여전히 식욕과 함께 인간의 가장 기본적인 본능이다. 결혼한 여성이 성에 대해 관심을 갖는 건 지극히 자연스러운 일이다. 그런데 아직도 우리 사회에선 여성은 남성과의 성관계에 적극적이면 안 된다는 편견을 갖고 있다. 반면 대부분의 남성들은 부부관계에 있어서 성적 교감이 매우 중요하다고 입을 모은다. 심지어 남성들은 자신들의 외도의 이유를 '불만족한 아내와의 성생활' 때문이라고 합리화하기도 한다.

최근의 한 발표에 따르면 우리나라 부부 10쌍 중 3쌍이 섹스리스 부부라고 한다. 성적 교감이 없는 부부는 갈등과 무관심이 반복되다 해소되지 않을 경우 이혼으로 이어지기도 한다. 이는 가정의 해체를 의미하며 나아가 사회적 문제로 부각되기도 한다. 그만큼 부부간의 정신·육체적 교감과 소통이 중요한 화두로 떠오르게 되었다.

부부의 성적 교감은 마음과 의지만으로는 해결되지 않는 한계를 안고 있다. 대화를 많이 하여 서로를 이해하는 것과 성적인 만족감이 반드시 일치하는 건 아니다. 더욱이 예전엔 부부관계가 좋았는데 어느 한 쪽의 신체적 변화로 만족도가 저하되었다면 그 관계에 흥미가 반감되는 건 어쩔 수 없다. 그런데 평균 수명이 늘어나고 생활환경이 좋아지면서 삶에 대한 기대치가 높아지고 성에 대한 관심도 커지고 있다. 삶에 있어서 '어떻게 하면 더 의미 있게 잘 살 것인가'가 강조되고 있는 것이다.

이처럼 건강하고 아름답고 젊게 살자는 것이 요즘 사람들의 목표이다. 그런 점에서 여성의 음부 성형을 바라보는 시각도 이젠 달라져야 한다. 여성은 임신과 출산, 잦은 성관계를 통해 질의 변형을 겪게 된다. 특히 자연분만시 질이 태아 머리 크기보다 훨씬 더 많이 늘어나게 되면서 골반 근육의 손상도 함께 오며 외음부 전반에 걸친 변형이 진행된다. 그리고 출산 과정에서 직장과 항문의 열상을 막기 위해 회음부를 절개하는데 이 과정에서 질의 변형과 골반 근육, 골반 인대의 손상이 진행된다.

물론 출산 직후에 다시 꿰매주지만 이때 회음부가 출산 때 가해진 압력으로 많이 부어 있고 출혈이 계속 이루어지는 상태이기 때문에 봉합을 서두르느라, 나중에 부기가 가라앉았을 때에는 꿰맨 자리가 흉하게 남을 수밖에 없다. 게다가 질 내부의 손상과 변형은 그대로이기 때문에 겉과 속이 모두 변하게 된다. 이때 일부 산부인과에서는 출산 직후 '이쁜이 수술'을 권하기도 하지만, 여성의 회음부가 늘어나고 잔뜩 부어 있는 상태에서 수술을 감행하면 효과도 없을 뿐더러 예쁘게 꿰매지지도 않는다. 따라서 출산 후 음부 성형은 여성의 몸이 회복되고 부기가 모두 빠지는 최소 3개월(100일 즈음)이 지난 다음에 해야 한다.

음부 성형은 이런 점을 모두 고려해서 환자에게 최적의 수술을 권해줄 수 있어야 한다. 의사로서의 책임감과 수술 노하우, 환자의 몸의 상태를 진심으로 걱정하고 배려해줄 수 있는 인격을 갖추고 있는 사람이 음부 성형을 해야 완성도 높은 수술 결과를 이끌어낼 수 있다. 그러나 음부 성형에 대한 사회적인 편견 때문에 좋은 병원과 실력 있는 의사를 만나기가 쉽지 않다. 사람들에게 자신이 그런 수술을 받을 생각이 있다는 것조차 철저히 숨기고 있기 때문이다.

사람들에게 '음부 성형 전문 산부인과 의사'라고 나를 소개하면 지레 얼굴을 붉히면서 어쩔 줄을 몰라 하는 경우가 많다. 그 동안 수많은 수술을 해오고 여러 연구 논문들을 발표하고 방송 매체를 접하면서 매번 느끼는 건 사회의 성 가치관이 19세기에 머물러 있다는 사실이다. 그런 일을 겪을 때마다 사람들에게 묻고 싶다.

"성은 부끄러운 것인가? 섹스는 추한 것인가? 여성이 자기 음부에 관심을 갖고 좀 더 예쁜 모양, 온전한 기능을 갖고 싶어 하는 것은 창피한 일인가? 여성은 섹스를 능동적으로 즐기면 안 되는가?"

섹스에 대한 담론을 금기시하고 음지에서만 얘기해야 할 것으로 여기는 한 우리의 성문화는 건전해질 수도, 건강해질 수도 없다. 섹스는 사랑하는 남녀에게 가장 기본적이고 원초적인 조건이다. 특히 부부간의 섹스는 얼마든지 아름답고 숭고한 것이 될 수 있다. 그런데 부부 사이에서도 솔직하고 충분한 교감이 이루어지지 않기 때문에 비뚤어진 성문화가 자리잡게 되는 것이다.

여성은 출산을 위해서만 자궁과 질을 가지고 태어난 존재가 아니다. 남성들과 마찬가지로 여성들도 성을 즐기고 누릴 권리가 있다. 그러기 위해서 여성의 신체적 변화에 남편들도 관심을 가져야 한다. "아내와 섹스하는 게 예전 같지 않아"하면서 밖으로 맴돌 게 아니라, 아내가 나와의 성관계 또는 내 아이를 낳아주는 과정에서 생긴 변형이라는 측은함과 애틋함을 가져야 한다. 그런 아내에게 음부 성형을 해주지는 못할망정 수술을 하겠다는 아내에게 "돈 아깝게 그런 쓸데없는 짓은 왜 해!" 하고 핀잔을 주는 남편은 되지 않기를 바란다.

부부가 살면서 가정의 행복을 위해 많은 시도와 노력을 한다. 해외로 가족 여행을 가기도 하고, 가구를 바꾸기도 하고, 집을 옮기기도 하고, 더 좋은 승용차로 바꾸기도 한다. 때로는 고가의 명품 선물을 주고받기도 한다. 그런 노력들 못지않게 아내의 음부 성형도 부부의 행복과 가정의 행복을 지켜주는 중요한 조건이다.

결혼한 사람들에게 성생활은 행복을 유지하거나 행복의 크기를 더 크게 해주는 요건이다. 부부 사이가 좋고 행복해야 자녀들도 정서적으로 평안함을 느끼고 가정의 울타리가 굳건해지는 것이다. 그런 점에서 음부 성형을 바라보는 시각이 앞으로 더 편해지고 자유로워지기를 바란다. 음부 성형은 수백만 원의 명품 가방을 사는 데서 오는 만족감과는 비교할 수 없을 정도로 삶의 질을 향상시키고 부부관계를 돈독하게 만들어 준다는 사실을 기억하기를 바란다.

음부 성형, 여성도 성생활을 즐길 권리가 있다

부부 사이에 성생활이 원만하지 못하면 여성들은 대부분 자신에게 문제가 있는 것은 아닌가 하는 고민을 한다. 특히 자연분만을 한 여성의 경우, 질과 외음부의 변형으로 남편에게 만족감을 주지 못해서 남편이 자신을 가까이 하지 않는다고 생각하며 자괴감을 갖는다. 그러면서도 혹시나 하는 마음에 남편에게 보약과 스태미나 음식을 열심히 해서 먹인다. 하지만 몸이 좋아질수록 남편들은 아내가 아닌 다른 여성들에게 한눈을 팔게 된다. 그걸 보면서 여성들은 다시 의기소침해지고 우울증 또는 히스테리 증상을 보인다.

이럴 때 간혹 부부관계 전문가들은 "대화를 많이 해라", "둘이서 여행을 가라" 등등의 처방을 내놓지만 성생활이 원만하지 못한 부부에게는 어쩌면 근본적인 해결책이 아닐 수 있다. 출산 이후 질의 변화가 심할수록 대화나 노력만으로는 개선되지 않는다. 출산 후 골반근육 강화운동을 하는 것도 효과가 있지만 한계가 있다. 질의 변형으로 기능과 형태 모두 달라져 어떤 방법으로도 개선이 되지 않는다면 수술을 해야 한다.

음부 성형은 크게 질 성형과 외음부 성형으로 나눌 수 있는데 질 성형에는 성감 레이저 질 성형, 매직레이저 질 성형, 임플란트 질 성형, 줄기세포 질 성형, 웨딩 레이저 질 성형, 요실금 질 성형이 있으며, 외음부 성형에는 음부 모발 이식, 외음부 지방흡입, 외음부 지방이식, 레이저 음핵 성형, 레이저 소음순 성형, 레이저 처녀막 성형 등이 있다. 음부 성형은 여성의 음부 상태와 목적에 따라 정확하고 섬세하게 이루어져야 한다. 그런데 민감한 부위인 만큼 수술 경험이 많고 숙련된 전문의한테 받아야만 원하는 효과를 얻을 수 있다.

특히 여성의 외음부는 성기능뿐 아니라 방광, 소음순, 대음순, 음핵 등을 고려해 시술해야 하기 때문에 반드시 해부학적 이해가 풍부한 전문의에게 시술 받아야 한다. 또한 성기능을 개선하는 불감증 시술과 질의 변형을 비롯한 음부의 형태를 개선하기 위한 수술들은 여러 가지 측면에서 고려되어야 한다. 가령 불감증이 심하다면 줄기세포 질 성형, 줄기세포 음핵 성형 등의 추가 시술을 하고, 요실금이 있다면 이를 함께 치료할 수 있는 방향을 모색해야 한다. 과장된 광고와 검증되지 않은 수술법을 무리하게 권하는 의사에게 수술을 받았다간 부작용이 나타날 수 있고 돌이킬 수 없는 사태를 초래할 수 있다. 음부 성형에 있어서 가장 기준이 되는 건 여성을 위한, 여성의 몸을 해치지 않는 수술이어야 한다는 것이다.

❖ 질 성형이 필요한 사람

① 출산 후 부부관계가 예전 같지 않거나 성 기능이 저하된 경우

② 성욕이 없고 성관계에 흥미가 없는 경우

③ 과거에 이쁜이 수술을 받았으나 효과가 없어서 재수술을 원하는 경우

④ 더 만족스러운 성관계를 위해 질의 탄력과 수축력의 증가가 필요한 경우

⑤ 잦은 성관계 또는 30대 이후 나이가 들어가면서 질의 탄력이 저하된 경우

⑥ 출산 후 부부관계 때 남편의 만족도가 현저히 떨어진 경우

⑦ 성관계 때 한 번도 오르가즘을 느끼지 못한 경우

⑧ 성관계 때 바람 빠지는 소리가 들리고 질의 이완 때문에 신경이 쓰이는 경우

⑨ 만성적인 질염으로 항상 속옷에 분비물이 묻는 경우

⑩ 미혼이지만 잦은 성관계와 임신 경험으로 개선이 필요한 경우(웨딩 레이저 질 성형)

❖ 리벨로산부인과 질 성형의 특징

① 여성 음부 성형 전문의가 직접 집도하고, 수많은 수술 경험을 바탕으로 한 탁월한 전문성을 갖추고 있으며 여성의 건강과 안전을 최우선으로 하고 있다.

② 환자의 심리적 안정과 상처 치유를 위한 CNC(Care & Cure) 프로그램을 시행하고 있다.

③ 첨단 영상 진단 장비를 통해 환부의 변형된 정도를 정확히 파악하여 시술 범위를 정하므로 오차 없는 시술이 이루어진다.

④ 3차원 입체 분석 시스템을 이용하여 시술 부위에 대한 입체 디자인을 실시한 후 정확하고 섬세하게 수술을 시행한다.

⑤ 독일에서 수입한 최신 레이저 기기로 시술함으로써 기존 수술법에 비해 환자의 회복이 빠르고 통증과 출혈이 최소화 된다.

⑥ 시술 후 지속적인 관리를 함으로써 환자가 빨리 적응할 수 있도록 하고, 주기적인 점검을 통해 다른 증상이 새롭게 나타났을 때 즉각적으로 치료

해주고 있다.

1. 성감 레이저 질 성형

남녀가 섹스를 하는 건 정신적인 교감 이외에 육체적인 교감을 통해 서로의 사랑을 확인하기 위해서이기도 하지만 섹스를 통해서 성적 만족감을 얻기 위한 목적도 있다. 부부 사이의 성적 교감과 만족도 여부가 중요하지 않다면 왜 세상의 많은 부부들이 성적 갈등 때문에 이혼을 하거나 외도를 하겠는가. 다만 우리나라 정서상 부부 사이라도 솔직한 대화가 이루어지지 않기 때문에 실제 문제를 안고 있으면서도 해결 방법을 찾지 못하고 있는 것이다.

성관계 때 남녀가 느끼는 성감은 인체의 모든 감각이 동원되는 민감한 변화이다. 특히 여성의 질과 남성의 성기가 서로 타이트하게 잡아주는 마찰력은 가장 중요한 요소 중의 하나이다. 부부가 서로 만족할 수 있는 여성 성기의 조건은 첫째, 질을 감싸고 있는 골반 근육과 근육 주변 조직이 치밀하게 잘 발달되어 있고 수축력이 강하여 성관계 때 조이는 힘이 강해야 한다. 둘째, 점막의 돌기와 주름이 잘 발달되어 성관계 때 조이는 힘이 강해야 하며 셋째, 질의 내경이 좁고 질의 통로에 굴곡이 있으며 본인의 의지대로 강력한 수축이 자유로워야 한다.

그밖에 성감이 발달하여 오르가즘을 잘 느낄 수 있으면 남편의 만족도도 올라가고 여성은 성관계 때 자신감을 갖게 되고 나아가 일상생활에서도 만족감이 이어진다. 그러나 이런 모든 조건을 갖춘 여성은 매우 적다. 그래서 성형을 통해 여성의 성기 상태를 효과적으로 개선해 주는 것이다.

성감 레이저 질 성형은 성관계나 임신, 출산 등으로 인해 변화된 회음부의 해부학적 구조를 근본적이고도 완전하게 교정하여 성감이 크게 증대되도록 하는 수술이다. 질의 입구만 좁혀주는 기존의 '이쁜이 수술'과 달리 질 안쪽 근육까지 재배치하며 질을 수축시키는 데 필요한 질 주변을 감싸는 근육과 근막까지 교정해주기 때문에 여성의 성감도 좋아지면서 상대에게도 만족감을 주게 된다. 수술 시간이 2시간 이내로 짧으며 특수마취를 하기 때문에 통증과 출혈이 작다. 수술 직후부터 변화된 질과 골반을 느낄 수 있으며, 3일의 급성 회복기가 지나면 일상생활에도 무리가 없다.

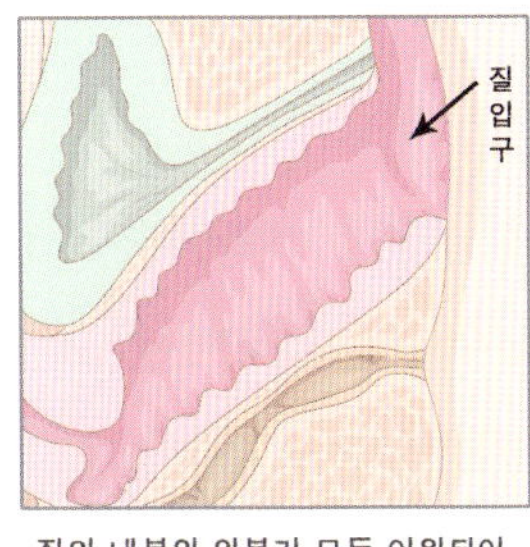

질의 내부와 외부가 모두 이완되어
수술이 필요한 경우

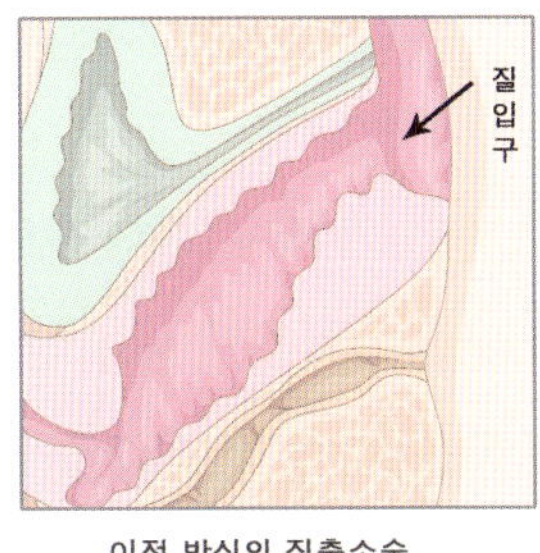

이전 방식의 질축소술
(입구만 좁힌 경우)

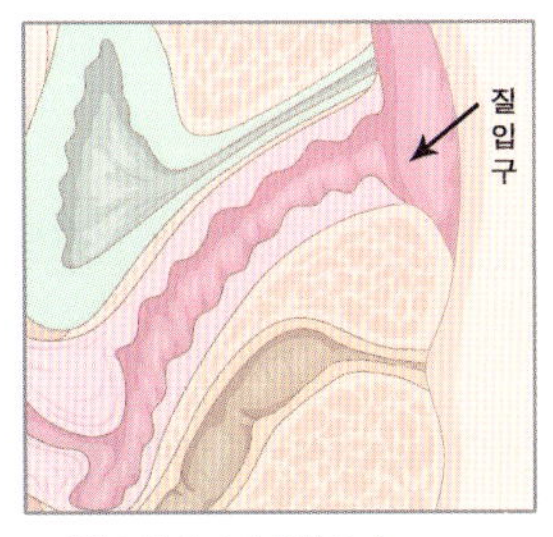

리벨로의 레이저 질성형 후
(타이트하게 질의 내부가 서로 밀착됨)

2. 매직 레이저 질 성형

자연분만을 하게 되면 진통 마지막 단계에서 회음 절개를 하는데, 이때 질 내부의 점막도 절개하기 때문에 질 점막 주름에 발달되어 있는 섬세한 말초신경들이 모두 손상되어 성감이 제대로 전달되지 못한다. 출산 후 이 부분이 정상적으로 회복되지 않아 남편과의 성관계에 흥미를 잃었다는 여성들이 의외로 많다. 물론 육아로 인한 피로감도 영향이 있지만 신체적 변화로 인한 성감 저하가 대부분이다.

여성의 가장 큰 성감대는 클리토리스와 지스팟(G-spot)으로 알려 있는데, 지스팟은 질 입구에서 4~5cm 안쪽, 누워서 11시 방향에 위치해 있다. 평소에는 잘 만져지지 않다가 자극을 받으면 커진다. 30대 이후 둔감해진 지스팟의 발달을 위해 여러 수술법이 개발되었는데, 1cm 가량의 동그란 실리콘을 삽입하는 시술은 오히려 성감이 둔화될 수 있으므로 권장되지 않는다. 그 외에 질 주름 내에 일정 기간 지속되는 콜라겐이나 필러 등을 주사하는 지스팟 팽대술은 지속 기간이 1년여밖에 되지 않는 한계가 있다.

최근에는 자신의 혈액을 채취하여 혈장 성분만을 분리한 후 이를 온열 가공하여 생성된 플라즈마 젤 자가혈 필러를 질 점막 내에 주입함으로써 질 점막 주름의 질감을 풍성하게 하는 시술도 시행되고 있다. 매직레이저 질 성형은 성관계 때 지스팟을 포함한 질 점막 주름의 민감도를 높여 남녀 모두 동시에 오르가즘에 도달하도록 해준다는 장점이 있다.

3. 임플란트 질 성형

엠슬링(M-sling) 임플란트 질 성형은 질 주위의 골반 조직에 인체 무해한 의료용 실리콘을 삽입 고정시키는 최소 침습 수술이다. 이 성형은 레이저 질 성형과 동시에 시행하게 되면 수술 후 회복된 질의 탄력을 오랫동안 변함없이 유지할 수 있다.

육안으로 정확한 해부학적인 골반 인대를 확인하면서 고정시켜 주기 때문에 정확한 위치에 고정할 수 있다. 이 수술은 고정 위치를 잘못 잡거나 지나치게 타이트하게 고정할 경우 임플란트가 노출되거나 오히려 남녀 모두에게 통증을 주는 부작용을 초래할 수 있다. 따라서 경험이 풍부하지 않은 의사에게 받았을 경우 재수술의 여지가 있으므로 수술 경험이 많은 전문의에게 받아야 한다.

단독으로 엠슬링을 할 때에는 시술 시간이 1시간 이내로 짧고, 수술 후 통증이 거의 없어 일상생활의 복귀가 매우 빠르며, 2주 후부터는 성관계가 가능하다는 장점이 있다. 예전에 일명 '이쁜이 수술'을 했으나 만족감이 떨어지는 경우, 더 이상의 출산 계획이 없는 경우, 수술 후 한 번만 내원을 받을 수 있는 바쁜 직장 여성, 재혼 계획이 있는 경우, 폐경이 다가와 질 성형 수술이 부담인 경우에 대안이 될 수 있다.

4. 줄기세포 질 성형

줄기세포 질 성형은 줄기세포의 특성을 살려 신경 손상이 없고 회복 기간을 최소화하기 위한 수술법으로 내 이름을 걸고 세계 최초로 개발, 시행하고 있는 수술법이다. 줄기세포를 이용한 음부 성형은 아직까지 초기 단계이지만 앞으로 많은 수술을 통해 객관적인 데이터베이스를 축적하게 될 것이다. 이런 연구를 게을리하지 않는 것은 여성에게 더 수월하고 안전하면서 효과를 극대화할 수 있는 수술법을 찾아내기 위해서이다. 음부 성형을 결정하는 자체도 많은 용기가 필요한 일인데 수술 과정까지 복잡하고 번거롭다면 누가 선뜻 수술을 결심하겠는가. 그런 점에서 앞으로도 계속 여성의 몸과 마음을 고려한 새로운 수술법을 개발해낼 생각이다.

줄기세포 질 성형은 하복부나 허벅지 등의 자가지방을 순수 분리하여, 지방으로부터 추출한 성체 줄기세포를 다량 혼합한 후 질 점막층과 골반조직에 섬세하게 이식함으로써 질의 탄력을 보강하고 부드러운 성감을 되찾게 해주는 수술법이다. 시술 후 회복 속도가 빨라 시술 후 빠른 시간 내 성관계가 가능하다는 장점이 있다.

❖ 줄기세포 질 성형의 세 가지 방법

① 불감증 개선을 위한 경우 ; 노화된 질 점막의 말초신경과 음핵신경의 재생을 위해 요도 하 질 상부 점막 내에 줄기세포를 주입한다.

② 요실금 개선을 위한 경우 : 처진 요도를 받쳐줄 수 있도록 줄기세포 자가지방을 요도 하 질 상부 점막과 음핵 귀두 기저부에 주입한다.

③ 심하지 않은 질 이완의 교정을 위한 경우 : 질 주위 점막 내 줄기세포 자가지방을 이식한다.

❖ 줄기세포 질 성형의 수술 방법

① 국소마취, 투메슨트 마취, 수면마취 중에서 환자에게 적합한 방법의 마취를 한다.

② 환자의 하복부나 허벅지에서 체지방을 채취한다.

③ 불감증, 요실금, 질 이완 정도에 따라서 100~300ml 정도의 순수 지방을

얻는다.

④ 원심 분리, 효소 처리, 세척 등의 공정을 통해 순수 지방과 줄기세포를 분리한다.

⑤ 줄기세포가 풍부한 순도 높은 지방을 주사기로 옮긴다.

⑥ 이완된 골반의 구조와 질 점막의 주름 상태를 확인하여 이식 부위를 디자인한다.

⑦ 질 점막과 골반 내 이완된 부위에 여러 층에 걸쳐 고르고 섬세하게 줄기세포 지방을 이식하여 이물감 없이 자연스러운 생착을 유도한다.

⑧ 줄기세포를 요도 하 질 상부 점막과 음핵 귀두 기저부에 주입한다.

⑨ 수술 직후부터 일상 업무에 복귀할 수 있고 출혈이나 흉터가 전혀 없다.

⑩ 감염을 예방하며 3주가 지나면 정상적인 성관계가 가능하다.

❖ 줄기세포 질 성형이 필요한 여성

① 불감증으로 고민인 경우

② 특정 체위에서만 성감이 좋고 다른 체위에서는 그렇지 못한 경우

③ 나이 들면서 혹은 출산 후부터 오르가즘을 못 느끼는 경우

④ 요실금 초기 증상을 보이는 경우

⑤ 레이저 질 성형수술을 받고 빠른 회복을 원하는 경우

⑥ 질 건조증이나 잦은 질염으로 고생하는 경우

⑦ 원래 골반이 커서 초기부터 질 이완이 느껴지는 미혼여성

⑧ 시술 후 빠른 시간 내에 성관계를 갖기 원하는 경우

⑨ 복부 또는 허벅지, 팔뚝 등의 지방흡입 효과를 함께 보고 싶은 경우

5. 웨딩 레이저 질 성형

과거에는 혼전 순결을 중요하게 따졌지만 요즘은 미혼남녀의 성에 대한 인

식이 많이 바뀌어서 이성교제를 하면서 성관계를 갖는 것이 보편화되었다. 그러다 보니 결혼 전에 이미 질의 변형이 온 경우도 있고, 원치 않은 임신으로 중절수술을 하기도 한다. 드물게는 성폭행을 당해 처녀막이 손상된 경우에도 복원이 필요할 수 있다. 그리고 성 경험에 의한 게 아니라도 선천적으로 외음부의 모양이 예쁘지 않아서 결혼을 앞두고 고민을 할 수도 있다.

이런 다양한 문제들을 개선하고 교정해주는 것이 웨딩 레이저 질 성형이다. 외부에 흉터가 전혀 없이 질 안쪽에서 수술을 하기 때문에 흔적을 남기지 않는다. 특히 처녀막 성형은 처녀막의 모양을 복원시킴과 동시에 미세혈관의 재생을 유도함으로써 본래의 성질을 되찾게 해주는 매우 섬세한 수술이다.

레이저 소음순 성형은 외형상의 콤플렉스를 해소하는 데 수술의 초점이 맞춰져 있다. 소음순의 모양은 사람마다 얼굴이 다르듯이 모두 달라서 같은 모양은 없다. 소음순은 기능상의 중요성은 물론 여성의 감춰진 아름다움을 상징하는 곳이므로 결혼을 앞둔 미혼여성이나 재혼을 고려하는 여성들이 많이 선택한다. 레이저를 이용하기 때문에 출혈이 없으며 꿰맨 흔적도 남지 않는다.

6. 요실금 질 성형

요실금이란 방광 및 요도 상실로 인해서 자기 의사와는 상관없이 소변을 흘리는 증상을 말한다. 40대 이후 여성 3명 중 1명은 요실금 증상을 갖고 있는 것으로 알려져 있을 만큼 중년여성에게 흔히 나타나는 증상이다. 요즘에는 젊은 여성들에게도 요실금 증상이 나타나기도 한다.

요실금의 종류에는 줄넘기, 기침, 웃음 등에 의해 복압이 올라갔을 때 발생하는 복압성 요실금, 소변을 보고 싶을 때 소변을 참지 못하는 절박성 요실금, 복압성과 절박성이 혼합된 형태의 요실금이 있다. 요실금은 방광이 수축하는 가을과 겨울에 증상이 더 심해지고, 가장 많이 나타나는 복압성 요실금은 요도의 폐쇄부전이 원인이 되기도 한다.

요실금은 사람마다 각각의 정확한 원인을 찾아내 그에 맞는 치료를 해야 하므로 여러 가지 검사를 통해 비수술요법으로 치료할 것인지, 수술요법으로 치료할 것인지를 판단한다. 가벼운 증상의 요실금은 약물치료, 골반 저근 운동, 방광 훈련 등을 통해 치료가 가능하지만 중증 이상의 요실금은 수술을 해야 증상을 개선할 수 있다. 수술 여부를 판단하기 위해선 요역동학 검사를 통해 어느 정도 심한 상태인지를 봐야 한다.

요실금이 기혼 여성에게만 발생하는 이유는 출산 때 질이 산도로 사용되며 심하게 이완되었기 때문이다. 심한 경우에는 출산 이후 질 수축이 제대로 이뤄지지 않아 불편함을 겪을 수 있다. 따라서 기혼 여성들은 요실금 증상이 발견되었을 때에는 지체하지 말고 전문병원을 찾아가 질 이완과 관련된 영상 검진 등의 진단을 받아볼 필요가 있다. 특히 폐경을 앞둔 40대 초반의 여성들이나 노화가 진행되고 있는 50대 이후 여성들은 노화로 인해 요실금이 더 악화되므로 질 성형과 함께 골반근육 복원시술을 받는 것도 좋다.

요실금을 치료하는 데에는 레이저 질 성형과 TOT 수술이 있다. 요실금 질 성형은 출산 등으로 손상되어 넓어진 골반의 움직임을 고려하여 질 점막을 분리하는 고난이도 시술로 질 입구부터 내부까지 축소하며 요실금을 개선하는 데에 효과적이다. TOT 수술은 특수한 메시 테이프를 이용하여 처진 요도 하부에 받쳐서 고정하는 수술로 요실금으로부터 영구적으로 벗어나게 해주는 치료법이다. 요실금 수술과 레이저 질 성형을 같이 하면 요실금뿐만 아니라 손상된 골반 근육이 복원되어서 성기능이 향상되고 만성 질염에서도 벗어날 수 있다.

첨단 영상 진단 장비를 통해서 환부의 변형된 정도를 파악한 후 시술 범위를 결정하며 시술 부위에 대한 디자인을 실시한 후 정확하고 섬세한 수술이 이루어지므로 수술 후 재발률이 매우 적고 만족도가 높다. 특히 수술 시간이 짧고 수술 상처가 매우 짧기 때문에 수술에 부담을 가질 필요가 없다. 한 달 간의 회복 이후에는 재발의 가능성이 거의 없어 폐경 이후에도 효과가 지속된다.

7. 그 외 외음부 성형들

① 레이저 소음순 성형

'음부의 작은 입술'이라는 의미의 소음순은 성인이 되면서 성관계나 자위로 인해 모양이 변형될 수 있고, 몸에 꽉 끼는 스키니진을 자주 입거나 다리를 꼬고 앉는 등의 반복된 자세로 인해서도 변형이 올 수 있다. 늘어진 소음순은 단순 절개로 봉합을 하면 오히려 흉이 남을 수 있다. 소음순의 모양을 예쁘게 만드는 것도 중요하지만 수술한 흔적을 남기지 않아야 한다. 콤플렉스에서 벗어나려고 수술을 하는 건데 수술 흔적이 남는다면 그 역시 또 다른 콤플렉스가 될 수 있다.

섬세한 수술 결과를 위해 수술 전에 영상 진단을 통해 변형된 정도를 1~5단계로 나누어 수술 범위를 결정하고 3차원적 입체 디자인 후 레이저를 이용하여 음핵을 포함한 소음순의 모양, 두께, 색깔, 주름 등 전체적으로 교정한다. 한 달 정도의 회복기가 지나고 나면 부기가 가라앉고 나서 자연스러운 모양의 소음순을 갖게 된다.

② 레이저 음핵 성형

여성의 음핵을 가리키는 '클리토리스(clitoris)'는 라틴어로 '숨어 있는'이란 뜻을 갖는다. 음핵은 잘 보이지 않는 곳에 위치해 있지만 여성의 외음부 중에서 가장 민감하게 성적 자극을 느끼는 곳이다. 잦은 성관계나 노화 등으로 인해 음핵의 귀두가 두껍게 늘어져 있거나, 노화된 음핵 포피에 의해 완전히 덮여져 있거나, 포피의 주름이 심하면 성감이 저하되고 보기에도 좋지 않으므로 레이저를 이용하여 음핵 포피를 직접 절개하지 않고도 예쁘게 교정할 수 있다.

③ 레이저 처녀막 복원 성형

처녀막은 질 입구에 존재하는 얇은 조직으로 완전히 막혀 있지는 않고 생리혈이 나올 정도의 5mm 내외의 구멍이 있다. 첫 성관계를 하면 남성 성기의 삽입으로 주변이 파열되면서 소량의 출혈이 발생하지만 과격한 운동이나 잦은 자전거 타기 등에 의해서도 손상이 올 수 있다. 결혼 전에 성관계를 한 일이 마음에 걸려 죄의식 또는 상실감이 크거나 성폭행에 의해 처녀막이 손상된 경우 등 처녀막 복원 성형이 필요할 수 있다. 이때 질 점막 주위의 미세혈관 접합 수술을 하는데, 이로 인해 수술 후 첫 관계 때 출혈이 일어나 처녀막을 처음 소실했을 때와 같은 느낌을 받을 수 있다.

④ 외음부 지방이식

외음부 중에서 치구(恥丘, 여성의 치골 결합의 전면에 해당하는 피부가 융기되어 두둑과 같은 형상을 한 부분)와 대음순 부위는 피하지방이 축적되어 통통하고 탄력 있는 모양을 유지하기 때문에 남녀의 성관계시 마찰 강도를 완화시켜 준다. 그런데 30대 후반부터는 노화로 인해 이 부분의 지방도 소실되고 탄력성도 떨어진다. 이때 순도 높은 지방만을 추출하여 이 부위에 이식을 해주면 다시 젊었을 때의 도톰한 모양과 탄력을 갖게 된다.

⑤ 외음부 지방흡입

치구와 대음순에 피하지방이 과도하게 축적된 경우 활동에도 불편하고 바지를 입었을 때에 그 부분이 도드라져 보기 흉하고, 남녀의 성관계 때 또는 대중목욕탕 같은 곳에서 그 부분을 자꾸 감추게 된다. 이럴 때 이 부위에 투메슨트 용액을 투입한 뒤 지방을 분해하는 레이저를 조사하여 지방세포를 파괴시켜 지방을 용해시켜 준다. 이후 녹은 지방을 체외로 배출시키면서 매끄럽게 다듬어주면 자연스러운 모습을 갖게 된다. 살집 때문에 도드라졌던 부위가 매끄럽게 되어서 몸에 꽉 끼는 바지를 입어도 흉하지 않다.

⑥ 음부 모발 이식

사춘기가 지나면서 음부의 모발이 풍성해지는데 드물게 유전적인 영향이나 질병 후유증으로 인해 음부의 모발이 전혀 없는 무모증이 되거나 빈모증이 되기도 한다. 음부의 모발은 특히 성관계시 서로의 성기가 밀착되는 주변의 마찰력을 줄여주는 역할을 한다. 물론 무모증이나 빈모라고 해서 살아가는 데에 큰 지장이 있는 것은 아니다. 그런데 여성들은 자신의 신체가 사람들과 다른 모습을 갖고 있다는 사실만으로도 심리적으로 위축되고 자신감을 잃는다.

대중목욕탕에 가지 않는 것은 물론이고 남성과의 성관계도 회피하려는 경향이 있다. 이런 경우 후두부의 머리카락 일부분을 모판으로 채취하여 1,000~1,500여 개의 단일모를 분리한 후 식모 침으로 한 올 한 올 자연스럽게 이식을 해주면 된다. 이식된 음모는 3개월을 전후하여 모발 주기에 따라 새로운 모발로 재생되면서 자연스럽게 자리를 잡아간다. 이식 부위의 특성에 따라 직모에서 굽은 모로 변화되며 길이도 자연스러워진다. 혈류 공급이 가장 풍부한 음부의 특성상 특별한 관리 없이도 90% 이상 생착되어 잘 자라게 된다. 평생 전전긍긍하며 마음고생 하지 말고 간단한 방법으로 콤플렉스에서 벗어나기를 바란다.

—「골반뼈 표지점과의 위치 관계를 고려한 음부신경의 해부학적 연구」, 박사논문, 가톨릭대학교, 2006년

—「45,X/47,XYY 모자이크 터너증후군 1예」, 학술논문, 모형진 외 6명, 대한산부인과학회, 2000년

—「칼만증후군 환자에서 KAL 유전자와 성선자극호르몬 유리호르몬 수용기에 관한 유전자의 분석」, 학술발표자료, 대한산부인과학회, 1999년

—「자궁경부암에서 혈청 Squamous Cell Carcinoma항원과 요중 Polyamine의 임상적 유용성」, 학술논문, 대한부인종양학회, 2000년

—『사랑받는 여성들의 시크릿』, MEDIBOOKS, 2008년

—『여성 음부 성형』, 군자출판사, 2009년

♣ 특허실용_압력 센서를 구비하는 요실금 치료 장치(2005년)_출원인 모형진

희고 깨끗한 피부는 노력 없이 가질 수 없다

여성들이 자신의 외모에서 가장 관심이 많은 곳은 단연 얼굴이다. 특히 희고 깨끗한 피부를 갖기 위해 가장 많은 관심과 에너지를 쏟는다. 한 화장품 회사의 통계에 의하면 우리나라 여성들의 화장품 구입비용 중 43.6%가 화이트닝 제품이라고 한다. 미인으로 불리는 여성들은 대부분 피부가 희다는 공통점만으로도 피부색은 외모에 중요한 영향을 미친다는 걸 알 수 있다. 피부가 희면 그만큼 얼굴이 깨끗하고 맑게 보이기 때문이다.

얼굴이 예쁜 여자 스타들은 자신들의 얼굴 피부가 다른 사람들에 비해 하얗고 맑은 상태를 유지하는 이유에 대해 "물을 많이 마셔서"라든가 "선천적으로 타고 나서"라고 말한다. 사실 이런 말은 반은 맞지만 반은 틀렸다고 할 수 있다. 아무리 타고난 좋은 피부라도 꾸준히 관리해 주지 않으면 그 상태를 유지할 수 없다. 당연히 피부 관리와 함께 주기적으로 피부과의 전문적인 치료도 받을 것이다. 성인 여성에게 피부 관리와 치료는 매우 중요하다. 그다지 좋은 피부가 아니었지만 꾸준히 가꾸고 노력해서 피부 미인으로 거듭나는 일도 어려운 게 아니다. 피부는 관심을 갖고 관리하는 만큼 달라지고 좋아질 수 있다.

미인은 타고나는 것과 함께 후천적인 노력이 더해져야 한다는 것이다.

옛날부터 미인으로 불렸던 여성들의 공통점은 대부분 희고 깨끗한 피부를 갖기 위해 노력을 했다는 것이다. 꿀과 우유를 이용해 피부 보습과 영양공급을 한 클레오파트라, 깨끗한 피부를 위해 한약재를 이용한 세안과 궁녀들로부터 경락 마사지를 받은 양귀비, 피부를 좋게 하는 비법으로 한약재 14가지로 만든 크림을 얼굴에 바른 서시 등 미인의 첫 번째 조건은 단연 희고 깨끗한 피부였다.

그 동안 수많은 피부 관련 환자들을 만나 오면서 매번 느끼는 건 그 사람의 피부는 곧 그 사람이 만든다는 것이다. 좋은 피부를 타고 났어도 생활습관이 방만하고 음주와 흡연이 이어지면 반드시 피부에 그 여파가 고스란히 드러나게 되고 치료 효과도 적다. 그래서 문제성 피부 환자를 대할 때면 치료 못지않게 환자의 생활습관이 중요하다는 점을 늘 강조한다. 치료를 받을 때에도 시간과 비용을 단축하기 위해선 반드시 해당 분야의 치료에 경험과 노하우가 축적된 의사를 찾아가라고 말한다. 피부의 문제는 치료가 적절하게 이루어지지 않으면 오히려 문제가 더 악화될 수 있다. 여러 의학 단체의 수장을 맡아 다양한 행사를 개최하는 것은 최신의 의학 정보와 서로의 치료 노하우를 발 빠르게 공유하자는 취지이다.

2012년 7월에 열렸던 한 학술 심포지엄에서는 피부과 분야의 의사들을 대상으로 기미 치료에 관한 강연회를 개최하기도 하였다. 이때 그 동안의 치료 노하우를 소개하면서 같은 기미·색소침착 치료라 하더라도 20대와 30~40대와 50대 이후의 치료가 각각 다르게 적용되어야 한다는 것, 효과가 좋은 레이저 장비들이 있지만 기기만 믿고 천편일률적인 시술을 가하면 오히려 부작용을 가져올 수 있다는 치료 사례들을 소개하였다. 더불어 환자의 피부 상태, 나이, 피부색, 환자의 생활환경을 종합적으로 고려하여 각각 어떤 치료법이 이루어져야 하는지에 대해 노하우를 공개했었다.

피부 미인이 되려면 문제성 피부의 치료부터 받아야 한다. 자기 피부의 문제가 뭔지를 알려고 하고 그것을 해결하기 위해 병원을 찾아가는 일은 가장 기본적인 순서이다. 충분히 치료될 수 있는 피부 문제를 가지고 고민만 하지 말라는 것이다.

화장으로도 감춰지지 않는 안면홍조와 모세혈관확장증

"저는 이십대 초반인데 얼굴이 자주 빨갛게 됩니다. 어릴 때엔 귀엽다는 말이라도 들었지만 성인이 되니까 안면홍조가 정말 병이라는 생각이 듭니다. 누가 조금만 안 좋은 말을 해도 금방 얼굴이 빨개지고 그래서 치료를 받고 싶은데 고칠 수 있을까요?"

"저는 올해로 22살인 여대생인데 안면홍조가 심합니다. 정말 보기 싫고 짜증나고 불편해요. 겨울엔 더 심해지고요. 추운 곳에 있을 땐 아무렇지도 않다가 따뜻한 곳에 들어가면 갑자기 볼이 빨개지면서 열이 오르는 것처럼 화끈거립니다. 그러면 친구들이 술을 마셨냐고 놀립니다. 저와 같은 증상으로 고민했던 분 중에 치료한 분 있으면 조언해 주세요."

"얼굴이 갑자기 붉어지는 증상이 있어서 고민입니다. 안면홍조는 폐경기 여성들에게 나타나는 증상인 줄 알았는데, 저는 아직 20대인데 얼굴이 화끈거리고 심하게 붉어집니다. 특별히 약을 먹거나 아프지도 않습니다. 사소한 주변 환경에 쉽게 얼굴이 빨개지니 창피해서 외출을 꺼리게 됩니다. 좋은 방법 있으면 알려 주세요."

이 글들은 한 인터넷 포털의 정보 공유 게시판에 올라온 고민들이다. 흔히 안면홍조는 갱년기에 나타나는 증상 중 하나로 알려져 있지만, 이렇게 20~30대의 젊은 여성들에게도 문제가 되고 있다는 걸 알 수 있다. 시도 때도 없이 얼굴이 빨개진다면 아무래도 중년 여성보다는 한창 외모에 신경 쓰게 되는 젊은 여성들에게 더 스트레스가 될 것이다.

몇 년 전에는 젊은 여성의 안면홍조를 소재로 한 〈미스 홍당무〉라는 영화까지 만들어졌었다. 영화에서 안면홍조가 있는 여교사는 '예쁘지 않고, 촌스럽고, 남자들에게 비호감'인 인물로 표현되었다. 툭하면 얼굴이 빨개지니 속마음이 그대로 드러나게 되고 화장으로 감춰지지 않으니 당사자에겐 당연히 심각한 고민이 된다.

안면홍조(顔面紅潮, hot flush)는 말 그대로 얼굴이 빨개지면서 불쾌한 열감이 동반되는 증상을 말한다. 이때 얼굴만 빨개지는 게 아니라 신경과민, 불안, 신경질, 우울증 및 기억력 상실 등을 동반할 수 있다. 이 증세는 대부분 폐경기에 여성 호르몬인 에스트로겐의 수치가 떨어지면서 폐경 여성의 70% 정도에서 나타나는 것으로 알려져 있지만 젊은 여성들에게서도 점점 늘어나고 있는 추세이다.

안면홍조가 여성들에게 스트레스 요인이 되고 고민의 비중이 큰데도 실제로 치료에 적극적인 여성은 많지 않다. 그냥 두면 자연스레 나을 거라는 생각을 하기 때문이기도 하지만 안면홍조가 치료의 대상이라는 인식도 크지 않기 때문이다. 그렇지만 안면홍조가 일단 생기기 시작하면 안색을 자기 의지로 조절할 수 없기 때문에 대인관계에 자신감을 잃게 된다.

안면홍조에 대해 많은 사람들이 잘못 알고 있는 건 치료할 수 있는 게 아니라는 오해이다. 그러나 생활 패턴의 변화나 전문치료를 통해 얼마든지 개선하고 치료할 수 있다. 안면홍조 같은 피부혈관 질환은 치료하지 않고 방치하면 혈관이 굳어지거나 질환이 악화될 수 있다.

특히 갱년기에 접어든 여성의 70% 이상이 겪는 증상으로 일교차가 큰 환절기에 더 심해진다. 폐경으로 인한 여성 호르몬의 변화, 낯선 사람을 만나거나 환경이 바뀌었을 때, 어떤 상황이 불편할 때 이런 현상이 일어나기도 하지만 여드름을 억지로 짜내는 과정에서 강한 자극을 받은 피부의 모세혈관이 파열되었을 때에도 나타난다. 그 외에 어려서 아토피 피부염을 앓았거나 알레르기성 피부질환으로 고생했던 사람들에게서 모세혈관확장증의 형태로 나타나기도 한다.

초기에는 가늘고 붉은 빛을 띠다가 혈관의 수압이 증가함에 따라 정맥혈이 역류하여 점점커지고 자주색 혹은 청색을 띠게 된다. 선천적으로 피부가 희고 약하며 건성인 사람에게 더 잘 나타난다. 여성들은 얼굴 피부에 민감하고 화장이 조금만 안 받아도 신경을 쓰게 된다. 안면홍조나 모세혈관확장증처럼 혈관 질환이 있게 되면 당연히 스트레스를 받을 수밖에 없다. 이때 치료하지 않고 그대로 두면 혈관이 굳어지거나 질환이 악화될 우려가 있다. 따라서 전문적인 치료와 함께 평소 생활 패턴에도 주의를 해야 한다.

❖ 차앤유의 전문적인 혈관 질환 관리

안면홍조는 상체나 안면부의 홍조와 함께 강한 후끈거림이 오며 땀이 나고 두통이 동반되기도 한다. 갱년기의 호르몬 이상에 의해 잘 나타나지만 최근에는 사춘기의 자율신경 항진, 음주, 알레르기성 피부체질, 피부 외용제의 오남용, 스트레스 등으로 인해 젊은 연령대에서도 많이 나타나고 있다.

갱년기 여성의 안면홍조에는 에스트로겐 요법과 함께 안면홍조를 유발시킬 수 있는 음식물과 카페인의 섭취를 줄이는 등의 생활습관을 개선하는 것이다. 특히 폐경 여성의 안면홍조를 감소시키는 데에는 운동이 효과적이라는 연구 결과가 있었다. 미국 펜실베이니아 주립대학의 스테리아니 엘랍스키 교수 팀의 연구에 의하면 폐경 여성들에게 운동 에너지 소모량을 측정하는 동작가속도계를 착용하게 한 뒤 15일 동안 지켜본 결과, 운동을 한 후 24시간 사이에 안면홍조 빈도가 줄어들었다고 한다. 단, 과체중으로 안면홍조 빈도가 많고 증세가 심한 여성은 효과가 가장 적게 나타났다고 한다.

그러나 혈관 질환의 치료에 있어서 이런 방법들은 직접적인 치료라기보다는 보조적인 방법이라고 할 수 있다. 확실한 개선을 위해서는 혈관의 문제를 더 구체적이고 직접적으로 해결해 주어야 한다. 그런 점에서 차앤유에서는 생활습관 개선을 유도하는 한편 최첨단 레이저 기기들을 도입하여 환자가 원하는 근본적인 치료에 주안점을 두고 있다.

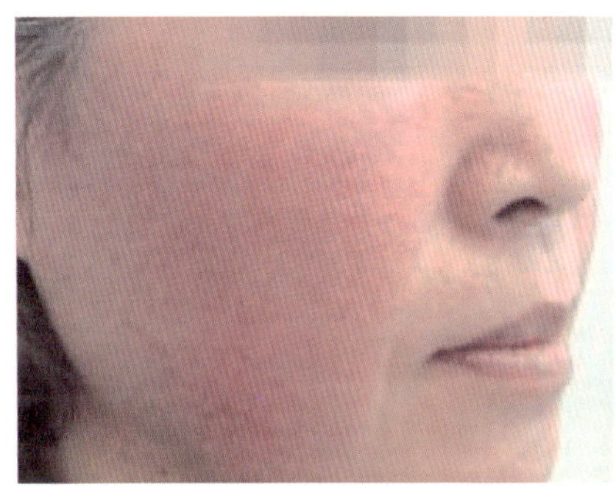

안면홍조 치료 시술 before

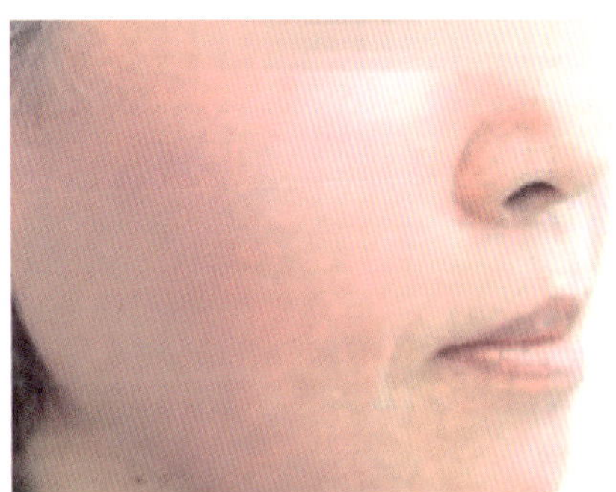

안면홍조 치료 시술 after

1. 혈관의 문제를 잡아주고 콜라겐 형성도 돕는 멀티플렉스 레이저 '시너지'

미국 최대 레이저 회사인 Cynosure사가 제작한 세계 유일의 멀티플렉스 레이저 '시너지'는 기존의 단파장 기술보다 더 효율적으로 확장된 노화혈관을 수축시키거나 제거함으로써 새로운 젊은 혈관을 생성시키고 노화된 혈관 주위의 콜라겐 생성을 유도해준다. 안면홍조 및 모세혈관 확장, 혈관 기형 등의 모든 혈관 병변뿐만 아니라 흉터, 사마귀, 색소 병변에도 강력한 치료와 최소한의 부작용을 원하는 환자에게 이상적이다.

또한 주름이나 피부의 탄력저하 등의 피부노화에는 레이저 광선이 혈관의 헤모글로빈에 흡수되어 혈관 내부에 미세한 염증을 일으키며 혈관을 응고시켜 주는 기능을 한다. 이때 혈관으로부터 염증성 물질이 주위 조직으로 분비되어 이 물질이 진피 내에서 새로운 콜라겐 형성을 자극해 주기 때문에 피부가 다시 젊어진다. 그밖에도 모낭 속의 털을 제거하고, 모낭 주위의 열 자극을 통

127

해 콜라겐 재생을 유도함으로써 모공을 좁혀주며, 피부의 얕은 곳과 깊은 곳의 멜라닌 색소를 파괴함으로써 기미나 잡티를 제거하는 효과를 얻을 수 있다.

시너지 레이저가 이런 탁월한 효과를 가지는 것은 585nm Pulsed Dye Laser 파장의 레이저와 High Power인 1064nm Long Pulsed Nd:YAG Laser를 Single Fiber에서 순차적으로 조사하여 Low Power를 사용하면서 치료 효과를 극대화시키고 Side Effect를 최소화 하여 임상 결과를 증대시키는 세계 최초의 멀티 플렉스 테크놀로지 기술을 보유하고 있기 때문이다. 또한 585nm 파장의 High Power의 Pulsed Dye Laser와 1064nm 파장의 Long Pulse Nd:YAG Laser 두 개의 레이저가 하나의 시스템으로 구성되어 있는 Two-in-one system으로 환자의 증상에 맞는 세분화된 치료를 할 수 있다. 무엇보다도 시너지 레이저는 FDA와 KFDA에서 안전성을 승인받은 장비로 안전하며 스마트 쿨 에어 쿨링 시스템을 채택하여 레이저가 조사되기 전부터 조사 과정과 후까지 계속 쿨링을 할 수 있어 환자의 통증과 부작용을 최소화시켜 준다.

❖ 시너지 레이저의 효과와 특징

① 안면홍조, 붉은 얼굴, 실핏줄에 효과적이다.

시너지 레이저는 노화로 인해 확장된 노화 혈관을 수축시키거나 제거해 새로운 혈관을 생성시킴으로써 안면홍조와 모세혈관확장증으로 인한 붉은 얼굴 실핏줄을 치료한다.

② 여드름 붉은 자국, 여드름 흉터 예방에 탁월하다.

곪은 여드름이 사라진 후 발생하는 여드름의 붉은 자국에 시너지 레이저를 적용하여 콜라겐 재생을 유도하여 붉은 기운을 가라앉히며, 여드름으로 인한 패인 흉터도 최소화시키면서 장기간 여드름의 발생을 억제시켜 준다.

③ 피부를 타이트하게 당겨주고, 모공 축소에도 효과적이다.

시너지 타이트닝은 혈관 주위의 노화된 콜라겐에 열 자극을 줌으로써 새로

운 콜라겐 생성을 유도하여 피부 탄력을 증진시키고 넓어진 모공을 축소시켜
준다.

④ 기미나 잡티를 효과적으로 제거해 준다.

모낭의 털을 제거하며, 열 자극을 통해 콜라겐 재생을 유도하여 모공을 좁혀
줌은 물론, 피부의 깊은 곳에 있는 멜라닌 색소까지 파괴해주어 잡티나 기미를
제거해 준다.

2. 모든 피부 타입에 정교한 시술이 가능한 레이저 '클라리아'

'클라리아'는 국내 최대 레이저 회사인 루트로닉사에서 제작한 레이저로 안
면홍조와 같은 혈관성 병변의 치료에 있어 다양한 펄스 폭(0.35~300ms)의 조
절로 정확하게 필요한 조직에만 에너지를 조사하여 효과를 극대화했고 잠재
적인 부작용을 최소화하였다. 그만큼 모든 피부 타입에 안전한 시술과 정교한
시술이 가능해졌다.

이처럼 클라리아 레이저의 특징은 에너지 피크가 순식간에 올라갔다가 일정
기간 유지된 후 바닥으로 떨어지는 '스퀘어 펄스'와 빔의 중심이나 가장자리에
에너지가 균일한 '플랫 톱 빔'을 구현하여 치료 부위에 정확하고 균일한 에너
지를 공급할 수 있다는 것이다. 또한 레이저가 나오는 말단 작동기구를 뜻하는
핸드피스가 레이저 재원을 자동 인식하며, 펄스 폭의 조정이 가능하게 되어 시
술자나 환자에게 편리해졌다. 얇은 혈관의 경우에는 1~2회 시술만으로도 혈관
성 질환의 개선을 확인할 수 있다. 코에 실핏줄이 생겨서 붉게 보이는 일명 딸
기코의 경우에도 클라리아 레이저를 이용한 시술은 높은 치료 효과를 보인다.

❖ 안면홍조 예방을 위한 생활습관

1. 자외선은 모세혈관의 확장을 유발해 안면홍조를 악화시키므로 자외선 차
   단제를 꼭 발라준다.

2. 피부에 급격한 온도 변화를 주는 잦은 사우나와 심한 운동은 자제한다.

3. 술, 카페인, 뜨거운 음식, 짜고 매운 음식은 몸의 열을 상승시키고 혈관을
   확장시키므 로 금하는 게 좋다.

4. 피부에 자극이 되는 스크럽 제나 때밀이 목욕은 자제한다.

5. 비타민C가 풍부한 과일과 비타민B2, 비타민B6가 많은 음식을 섭취한다.

6. 수분섭취를 많이 한다.

7. 스트레스를 줄인다.

여성 피부의 최대 고민, 기미 · 색소침착

린제이 로한, 카메론 디아즈, 엠마 스톤은 헐리우드 여배우들이자 세계적인 스타이다. 이들의 공통점은 주근깨가 많다는 것이다. 성인이 되면서 주근깨 치료를 받는 다른 스타들과 달리 이들은 주근깨를 자신들만의 개성이자 매력으로 활용하였다. 당연히 웬만한 화장으로는 커버가 안 되기 때문에 화면에 고스란히 노출되곤 한다. 그래도 워낙 이목구비가 빼어난 미인들이다 보니 주근깨가 이들의 외모에 치명적인 감점 요인이 되진 않았다. 이런 주근깨는 백인에게 잘 생기는 데 반해 기미는 유색인에게 잘 생긴다.

주근깨(freckle)는 햇빛에 노출된 부위의 피부에 주로 생기는 황갈색의 작은 색소성 반점을 말한다. 원인은 정확하게 밝혀져 있지 않으나, 유전적 경향이 있을 수 있으며 자외선에 의해 피부 멜라닌 세포가 자극을 받아 멜라닌 색소의 합성이 증가하여 발생할 수 있는 것으로 알려져 있다. 백인 중에서도 특히 금발이나 붉은 머리카락을 가진 사람에서 흔하게 나타나며, 동양인에서는 백인보다 적게 발생한다.

반면에 기미(melasma)는 불규칙한 모양, 다양한 크기의 갈색 점이 얼굴에 주로 발생하는 질환으로 태양광선에 대한 노출, 임신, 경구피임약 복용 혹은

일부 항경련제 등에 의해 악화된다. 주로 좌우 대칭으로 뺨과 이마, 눈 밑에 멜라닌 색소가 침착된다. 동양인들은 조금만 부주의해도 금방 기미가 생기기 때문에 동양 여성들의 피부 고민 중에서 가장 많은 게 기미, 색소, 잡티라고 할 수 있다.

요즘은 다양한 레이저 치료법을 통해 기미치료를 하고 있지만 색소가 생긴 피부층이 달라 레이저 치료법 또한 다양하다. 기존에는 IPL을 이용해 기미를 치료하는 방법이 많이 사용됐는데 IPL을 이용한 기미 치료는 피부 깊숙한 곳에 자리한 진피형 기미를 자극해 피부 질환을 더욱 악화시킬 수도 있다는 한계가 있다. 치료가 어려운 만큼 평소 기미 예방을 위해 외출 때 자외선 차단에 신경 쓰고 스트레스 등으로 인해 기미가 생기지 않도록 바른 생활습관을 유지할 필요가 있다.

기미 치료가 어렵고 재발률이 높은 건 재발하는 기미 병변이 주변의 모세혈관을 통해 영양을 공급받기 때문이다. 기미 치료와 재발 방지까지 생각한다면 기미 주위에 과도하게 증가해 기미 병변에 영양을 공급해주는 혈관 치료를 통하여 진피층의 콜라겐을 재생시켜 주어야 한다.

❖ 기미의 원인

기미는 여러 요인에 의해 발생하지만 대표적으로 다음과 같은 요소들이 영향을 미치는 것으로 알려져 있다.

1. 자외선

멜라닌은 자외선이 인체 내로 침투하는 것을 차단하여 인체를 보호하는 역할을 한다. 햇빛에 의해 피부가 갈색으로 변하는 건 피부 아래층에 존재하는 멜라닌 세포가 자외선에 의해 자극을 받아 신체를 보호하기 위해 멜라닌을 만들어 피부 위쪽으로 올려 보내어 자외선의 침투를 방지하려는 본능 때문이다. 따라서 햇빛을 많이 보게 되면 피부를 보호하기 위해 멜라닌이 많이 생성되어 기미가 많아질 수밖에 없다. 피부가 지속적으로 자외선에 노출되면 표피와 진피에 이상이 생겨 멜라닌 합성이 증가하게 되는데, 깊이 뿌리내린 기미는 색소가 그대로 침착하게 돼 제거하기 힘들어지는 것이다. 멜라닌은 기미, 주근깨, 잡티 등의 피부질환을 만들고 콜라겐의 생성을 막아서 피부 노화를 촉진한다. 외출 시는 물론이고 실내에서도 자외선 차단제를 꼼꼼히 발라줘야 한다.

2. 임신

임신을 하게 되면 태아의 체내 발육 환경을 만들기 위해 프로게스테론과 에스트로겐이 급격히 증가하게 되며 멜라닌 세포를 자극하는 MSH라는 호르몬이 보통 사람들보다 최고 100배까지 분비된다. 그만큼 기미 확률이 높아질 수밖에 없다. 모든 임신부에게서 기미가 발생하는 건 아니지만 임신으로 인한 기미는 보통 임신 3개월쯤부터 나타나기 시작해 점점 색이 짙어지며 출산 후 첫 생리가 시작될 때 사라지는 경향을 보인다. 나이가 많을수록 피부 재생 능력이 떨어지고 기미의 발생률은 높아지면서 원래 피부로 돌아오는 회복률은 떨어지게 된다. 임신 중 기미가 생겼을 때 관리를 잘못하면 출산 후에도 기미가 없어지지 않으므로 관리를 잘 해주어야 한다.

3. 경구피임약

여성 호르몬인 에스트로겐은 멜라닌 세포를 자극하고 황체 호르몬인 프로게스테론은 멜라닌 세포에서 만들어낸 멜라닌 색소를 주위에 퍼뜨리는 역할을 한다. 이런 종류의 피임약으로 인한 기미는 복용을 중단한 후에도 남아 있을 수 있으므로 주의해야 한다.

4. 스트레스

스트레스를 지속적으로 받게 되면 신진대사의 부조화가 발생해 피부에 필요한 영양공급이 늦어지고 피부 방어 기능인 색소형성 세포의 활동이 증가하여 보호기능을 하게 된다. 색소형성 세포 증가하면서 기미가 만들어지는 것이기 때문에 가급적 스트레스 상황에서 벗어나는 게 좋다.

5. 유전적·체질적 요인

부모님 중 기미가 있을 경우 자식에게도 기미가 발생할 빈도가 높고 체질적으로 피부가 약하고 기미가 잘 생길 수 있는 생활습관을 가진 사람에게 더 잘 나타난다. 따라서 가족 중에 기미 있는 사람이 많으면 기미 예방을 위해 생활습관을 개선할 필요가 있다.

6. 화장품 또는 약물

피부에 맞지 않는 화장품을 사용하거나 자외선에 민감하게 만드는 약제를 복용할 경우 기미가 생길 수 있다. 이럴 때엔 해당 화장품과 약제의 사용을 중단하고 다른 제품으로 바꿔주는 게 좋다.

❖ 피부의 겉과 속을 확실히 잡는 차앤유의 기미 색소 치료

희고 깨끗한 피부를 선호하던 건 옛날이나 지금이나 같았다. 우리나라에선 예로부터 여성의 아름다운 피부를 비유할 때 '백옥(白玉) 같은 피부'라고 하였다. 백옥은 중국 사람들이 귀하게 여기는 백색 반투명의 매끄럽고 반짝반짝 윤기가 나는 돌이다. 희고 투명하게 빛나는 피부를 가리키는 말로 쓰였는데 요즘에는 비슷한 의미로 '물광 피부' 또는 '도자기 피부'라고도 한다.

기미와 같은 색소 침착, 잡티가 생기면 얼굴이 지저분해 보이고 화장으로 감추는 데에도 한계가 있다. 반면에 맑고 깨끗한 피부는 그 자체만으로도 외모를 돋보이게 한다. 조선시대 여성들은 기미를 예방하기 위해 여성 호르몬을 활성화시키고 단백질이 많으며 변비 예방에도 좋은 검은콩, 검은깨, 다시마 등을 많이 먹었다고 한다. 특히 시대를 대표하는 미인이었던 황진이는 인삼을 우려낸 물로 세수를 했는데, 사포닌 성분이 피부 세포 재생을 돕고 기미와 잡티 및 주름을 예방해 탱탱한 피부를 만들어 주었기 때문이다.

피부는 가장 바깥층인 표피, 그 아래 진피와 피하조직으로 이루어져 있다. 대개 표피에 생기는 색소 침착과 피부 깊숙한 진피층에 생기는 색소 침착을 기미라고 한다. 흐린 갈색 기미는 피부 표피층에 생기는데 짙은 기미의 경우엔 진피층까지 자리해 있기 때문에 기미 치료가 쉽지 않다. 우리나라 여성들의 대부분이 이런 혼합형 기미를 가지고 있기 때문에 반드시 피부 겉과 속을 골고루 동시에 치료해 주어야 효과를 볼 수 있다.

일단 생긴 기미는 자연 치유가 어렵고 방치해 두면 계속해서 더 진해지므로 레이저 토닝 등 체계적이고 꾸준한 관리를 받아야 한다. 무엇보다도 기미 치료는 일반 피부 관리와 접근이 다르므로 피부관리실이 아닌 병원에서 치료를 받아야 한다. VRM3 레이저, TETHYS 레이저, 블랙필 레이저를 병행한 기미, 색소침착 트리플 솔루션 치료는 혼합형 기미 치료와 동시에 콜라겐 리모델링을 통한 넓은 모공, 미백, 잔주름 개선에도 효과적이다.

VRM3 레이저는 세계에서 가장 짧은 노출시간을 가진 1064nm 파장대의 큐스위치 모드로 균일한 빔을 조사하여 주위 피부 조직에 대한 손상과 흉터 없이 효과적으로 기미 부위의 멜라닌 색소만을 선택적으로 파괴하는 기능을 가지고 있다. 따라서 혼합형 기미뿐만 아니라 오래된 기미와 그 동안 치료가 어려웠던 악성 기미에도 효과가 좋다. 그 외에 색소침착, 점, 문신을 없애는 데에는 CO_2 레이저, 뷰레인 레이저, 롱펄스 엔디야그 레이저 등을 이용한 치료와 함께 비타민C 관리, 멜라도파, 바이탈이온토 등의 미백 프로그램을 병행해 주면 효과가 배가 된다.

기미의 발생에 가장 중요한 인자는 햇빛 노출이다. 햇빛으로부터의 보호는 기미 치료에 꼭 필요하다. 기미 치료를 열심히 받아도 얼굴이 햇빛에 계속 노출된다면 치료 효과를 기대할 수 없다. 특히 전문적인 치료가 필요한 건 기미의 재발 때문이다. 표피의 관리만 가지고도 일시적인 기미 완화는 가져올 수 있지만 결국 다시 전의 상태로 돌아오게 된다. 차앤유에서 고안한 기미 치료 통합 프로그램 '듀얼 토닝 SS'은 그런 혈관성 재발 기미 치료에 탁월한 치료 효과를 보여주고 있다.

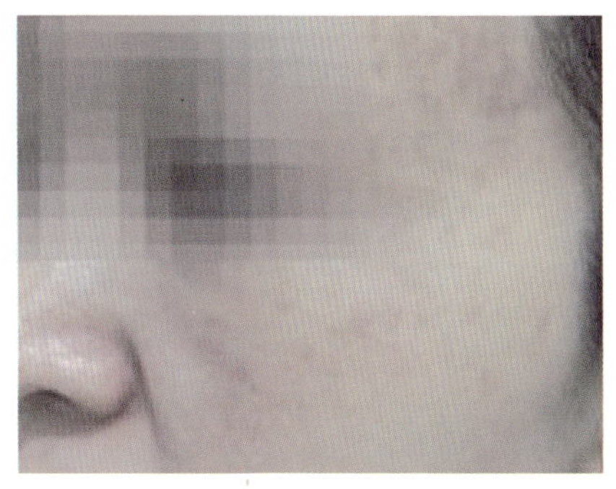

기미 치료 시술 before

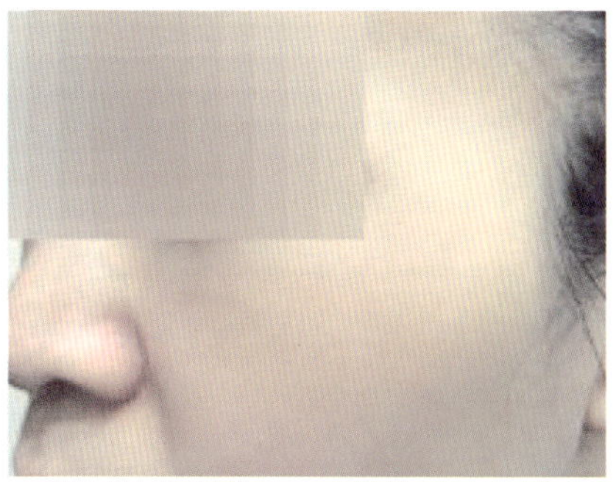

기미 치료 시술 after

1. 악성 기미까지 잡아 주는 '듀얼 토닝 S1'

스펙트라 레이저와 VRM3 레이저 토닝을 이용한 '듀얼 토닝 S1'은 주위 피부 조직에 대한 손상과 흉터 걱정 없이 멜라닌 세포와 색소만을 선택하여 파괴하는 치료법이다. 치료 후 기미가 쉽게 짙어지는 부작용 등이 없으며 특히 악성 기미를 잡는 탁월한 효과가 있다. 잡티, 검버섯과 같은 색소 병변의 치료와 모공, 주름의 개선 효과도 기대할 수 있다.

2. 과도한 혈관 제거로 재발을 방지하는 '듀얼 토닝 S2'

시너지 멀티플렉스와 클라리아 레이저를 이용한 '듀얼 토닝 S2'는 혈관 주변에 형성되는 기미 병변에 영양을 공급하는 혈관을 치료하여 진피층의 콜라겐을 재생시킨다. 최근 기미가 심한 사람들에게서 진피층의 혈관이 비정상적으로 확장되어 멜라닌 세포와 상호작용을 통해 멜라닌 색소를 만들어내는 것이 기미 재발에 중요한 역할을 하는 것으로 밝혀졌다. 보이는 색소를 없애는 치료와 함께 진피 속의 과도한 혈관을 제거하는 시술이 그만큼 중요하다는 걸 의미한다. 일단 기미가 생기게 되면 잘 없어지지 않으므로 오랫동안 방치할 게 아니라 초기에 적극적인 치료를 받는 것이 좋다. 또한 기미 치료가 어려운 만큼 평소 기미 예방을 위해 외출 때 자외선 차단에 힘쓰고 올바른 생활습관을 유지하는 것이 좋다.

❖ 기미 예방을 위한 수칙

1. 외출 시에 반드시 자외선 차단제를 바르고, 자주 덧발라 준다.

2. 비타민C가 함유된 식품을 섭취하고 비타민C 함유 화장품을 사용한다.

3. 꾸준한 운동을 통해 혈액순환을 좋게 한다.

4. 각질을 제거하면 피부가 환해지고 영양성분을 더 잘 받아들여 전반적으로 피부 개선에 좋으므로 일정 주기로 각질을 제거해 준다.

5. 경구피임약 복용으로 기미가 생기면 피임법을 변경해 본다.

6. 스트레스는 멜라닌 색소를 증가시키므로 스트레스를 덜 받도록 노력한다.

7. 피부의 만성적인 자극이나 피부염을 피한다.

8. 기미는 복합적인 원인에 의해 발생하므로 가급적 약의 복용을 자제한다.

9. 적절한 피부 마시지는 혈액순환을 좋게 하여 기미 예방에도 도움이 된다.

10. 이미 기미가 생겨 짙어졌다면 지체하지 말고 병원에 가서 전문적인 치료를 받는다.

대표 논문 및 저서

—「보툴리눔톡신의 장딴지 근육 내 주사가 척수 운동신경 형태에 미치는 영향」. 의학 박사논문, 고려대학교 대학원, 2012년
—『미용성형의 명의 16』, 공저, 2012년

♣ 특허등록 - 최소침습 미세AST(액취증·다한증), 2011년

마음의 병을 고치는 최고의 의사는 자기 자신이다

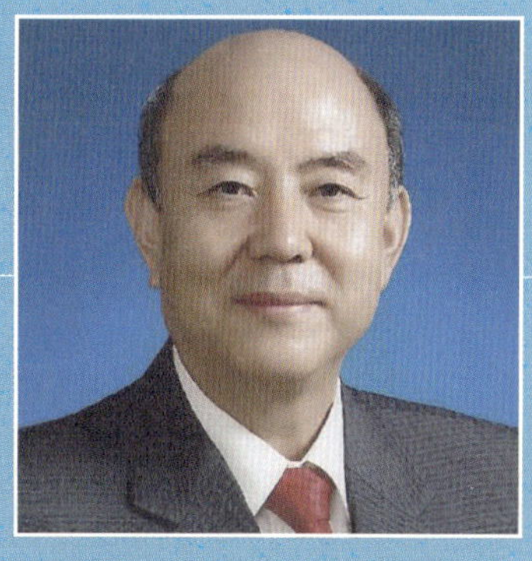

강선태

경희대학교 한의과대학 졸업
대구한의대학교 대학원 한의학 석사 · 박사
(전)동의 한의과대학 신경정신과 겸임교수
(현)부산불교교육대학 학장
http://www.hanmedical.net

대성한의원 원장

마음의 병이 몸도 병들게 한다

현대에 들어 복잡한 사회 구조와 환경 때문에 스트레스 요소들은 더 많아졌다. 그러다 보니 스트레스와 화를 해소하지 못해 마음의 병이 되어 심신의 건강을 해치고 급기야 극단의 선택을 하기도 한다. 마음 안에 지옥이 생기면서 차라리 죽는 것이 낫다는 생각을 하는 것이다. 한국은 8년째 세계에서 자살률 1위이다. 통계청에 의하면 하루에 평균 40명 이상이 자살을 하고 있는데 우울증과 같은 정신적 문제가 가장 큰 원인이라고 한다.

스트레스와 화가 계속 쌓이면 슬픔, 분노, 상실감 등의 감정 조절이 잘 되지 않고 나아가 오장육부의 균형을 깨뜨려 질병을 초래한다. 스트레스와 화를 흔히 만병의 근원이라고 하는 건 그 때문이다. 『동의보감』에 보면 '욕치기질 선치기심(欲治其疾, 先治其心)'이라고 해서 '병을 다스리려거든 먼저 마음을 다스리라'는 말이 있다. 불평불만과 화와 스트레스 등의 감정은 슬픔과 분노, 걱정, 울음 등으로 이어지면서 세포와 세포, 조직과 조직, 기관과 기관에 영향을 미쳐서 병증으로 나타나는 것이다. 그래서 한의학에서는 건강한 심신을 위해 평소에 평정심을 갖고 생활하라고 강조하고 있다.

긍정적인 사고를 갖고 있는 사람은 안 좋은 상황을 해석하고 받아들이는 데에 있어서도 비교적 감정 조절을 잘 한다. 한 가지 일에 연연하지 않기 때문에 불안정한 상태에 오래 머무르지 않는다. 반면에 좋은 감정, 행복한 감정, 기쁨 등을 받아들이는 데에는 적극적이기 때문에 에너지 자체가 매우 밝고 건강하고 웃음에 인색하지 않다. 그래서 긍정적인 사고와 낙천적인 성격의 사람들은 그렇지 않은 사람들보다 건강하다.

사람의 마음이 평안하면 작은 일에도 기쁨과 즐거움을 느끼게 되고 웃음도 잘 나온다. 사람이 웃게 되면 몸의 기운이 더워지면서 그 기운이 안에서 밖으로 나가기 위해 땀구멍이 열리며 혈액순환이 빨라진다. 즉 긍정적인 사고는 자주 웃을 수 있는 환경을 만들어 주어 세포와 세포의 화합을 돕고 조직과 조직, 기관과 기관이 원활해져서 신체 기능을 좋게 만들어 준다. 그러나 사람이 화를 품게 되면 이와 반대의 신체 활동이 이루어지면서 건강을 해치게 되는 것이다. 따라서 분노, 화, 스트레스와 같은 감정에 자신의 마음을 오래 두지 않는 게 중요하다. 이런 감정 상태에 놓이면 두통, 불면, 무력감, 상실감, 비관적인 생각, 탈모, 식욕 저하 등을 동반하기 때문에 차츰 면역력도 저하된다.

그러나 아무 문제도 없는데 분노나 스트레스를 느끼는 사람은 거의 없다. 그런 상황이 만들어지기 때문에 사람들은 화를 내고 스트레스를 받는 것이다. 하지만 같은 상황이라고 모두 같은 무게의 분노나 스트레스를 느끼는 것이 아니며, 같은 양상으로 그것을 표현하거나 같은 파장으로 영향을 받지도 않는다. 문제는 심하게 느끼는 사람일수록 그로 인한 피해를 가장 크게 보는 사람 역시 당사자가 된다는 점이다. 고대 로마의 시인이었던 호라티우스는 '분노를 이기는 자는 최대의 적을 극복하는 것이다'라고 하면서 분노를 오래 안에 담고 있지 말라고 조언하고 있다. 하지만 사람들은 이렇게 물을 것이다.

"이토록 억울한 일을 당했는데 어떻게 참으란 말인가!"

화가 나는 상황에서 화를 내는 건 어쩌면 지극히 당연한 일이다. 그것이야말로 마음의 가장 정직한 표현일 수 있다. 그런데 그 '화'라는 것의 본질은 무엇인가? 화가 문제를 해결할 수 있는 경우는 거의 없다. 그럼에도 불구하고 우리는 살아가면서 만나게 되는 다양한 분노와 화를 현명하게 처리하지 못한다. 애초에 분노를 만든 원인은 외부에 있지만 그것을 계속 안에 담고 있으므로 해서 자기 자신을 그 화의 가장 큰 희생자로 만들어버리고 마는 것이다. 그렇기 때문에 감정을 다스리는 훈련이 필요하고 자기 마음을 자주 들여다보면서 자기 마음과 소통을 해야 하는 것이다. 한 사람의 마음 상태나 정신력이 그 사람의 몸에 미치는 영향력은 우리가 상상하는 것보다 훨씬 큰 범주이다. 그래서 드물게는 기적이라고 할 만한 놀라운 변화들이 일어나기도 한다.

극도의 분노와 화, 내려놓으면 암도 낫는다

7~8년 전에 60대 후반의 할머니 환자가 찾아온 적이 있었다. 병원에서 자궁암 진단과 함께 암이 대장으로까지 전이되었는데 수술로도 나아질 상황이 아니어서 병원으로부터 얼마 살지 못할 거라는 말을 들었다고 했다. 할머니에게는 친자식은 없고 장성한 양자가 한 명 있었는데 집과 얼마간의 돈은 곧 처분해서 죽기 전에 양자에게 물려줄 생각이라고 했다. 그러면서 그 동안 자신이 살아온 이야기를 털어놓았다.

"남편은 평생 바람만 피우다가 먼저 갔어요. 죽기 직전까지 내 속을 얼마나 썩였는지 모릅니다. 그러면서도 사내라고 나를 얼마나 업신여겼는지 몰라요. 시어머니는 남편이 밖으로만 도는 게 모두 내가 못나서라고 탓하고 거기다 자식까지 낳지 못한다고 구박이 어찌나 심했는지. 어느 날 양자라고 데려와선 무조건 키우라고 해도 아무 말 못했지요. 그런데 시어머니가 세상 뜨고 남편도 죽었는데 그 긴 세월 동안 내가 받은 설움은 도대체 누구한테 보상을 받나 하루에도 열두 번 울컥 화가 치밀어 수 년 전부터 편히 잠도 못 잤습니다. 이렇게 병까지 얻고 죽을 날을 받아놓고 보니 억울해서 눈이나 감을 수 있을지 모르겠어요."

할머니는 그런 상황에서도 굳이 날 찾아온 이유에 대해 이렇게 말했다.

"예전에 몸살이 나서 원장님께 진료를 받은 적이 있어요. 그때 어찌나 자상하고 친절하게 봐주시던지 원장님 같은 의사만 있다면 얼마나 좋을까 생각했었지요. 그런데 이제 살날이 얼마 안 남았

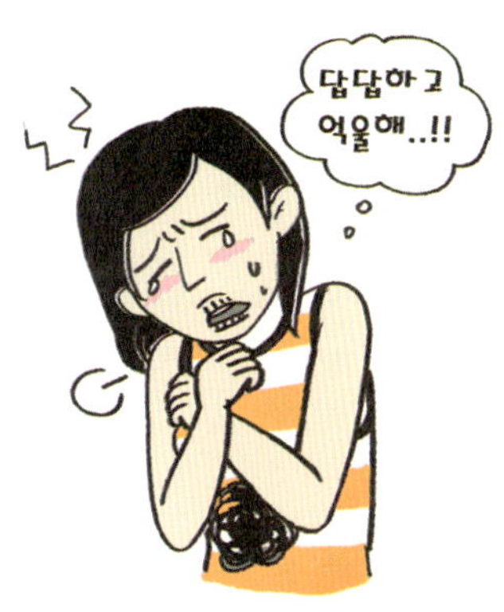

다고 하니 요 며칠 꿈에 원장님 얼굴이 보이면서 원장님한테 약을 받아먹으면 꼭 나을 수 있을 것 같은 생각이 들지 뭐에요. 그러니 저한테 약 좀 써주세요."

할머니의 병이 워낙 위중한지라 내가 써줄 수 있는 약이 없었기에 정중하게 사양을 하였다. 그런데도 할머니는 "더도 말고 딱 세 첩만 써주세요. 그걸 먹고도 아무 차도가 없으면 더는 원장님께 부탁하지 않겠습니다"하면서 간곡하게 사정을 하였다. 할머니의 얼굴에는 살고자 하는 절실함이 담겨 있었기에 끝까지 거절을 할 수가 없었다. 사시는 한 마음이라도 편안하였으면 하는 마음에서 결국 약을 지어드리겠다고 했다. 감맥대조탕을 기본으로 하여 몸의 순환을 좋게 하고 마음을 평안하게 해주는 탕약을 처방해 주었다. 더불어 할머니의 삶을 진심으로 위로해 드리면서 할머니 자신을 위해서라도 이젠 마음의 노여움을 내려놓으라고 조언을 하였다.

그 뒤 할머니는 약을 세 첩을 다 먹기도 전에 하혈이 멈추었다고 좋아하시면서 다시 세 첩을 더 지어갔고, 놀랍게도 그 뒤 자연스럽게 건강을 회복하였다. 그리고 2012년 8월 현재까지 건강하게 잘 지내고 있다. 몸이 좋아진 뒤 한의원을 다시 찾았을 때에는 처음과 달리 할머니를 억누르고 있던 극도의 분노와 화로부터 상당히 많이 놓여난 상태였다. "이미 없는 사람들을 미워하면 뭐하겠어요? 늦었지만 이제 나를 위해서 살 겁니다"하는 할머니에게 잘 생각했다며

진심어린 박수를 보냈었다.

그 무렵 검진상으로 암이 나았다는 사실을 알게 된 양방병원의 의사로부터 전화가 왔었다. 도대체 어떤 약을 썼기에 이런 기적 같은 일이 일어났느냐는 의사에게 "단지 약의 성분이나 약의 효능이 만들어낸 결과라기보다는 약 이상의 것, 할머니의 믿음이 할머니를 낫게 한 것이 아닐까요?"라는 말을 했다. 나는 지금도 내가 어떤 엄청난 비방을 썼기 때문에 할머니에게 기적이 일어났다고 생각하지 않는다. 내 약을 먹으면 자기 병이 낫겠다는 확신을 가졌던 할머니의 믿음과 자신의 화를 스스로 들여다보고 거기에서 놓여나고자 했던 할머니의 노력이 할머니의 병을 낫게 했다고 생각한다.

우리 주변에는 이런 기적 같은 일이 종종 일어나고 있다. 그 과정에서 사람의 마음이나 신념, 태도 같은 것들이 얼마나 절대적인 영향을 미치는지를 알 수 있다. 좋은 생각, 긍정적인 사고, 웃음과 같은 요소들이 병균에 대한 저항력을 높여주고 항암물질을 생성하게 한다는 사실은 이미 의학적으로도 여러 번 밝혀진 사실이다.

나는 그 동안 마음 치료를 하면서 수많은 환자들을 만나 왔다. 공통적인 건 사람의 마음이 병들게 되면 육체도 같이 병들게 된다는 것이다. 또한 마음에 병이 들었을 때 면역력과 체력을 강화시켜서 마음의 병을 치유하게도 할 수 있다. 어떤 좋은 약도 약만으로는 마음의 병을 완전하게 치유할 수 없다. 스스로 극복하고 나아지겠다는 마음가짐이 우선되어야 한다. 의사가 환자에게 해줄 수 있는 건 스스로 마음의 병을 치유할 수 있도록 몸과 마음의 방향을 잡아준다는 것뿐이다. 가장 좋은 의사는 바로 환자 자기 자신이다.

화병은 스트레스가 울체되어 생기는 병증(病證)이다

마음은 온전히 내 것이지만 그 마음이 언제 어디에서 어떻게 할지를 결정하게 하는 건 내가 아닌 다른 존재와의 관계가 절대적인 영향을 미친다. 마음은 타인들과의 관계에서 끊임없이 변화한다. 내 것이면서도 내 의지대로 움직이지 못하는 건 마음이 외부의 영향을 받으면서 반응하는 특성 때문이다. 그러므로 마음이야말로 가장 구체적이면서 현실적일 수밖에 없다. 마음은 보이지도 않고 설명할 수도 없지만 결국 그 마음이 어떤 상태인지는 나를 통해 극명하게 드러나게 된다. 그래서 마음은 내 안에서 나를 가장 어렵게도 하고 힘들게도 하는 것이다.

그러므로 자신의 어떤 마음 상태 때문에 고통스럽다면 그런 마음이 왜 만들어졌는지, 외부의 어떤 상황 때문에 온 마음인지, 그 상태에서 벗어나려면 어떻게 해야 하는지, 만약에 내가 아닌 다른 사람의 입장이라면 내 마음의 발현을 어떻게 바라볼 것인지 등등 마음의 근원을 들여다보고 구체적으로 스스로에게 묻고 답하는 시간을 가져볼 필요가 있다.

나는 무엇이 슬픈 것인가, 나는 왜 이토록 화가 나는가, 나는 왜 스트레스를 느끼는가 등의 물음을 자신에게 던지고 또 자신이 답을 해봄으로써 마음 상태를 확실하게 들여다보는 것이다. 그런 과정을 통해 자신의 마음 상태가 병을 만드는 지경에까지 이르는 것이 과연 옳은가를 깨달을 수 있다. 하지만 요즘 사람들은 지나치게 많은 스트레스 환경에서 살고 있으며 거기에서 벗어나는 방법조차 알려고 하지 않는다. 내가 내 마음의 심연을 들여다보지 않은 채 약물 처방에만 의존한다면 '불화(不和)를 겪고 있는 마음'은 그 마음의 주인과 어떻게 소통하고 화해할 수 있겠는가.

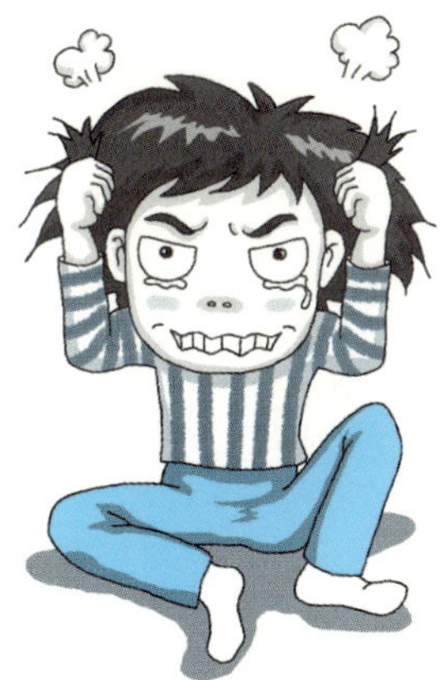

일상생활에서 흔히 "울화(鬱火)가 치밀어서 못 살겠다"는 말을 자주 하고 듣는다. 여기에서 울화란 억울한 감정을 제대로 발산하지 못하고 억제하는 가운데 일어나는 신경성적인 화를 말한다. 이런 울화로 인해 야기되는 증상을 울화병 또는 화병이라고 한다. 화병(火病)은 명대(明代)의 명의였던 장개빈(張介賓)이 지은 의학서 『경악전서(景岳全書)』에서 처음 사용한 용어로 서양의학에서 말하는 신경증(Neurose)에 해당한다고 볼 수 있다.

화병은 우리나라 사람들에게서만 나타나는 정서로, 1995년에 미국정신의학회에서는 미국의 정신장애 진단 분류에 화병을 'Hwa-byung'이라는 병명으로 포함시키면서 '한국인에게 특수하게 나타나는 민속증후군으로서 분노의 억제로 인해 발생하는 분노증후군'이라고 설명하고 있다. 화병의 원인은 주로 마음이 원인이 되어 오는 것으로, 이를테면 심리적인 쇼크나 정신적인 갈등에 의해서 뇌에 기질적인 변화 없이 일어나는 정신적 혹은 신체적인 증상을 수반하는 병을 말한다. 화병은 스트레스와도 밀접한 관련이 있다. 단지 일반적인 스트레스성 질환은 갑작스런 스트레스 노출로 인해 발생되는 반면, 화병은 특정한 스트레스에 6개월 이상 노출되고 그것을 참을 수밖에 없는 상황이었을 경우 발생된다는 점이 다르다.

화병을 가져오는 기저에는 억울한 심리, 한 맺힘, 불안신경증, 우울증, 갱년기 상실감, 과도한 스트레스 등 다양한 요인들이 있다. 오래 전부터 한국 사람들은 고부간의 갈등, 부부간의 갈등, 가난, 고생, 재산 손실 등등으로 정서적 스트레스를 받으면 화병이 생기곤 하였다. 현대에 와서 사람들의 정서는 더 예민해지고 사회 환경은 훨씬 복잡해지면서 스트레스를 받을 일이 많아지고 화병에 노출되는 일도 빈번해졌다. 특히 욕망, 배신감, 독선, 분노, 오해, 원망, 편견, 증오 등의 감정 상태가 잦아지고 누적되면 점차 신체기관의 균형을 깨뜨려 심장, 혈관, 뇌, 신경, 장기, 성인병 등과 같은 치명적인 질병을 유발하고 면역체계를 약화시킨다.

❖ 대표적인 화병 유발 요인

① 배우자와의 갈등, 시댁(또는 처가) 식구와의 갈등

② 과도한 업무와 인간관계

③ 사업 실패나 타인과의 금전관계에서 오는 재산상의 손실, 경제적 요인

④ 자녀 문제

⑤ 가족의 갑작스러운 사망

⑥ 정보의 홍수, 교통체증, 정치나 사회에 대한 불만족감

⑦ 물가고, 집값 또는 주식의 급작스런 변화와 그에 따른 손실과 불안감

❖ 대표적인 화병의 증상

- 몸이나 얼굴에 열이 오르는 느낌이 있다.

- 명치에 돌덩이가 뭉쳐 있는 것 같고 가슴이 두근거린다.

- 매사에 귀찮고 의욕이 없고 짜증이 난다.

- 밤에 잠을 잘 못 자고, 자주 깨고, 자고 나도 개운하지 않다.

- 머리가 늘 무겁고 맑지 않다.

- 소화가 잘 안 되고 자주 체한다.

- 가슴이 답답하면서 아래에서 치밀어 오르는 느낌이 있다.

- 깊은 한숨이 자주 나온다.

- 불면증, 무력감, 어지럼증, 이명 현상이 복합적으로 나타난다.

- 불안감, 우울함, 현실 도피 등의 감정이 생긴다.

화병의 한의학적 관점과 치료

한의학에서 '화(火)'란 오행(五行 즉, 木, 火, 土, 金, 水)의 하나로 격렬한 감정이나 심기의 홍분 상태를 의미한다. 감정, 즉 칠정(七情 즉, 怒, 喜, 思, 憂, 悲, 恐, 驚)이 과도하면 각 소속 장부(臟腑)에서 화(火)가 일어나 각종 증상을 유발하게 된다. 중국에서 가장 오래 된 의학서인『황제내경(黃帝內經)』〈소통

(素問)〉 편의 '거통론(擧痛論)'에 보면 "노(怒)하면 기상(氣上)하고, 희(喜)하면 기완(氣緩)하며, 비(悲)하면 기소(氣消)하고, 공(恐)하면 기하(氣下)하며, 경(驚)하면 기란(氣亂)하고, 사(思)하면 기결(氣結)한다"고 적고 있다. 이처럼 정신활동의 구체적인 표현으로써 나타나는 감정과 기(氣)의 활동은 밀접한 관계가 있어서 장기적으로 정신활동이 과도하게 흥분 혹은 울체되면 기기(氣機)를 문란케 하며 오장육부(五臟六腑)에 영향을 미쳐 심중번열(心中煩熱), 면적(面赤), 이노(易怒), 현훈(眩暈), 두통, 불면, 구고(口苦), 협통(脇痛), 정충(怔忡), 기울(氣鬱) 등이 나타나게 된다.

화병의 가장 중요한 치료법은 병의 근원을 찾아 치료하는 것이다. 반드시 전문의사의 진찰이 우선되어야 하고 의사에게 숨김없이 속내를 털어놓다 보면 병의 원인이 찾아진다. 치료는 약물요법, 침구요법, 심리요법, 예술요법, 작업요법, 오락요법, 수면요법, 환경적응요법, 기공요법 등이 있으며 원인과 환자의 환경에 따라 적절히 활용한다. 이때 환자가 용기를 갖고 치료에 임할 수 있도록 확신을 줄 필요가 있다.

화병의 치료에는 스트레스로 인해 무너진 기의 흐름을 올바르게 함으로써 화병의 증상을 신속히 제거하고, 지속되는 스트레스에 견딜 수 있는 마음의 여유를 갖도록 하는 것이다. 그리고 화병에 이르기까지 사람에 따라 발현 양상이 조금씩 다르기 때문에 환자가 어떤 기전을 가진 사람인지를 정확하게 판단할 수 있어야 한다. 치료 처방에는 주로 가미감맥대조탕, 가미소요산, 가미분심기음, 가미청심연자탕, 가미육미지황탕, 가미귀비탕, 가미온담탕, 사물안심탕, 교감단, 청왕보심단 등을 쓰고 있는데 각각의 기전에 따라 처방을 달리하고 있다. 이때 체질을 아는 건 중요한 판단 기준이 된다. 이 분류가 반드시 일률적으로 적용되는 것은 아니지만 환자 스스로도 자신이 어떤 유형에 가까운지, 자신이 어떤 부분을 조심해야 하는지를 아는 데에 도움이 된다.

146

❖ 체질에 따른 화병(또는 스트레스)의 관리와 치료

① 소음인

소심한 성격이라서 타인의 기분 나쁜 소리에도 직접 대응하지 못하고 속으로만 끙끙 앓는 편이다. 만사를 정확하게 하려고 하고 남에게 싫은 소리를 못하다 보니 스트레스가 내재된다. 그런 상태가 누적되면 심장의 기운이 더 약해져서 심장이 자주 두근거리고 쉽게 놀라고 피곤함을 잘 느끼게 된다. 극도의 스트레스 상태가 반복되고 해소가 되지 않으면 소음인 특유의 예절 바르고 소심하고 소극적인 증세는 없어지고 양의 성향을 띠는 울광증(鬱狂症)으로 드러나게 된다.

치료에는 소음인은 대체로 심장이 약하기 때문에 심장의 기운을 돕는 처방이 필요하다. 그 외에 피가 부족하고 항상 불안하고 자주 놀라는 사람, 소화가 안 되고 기운이 늘 없는 사람 등등에 맞도록 처방을 하여 스트레스와 긴장을 덜 받도록 돕는다. 본인 스스로의 노력도 중요하다. 우선 마음을 조급하게 먹지 않으며 기분 나쁜 일이 있으면 그 자리에서 표현을 하거나 바로 풀어버려 가슴속에 담아두지 않는 게 좋다. 매사 모든 일을 완벽하게 처리하겠다는 강박관념을 버리고 타인의 행동에 대해선 관대한 마음을 갖도록 한다. 지나간 일에 대해서 집착하지 말고 본인 실수나 행동에 대해서도 필요 이상 의식하지 않는 게 좋다.

② 소양인

소양인은 성격이 급하고 활동적이고 명석하며 순발력이 있고 창의력이 있으며 봉사정신이 강하다. 또한 기분 나쁜 일이 있으면 남의 입장은 고려하지 않고 직설적으로 표현을 하고 불의를 참지 못하는 특성 때문에 후회할 일도 생기지만 뒤끝은 없다. 큰 충격을 받으면 흥분하게 되고 자신의 의사에 반하여 행동해야 할 경우 가슴이 터질 듯이 답답함을 느끼고 심하면 두통, 위장병, 혈액순환 장애가 동반한다.

치료로는 열을 내려주고 마음의 안정을 도울 수 있는 처방을 하고, 가정에서는 화를 내려주고 소변이 잘 나가는 오이즙, 보리차, 옥수수수염차가 좋다. 소양인적 체질을 가진 사람은 가급적 늘 마음을 가라앉히는 습관을 가지며, 화를 내기 전에 상대방의 입장을 생각해 보려고 노력하는 게 좋다.

③ 태음인

태음인은 느긋하고 듬직하며 조금 느리더라도 무엇을 하기로 마음먹으면 끝까지 해내는 추진력이 있고 성취욕이 강하다. 더불어 욕심이 많으며 음탕한 면도 있고 보기와 다르게 겁이 많다. 평소 잘 참긴 하지만 한 번 폭발하면 걷잡을 수 없을 정도로 심하게 표출된다. 습(濕)과 조(躁)와 열(熱)이 많아져 간에 열이 쌓이게 되고 거기에 스트레스까지 겹치면 화병의 양상이 강하게 나타난다. 여기에 비만증, 고혈압, 당뇨, 동맥경화 등의 증세가 있는 사람은 화병이 심해진다.

치료로는 피를 맑게 하고 열을 내려주는 처방을 위주로 한다. 태음인 체질을 가진 사람은 평소에 화병이 생기지 않도록 너무 욕심을 내지 말고 과식을 주의하면서 운동과 목욕을 통해 혈액순환이 잘 되도록 한다.

④ 태양인

태양인은 일반인이 예상하지 못할 정도로 거침없이 행동하고 과격하며 영웅심리가 크다. 매사에 급하게 서두르는 편이며 실패를 하더라도 크게 부담을 갖지 않는다. 대체로 감정적인 것을 오래 갖고 있지 않는 편이므로 쉽게 화병에 걸리지 않는 편이다. 그러나 자신의 성격대로 저돌적으로 행동하지 못하고 억누르게 되면 화병이 다른 체질보다 심한 양상으로 나타난다.

치료로는 위로 오르는 기운을 내려주는 처방을 위주로 하고 있다. 태양인 본인은 평소에 고칼로리의 음식을 피하고 담백하고 시원한 음식을 먹으며 부지런하게 움직이는 게 좋다. 자신의 감정을 잘 다스려 침착하고 냉정함을 유지하려고 하는 것도 도움이 된다.

고대 그리스의 의학자 히포크라테스는 "사람은 누구나 자기 몸 안에 100명의 명의를 가지고 있다"는 말로 인간의 자연치유력을 설명하였다. 이런 자연치유력을 향상시키는 데에 가장 효과적인 것이 바로 긍정적인 사고와 웃음이다. 긍정적인 사고에서 오는 안정된 마음과 웃음은 부교감신경을 활성화시키고 체내의 암세포를 공격하는 림프구를 증가시킨다. 또한 즐거운 마음과 웃음은 뇌에서 베타 엔도르핀이라는 쾌감물질을 다량으로 분비시켜서 암세포를 파괴하는 면역세포인 NK세포를 만들어내게 된다. 더불어 스트레스 물질인 코르티솔(cortisol)이라는 스트레스 물질을 분해하여 소변으로 배출시킨다. 많이 웃는 사람이 스트레스를 덜 느끼고 잘 극복하는 이유는 그 때문이다. 어떤 마음 상태를 유지하고 사느냐에 따라서 그 사람의 삶에 미치는 영향은 이렇게 크다.

심하면 자살까지 하게 하는 우울증

세계보건기구(WHO)의 통계에 따르면 전 세계에서 해마다 90만 명 가까운 사람들이 스트레스와 우울증으로 자살을 한다고 한다. 전 세계에서 교통사고로 사망하는 사람들의 수치와 맞먹는 것이어서 전 세계적으로 우울증이 얼마나 심각한 영향을 미치고 있는지 알 수 있다. 우리나라는 인구 10만 명 당 자살률이 2000년엔 13명에서 2010년엔 31명으로 10년 새 2.3배나 늘어났다. 그 중에서 우울증으로 인한 자살이 상당할 것으로 추정된다. 최근 수 년 사이에 연예인을 비롯하여 청소년과 주부들의 자살이 빈번하게 일어나면서 우울증에 대한 사회적 관심이 더욱 커지고 있다. 때문에 우울증을 '단지 기분이 가라앉고 좋지 않은 감정 상태'로 보았던 기존의 인식에서 지금은 '적극적으로 주위에서 관심을 갖고 보살피며 치료해야 할 질환'으로 받아들이게 되었다.

우울증이란 우울한 기분, 흥미와 기쁨의 상실, 기운이 없고 매우 피곤하여 활동량의 감소 등과 같은 기분의 장애가 주축이 된 일련의 정신장애로 정서의 병리현상을 말한다. 즉 늘 피로하고 기운이 없어 몸이 개운하질 않고 집중도 잘 안 되고 매사에 흥미나 의욕이 없고, 식욕이나 성욕도 감퇴되고, 기분도 나쁘면서 몸이 여기저기 아프고, 이로 인해 몹쓸 병에 걸리지는 않았나 하는 건강에 대한 염려가 생기고, 미래에 대해서도 좋지 않은 생각이 자꾸 떠오르는 등의 호소를 하게 된다. 이러한 우울증은 슬픔에 비탄이 합쳐진 것으로서 환자는 비관 때문에 자기의 슬픔이 끝없이 계속될 것이라고 생각하여 절망에 사로잡히게 된다. 여기엔 일시적인 기분의 침체나 원래 활동에 영향을 주지 않을 정도의 우울한 기분은 문제가 되지 않는다.

우울증은 크게 나누면 노이로제의 한 타입으로 생기는 신경증적 우울증과 조울증이라는 정신병적 우울증 두 가지가 있다. 신경증적 우울증은 기분이 나쁘고 침울한 상태이며 의욕상실이나 실망 등 환경의 영향에 대한 반응으로 생기는 현상이다. 흔히 자기가 믿고 의지하며 사랑하던 대상을 잃어버렸거나 정열을 바쳐 일하던 사업의 실패, 경제적인 파탄, 대인관계에서 오는 갈등, 자존심의 손상 등으로 인해 발생한다.

주요 증상으로는 기운이 없고 쉽게 피로하며 정신집중이 안 되고 가슴이 답답하며 만사가 귀찮고 비관이 되며 매사에 흥미를 잃게 된다. 또 식욕이 떨어지고 잠을 못 이루며, 두통, 변비, 어지러움, 체중의 감소와 함께 정력도 감퇴한다. 정신병적 우울증과 다른 점은 환자 자신이 자기 병에 대해서 인식하기 때문에 치료를 받아서 병을 고쳐보겠다는 마음을 가지고 있고, 기분은 우울하지만 직장 관계나 가정에서나 대인 관계는 곧잘 원만하게 처리해 비교적 현실 적응 능력이 있다는 것이다. 따라서 시일이 경과하면 자연스레 낫게 되는데, 간혹 극단적인 행동이나 심한 경우 자살 시도를 하기도 하기 때문에 전문적인 치료를 받는 것이 좋다. 우울한 감정이 몇 달 동안이나 계속되면서 반복하여 자살을 시도하는 사람은 대개 정신병적 우울증에 속하는 사람이다.

결혼한 여성들의 경우에는 산후 우울증과 갱년기 우울증이 심한 양상을 보인다. 최근 몇 년 사이에 산후 우울증과 경제난을 극복하지 못하고 자녀를 동반한 주부들의 자살 사례가 늘어나면서 주부 우울증에 대한 관심이 커졌다. 또한 주부들은 고부간의 갈등, 아내 또는 어머니로서의 역할에 대한 부담과 책임감, 자신의 존재감과 미래에 대한 막연한 두려움 등으로 인해 우울증에 빠지기도 한다. 특히 갱년기에 이르러 노화와 폐경이 진행되면서 상실감이 우울증으로 이어지기도 한다.

우울증은 가족력이 있을 경우 발병의 위험성이 더 커지지만 유전적 취약성이 있다고 모두 발병하는 것은 아니다. 환경적인 스트레스나 다른 정신사회적 요인이 우울증 발병에 관련된다. 무엇보다도 심리적 요인과 환경이 가장 큰 영향을 준다. 극심한 상실감, 만성질환, 대인관계에서의 난관, 경제적 문제 등에서 우울증이 유발된다. 포괄적으로는 유전적, 심리적, 환경적 요소들이 복합적으로 우울증의 유발에 직접, 간접적으로 영향을 미친다고 볼 수 있다. 이런 상태가 지속되면 자신의 존재가 무가치하다고 느끼면서 삶에 비관적이 되어 자해하거나 자살하려는 충동에 사로잡히고 심하면 실행에 옮기게 된다.

❖ 우울증의 한의학적 관점과 치료

한의학에서의 우울증 치료는 체질과 기의 균형을 바로잡아 주는 것으로 주안점으로 하고 있다. 우울증 치료를 위해 체질검사를 해보면 소음인과 태음인이 대부분인데, 속으로 참아내는 데 익숙하고 내면적인 성향이 강한 체질적인 특성이 주요 원인일 것으로 보고 있다. 따라서 체질 치료를 통하여 장부의 균형을 이루는 처방을 통해 몸의 기력을 회복시키도록 하고 있다. 울체되어 있는 기를 치료하여 전체적으로 기의 조화를 이루면서 정신적으로 안정되고 편안해지게 된다. 그런 점에서 우울증은 정신질환 차원으로서만 접근할 일이 아니라 육체적 질환의 치료도 함께 수반되어야 한다.

치료로는 심기허(心氣虛) 또는 심혈허(心血虛)에 따라 심장의 기혈을 보충하거나 삼초의 울결(鬱結)로 인한 기울(氣鬱) 및 상화에 따라 막혀 있는 기를 뚫어 주거나 화를 꺼주는 처방을 한다. 심장의 기혈이 부족한 경우에는 귀비탕(歸脾湯), 사물안신탕(四物安神湯), 천왕보심단(天王補心丹) 등을 사용하고, 삼초의 기가 막혀 있는 경우에는 분심기음(分心氣飮), 교감단(交感丹) 등을 사용하고, 삼초의 화가 많아서 생긴 경우에는 자음강화탕(滋陰降火湯)의 처방을 한다. 그 외에 침구 치료와 약침요법, 음악요법, 향기요법 등을 병행하여 우울증이 생기게 된 근본원인을 치료하게 되면 충분히 개선된다.

이 과정에서 환자의 이야기를 잘 들어주고 환자의 어떤 부분이 우울증의 양상으로 발전하였는지를 정확하게 진단해야 한다. 그리고 환자의 마음을 잘 보살펴서 환자가 치료하겠다는 의지를 갖도록 도와주어야 한다. 특히 우울증 환자를 가진 가족들의 배려와 진심어린 협조가 꼭 필요하다. "정신 차리고 살아도 힘든데 사치스럽게 무슨 우울증이야! 집어치우지 못해!"라는 말로 상처를 주게 되면 우울증 환자는 막다른 골목에 몰려 위험한 판단을 할 수도 있다. 마음의 병은 주위 사람들의 지속적인 관심과 충분한 배려와 사랑으로 치료되는 것이란 사실을 잊지 말아야 한다.

마음과 어떻게 소통할 것인가

마음은 사람마다의 특성이 있어서 그 사람의 타고난 체질이나 성정(性情), 기질, 환경 등에 따라 분노, 상심, 억울함, 스트레스 등을 느끼는 정도가 다르게 발현된다. 가장 이상적인 건 늘 마음이 안정되고 평화로운 상태를 유지하는 것이다. 즉 태과불급(太過不及)이라고 해서 과한 상태도 나쁘고 모자란 상태도 나쁘다. 그래서 마음이 어느 한쪽으로 치우치지 않게 조절하며 살아가는 훈련이 필요하다. 그렇게 되면 정신을 상징하는 음과 신체를 상징하는 양의 조화가 잘 이루어져 심신의 기가 원활하게 순환하는 음양화평지인(陰陽和平

之人)으로서의 삶을 살 수 있다.

그런데 바쁜 일상에 쫓겨 살다 보면 지금 내가 무엇 때문에 정신없이 살고 있는지, 내가 정말 원하는 삶이 무엇인지, 나는 과연 행복한지, 무엇 때문에 나는 불행한지 등등을 놓치며 살게 된다. 그러다 어느 날 문득 들여다 본 거울 속에서 낯선 자신의 얼굴을 발견하게 된다. 이때 삶에 지치고 무엇엔가 화가 나 있는 듯한 얼굴의 자신을 보게 된다면 그 사람은 자신의 마음과 충분히 소통하면서 살아오지 않은 사람이다.

마음과의 불화가 오래 지속되면 지속될수록 불만족, 슬픔, 분노, 걱정, 고민 등의 감정이 누적되어 몸의 각 기관에 영향을 미쳐 병을 만든다. 그래서 몸의 평안함과 건강을 체크하는 것과 마찬가지로 마음과 정신의 안녕함도 늘 살펴야 한다. 무엇보다도 마음에서 일어나는 화, 분노, 슬픔 등의 감정을 잘 다스려야 한다.

결국 화란 우리 마음속의 일이므로
그것을 다스리는 것도 우리 마음속의 일이다.
화가 났을 때는 무엇보다
자신과 대화하는 것이 중요하다.
화는 날감자와 같은 것이다.
감자를 날것 그대로 먹을 수는 없다.
감자를 먹기 위해서는
냄비에 넣고 익기를 기다려야 한다.
화도 마찬가지다.

이 글은 베트남의 승려인 틱 낫 한의『마음의 평화를 얻는 지혜』중 일부분이다. 결국 화를 만드는 것도 다스리는 것도 자기 자신이므로, 마음의 평화를 얻기 위해서는 자신에게 온 화를 날것 그대로 발현하려 하지 말고 자기 마음속에서 어떤 일이 일어나고 있는지 들여다보고 대화를 하면서 자기 안의 화의 본질을 알라는 것이다. 그러기 위해선 거울 안에 드러나는 내 얼굴은 평안한지 또는 어떤 불만을 담고 있는지에 관심을 가져야 한다. 내 안에 분노와 혹은 슬픔을 지나치게 담아두지만 말고 주변 사람에게 표현하면서 강도를 약화시키는 것도 좋은 방법이다. 또한 정신적 스트레스는 활발한 활동과 규칙적인 운동을 통해서 가벼워질 수 있다.

무엇보다도 분노, 스트레스, 우울증이 야기된 데에는 분명 이유가 있다. 이런 감정에 휩싸일 때 그 감정에 갇혀 전전긍긍하고 자기 안으로 숨어들어가기보다는 근원과 마주하는 게 좋다. 상처를 외면한 채 상처가 낫기를 바라지 말고 환부를 똑바로 바라보고 왜 나에게 그런 상처가 만들어지게 되었는지를 자각해야 한다. 그리고 어떻게 그것을 극복해가야 할 것인지 구체적으로 생각해야 한다.

살아가면서 우리는 수많은 스트레스를 받기도 하고 화의 상황에 놓이게 된다. 그럴 때마다 매번 마음이 휘둘리고 헤어나지 못한다면 그 삶은 얼마나 위태롭고 불안정하겠는가. 내 마음이 나를 죽일 수도 있고 죽어가던 내 몸을 살릴 수도 있다는 사실을 잊지 말아야 한다. 그러므로 스트레스와 화를 잘 다스릴 필요가 있는 것은 타인을 위해서라기보다는 나 자신의 건강하고 건전한 삶을 위해서이다.

수족냉증과 레이노증후군, 혈액순환이 최우선이다

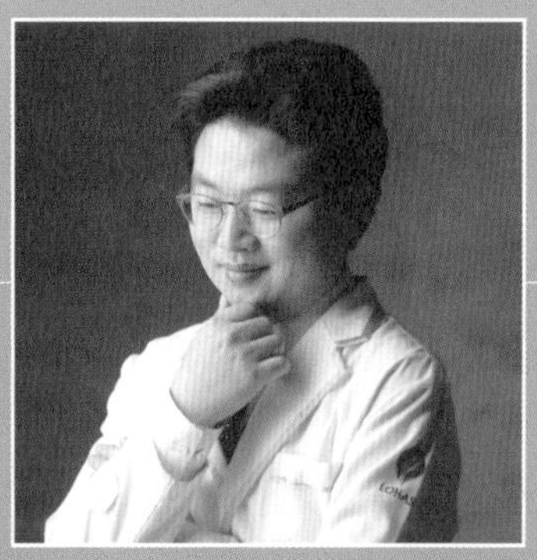

구현종

경희대학교 한의과대학 졸업
경희대학교 한의과대학 대학원 박사학위
경락경혈학회 이사
HIDOC(건강의학포탈) 위촉 상담의
http://www.lohasacne.com

로하스한의원 원장

여름에도 찬바람이 싫은 여성들

2003년 겨울에 외근 업무를 수행하다 레이노증후군에 걸리게 된 여성 경찰관에게 법원이 업무상 재해를 인정한 일이 있었다. 2005년도에는 해병대에 입대했던 남자가 해안 경계 보초를 서면서 레이노증후군에 걸리게 되자 "군복무 중에 희귀병을 얻었는데 치료를 제때 받지 못했다"면서 국가보훈처에 국가유공자 소송을 냈고, 결국 2011년에 서울고등법원으로부터 "특별한 가족력이 없는 만큼 추위 속에서 오래 근무해 희귀병에 걸렸을 가능성이 크다"는 이유로 국가유공자로 인정받을 수 있었다.

이 두 사례는 당시 많은 화제를 불러일으켰다. 도대체 레이노증후군이 어떤 질환인데 업무상 재해는 물론이고 국가유공자로까지 인정되느냐 하는 거였다. 그만큼 레이노증후군은 환자의 고통이 심하면서도 치료가 어려운 질환이다.

레이노증후군이란 용어가 만들어진 건 1862년에 당시 프랑스 의사 모리스 레이노가, 추위에 노출되거나 감정이 격해진 사람에게서 손의 색깔이 변하는 것을 보고 자신의 성을 따서 '레이노 현상'이라고 명명하면서부터이다. 레이노증후군의 원인과 증상을 잘 모르는 사람들은 수족냉증과 비교하여 이해하면 쉽다.

수족냉증이 있는 사람들은 아무리 더운 여름에도 차가운 바람을 꺼리는가 하면 샤워를 할 때에도 온수가 있어야 한다. 어쩌다 에어컨 바람에 장시간 노출이라도 된 날엔 손발이 저리고 심하면 마비 증상까지 보인다. 이런 여성들은 설거지를 할 때에도 고무장갑이 필요하고 겨울에 잠을 잘 때에는 수면양말을 신고 온몸을 이불로 감싸줘야 한다. 그런데 이렇게 아무리 신경을 써도 늘 손발이 얼음장처럼 차갑다. 나아가 팔꿈치, 무릎, 배, 허리 등이 차고 저릿저릿한 증상을 보이기도 한다. 급격히 기온이 떨어지는 겨울에 더 심한 증상을 나타내고 남성에 비해 여성에게 2배 정도 더 많이 나타는 것으로 알려져 있다. 특히 출산을 끝낸 40대 이상의 중년여성에서 더 많이 나타난다. 요즘에는 잘못된 생활습관과 식습관에 의해 젊은 여성에게도 빈번하게 나타나고 있다.

레이노증후군은 수족냉증과 유사하면서도 더 심한 양상을 보인다. 손이나 발로 가는 동맥이 좁아지거나 막혀서 피가 잘 통하지 않아 일어나는 현상으로, 손이나 발, 코, 귀 등의 동맥이 추위나 정신적 스트레스에 노출되면서 일시적으로 말초동맥의 혈액순환에 장애가 생겨 나타나게 된다. 추위에 노출되면 혈관이 수축되면서 막혀 혈액이 일시적으로 순환되지 않기 때문에 손가락과 발가락이 창백하게 변했다가 곧 파란 색으로 바뀌고, 회복단계에 들어서면 다시 붉은 색으로 바뀌었다가 원래 피부색으로 되돌아오는 특징이 있다.

일반적으로 수족냉증이 2년 이상 지속되거나 그때마다 피부색이 변하면서 통증까지 동반한다면 레이노증후군을 의심해봐야 한다. 이때 적절한 치료를 받지 못하면 말초조직이 괴사하는 경우도 있다. 추위에 노출되는 경우 외에 타이핑을 많이 하거나 손가락 사용이 빈번한 사람들, 류머티즘 질환을 앓고 있거나 고혈압, 부정맥, 편두통 등의 약물사용자 등에게서 흔히 나타난다고 알려져 있다.

수족냉증과 레이노증후군 모두 남성보다 여성에게 많이 나타나는 편이다.

수족냉증은 초경, 임신과 출산, 폐경 등을 전후해 심해지는데 호르몬의 변화가 자율신경계와 혈관의 수축, 확장에 영향을 주기 때문이다. 정서적으로 남성보다 여성이 예민한 것도 요인 중 하나이다. 여성들 중에는 손발이 얼음처럼 차가워 사람들과 악수조차 편하게 못하는 사람들이 적지 않다. 여름에 냉방된 버스와 지하철을 타게 되면 온몸이 시려서 조금이라도 찬바람이 덜 나오는 자리를 찾아다니게 된다.

수족냉증은 일단 발생하면 쉽게 개선되지 않는다. 그럼에도 많은 여성들은 적극적으로 치료해야 할 질환으로 인식하지 못하고 있다. 그저 "원래 몸이 찬 여자가 있어" 하면서 타고난 체질 탓으로 돌린다. 하지만 수족냉증을 그대로 두면 그것을 야기한 원인이 해소되지 않음으로 해서 점점 더 악화되어 다른 질환들을 야기할 수 있다.

레이노증후군의 경우 유병률이 우리나라 인구의 약 10%나 되는데 참고 생활하는 경우가 많아서 심하면 피부 괴사는 물론 류머티즘 관절염이나 전신이 굳는 경화증으로 발전하기도 한다. 따라서 손발이 차가워진 기간이 2년이 넘었고, 그때마다 피부색이 변하면서 통증이 동반된다면 반드시 전문의의 진단을 받아볼 필요가 있다.

통즉불통 불통즉통(通則不痛 不通則痛), 어혈을 없애야 산다

집의 크기에 비해 난방기의 용량이 적거나 열을 전달하는 관의 어느 한 부분이 막혀 있으면 구석구석까지 열이 잘 전달되지 않는다. 마찬가지로 혈액순환이 원활하지 못하면 신체의 끝부분까지 열이 잘 전달되지 않아 차가움을 느끼지 않을 정도의 온도에서도 몸의 특정 부위가 과민하게 냉각을 느끼게 된다.

몸에는 약 10만km에 이르는 혈관이 있고, 이 혈관을 통해 약 60조(兆) 개의 세포에 원활하게 혈액이 공급되어야 몸이 정상적인 기능을 가질 수 있다. 그런데 혈액이 맑지 않고 혈관이 깨끗하지 않으면 다양한 혈관 질환에 걸리게 된다. 한국인의 주요 사망원인을 살펴보면 1위가 혈관 질환, 즉 뇌혈관 질환, 심혈관 질환 등이다. 여성들의 수족냉증과 손발저림의 가장 큰 원인도 혈액순환 장애로 인한 것이다. 혈관 내부에 노폐물이 쌓이거나 혈액 자체의 변성에 의해 혈관이 좁아져서 피가 잘 돌지 못하면 손발이 저리고 감각이 일시적으로 둔해지며 뻣뻣해지고, 손발 끝으로 피가 전달되지 않으면서 차가워지는 증상이 나타나게 된다.

이런 혈액순환장애가 생기게 된 원인에는 어혈, 담, 스트레스, 음주, 흡연, 과로 등과 함께 피자, 라면, 햄버거 같은 인스턴트 음식의 영향도 크다. 또한 수족냉증은 혈관염이나 혈관 운동성에 이상을 일으키는 레이노증후군, 버거씨병 또는 당뇨병성 신경병증으로도 올 수 있으며 자율신경 중 교감신경기능의 항진이 있거나 디스크, 척추관협착증 등이 있어도 발생할 수가 있다. 그 외에 평소 걱정이 많고 불안과 잦은 우울증에 시달려도 손발이 차가운 증세가 잘 나타난다. 따라서 수족냉증의 정확한 원인을 파악한 다음 그에 맞는 적절한 치료가 이루어져야 한다.

이처럼 수족냉증의 원인에는 여러 가지가 있지만 한의학에서는 가장 큰 원인을 어혈(瘀血)로 인한 말초 혈액순환장애로 보고 있다. 어혈이란 피가 탁한 상태를 말한다. 우리 몸에서 혈액은 심장의 추진력으로 온몸 구석구석을 순환하면서 모든 기관과 조직에 산소와 영양분을 운반해 주고, 또 몸 전체에서 발생한 탄산가스와 노폐물을 거둬서 폐와 간, 신장(콩팥)에서 처리하게 한다. 그 외에 손상된 부위를 아물게 하는 성분을 갖고 있기도 하고, 병원균과 싸우는 백혈구를 운반하기도 하고, 체온을 조절하는 기능도 있다. 이러한 혈액의 정상적인 기능을 상실한 비생리적인 혈액을 통틀어 어혈이라고 한다. 몸에 어혈이 많으면 마치 보일러 관에 이물질이 잔뜩 껴서 열이 골고루 전달되지 못하는 것처럼 혈액순환이 나빠져서 수족냉증과 손발저림 같은 증상이 나타나는 것이다.

❖ 한의학적인 관점에서의 어혈

① 혈액의 흐름이 원활하지 않아 정체되어 있는 상태

기가 허약하면 혈액의 추진력이 떨어져 운행이 느려지고, 또 몸이 차가우면 혈액이 차게 되어 응고되기 쉽고 혈관도 수축하여 혈액의 흐름이 나빠진다. 이렇게 혈액의 흐름이 나빠져 장부나 경락에 혈액이 정체되어 쌓여 있는 상태를 의미한다.

② 혈액이 탁하고 노폐물이 많은 상태

혈액에 지방이나 당분, 섬유소, 노폐물이 많아 혈액이 걸쭉하고 점성이 높아진 상태를 의미한다. 당뇨병, 고지혈증, 고뇨산혈증(高尿酸血症 ; 체내에서 요산이 과잉 생성되거나 잘 배출되지 않아 체내에 고이는 질환) 등이 속한다.

③ 출혈성 질환

출혈성 질환을 한의학에서는 이경지혈(離經之血)이라고 하는데, 혈액이 제 길로 흐르지 않고 혈관 외에 고여 있는 상태를 의미한다. 외상 후에 일어나는 피하출혈, 뇌출혈 등이 여기에 속한다.

이처럼 한의학적인 관점에서 보았을 때 어혈이란, 혈액이 끈적끈적하고 기름기가 많으며, 쉽게 응고되어 흐름이 원활하지 못하고 정상적인 혈액의 생리적인 기능을 하지 못하는 상태를 통틀어 말한다. 그런 점에서 어혈은 서양의학에서 말하는 혈전(血栓, thrombus)과도 같다.

어혈은 동물성 지방을 과도하게 섭취하거나 운동부족, 잦은 음주와 흡연, 과도한 스트레스 등 잘못된 생활습관으로도 생긴다. 여성의 경우 여성 호르몬이 급격히 줄어드는 폐경기에 콜레스테롤 수치가 높아져 어혈이 생길 가능성이 높다. 이처럼 어혈로 인한 수족냉증과 손발저림 현상을 방치하게 되면 고혈압, 당뇨, 중풍 등 각종 성인병을 불러올 수 있다.

특히 여성의 경우 수족냉증이 있으면 하복부에도 찬 기운이 머물러 냉, 대하, 생리통, 생리불순 등의 원인이 되기도 한다. 혈액순환이 얼마나 잘 되고 있느냐에 따라서 같은 환경이라도 몸의 반응은 얼마든지 다르게 나타난다. 수족냉증은 어혈로 인해 나타날 수 있는 여러 가지 증상 중에서 일부분일 뿐이다.

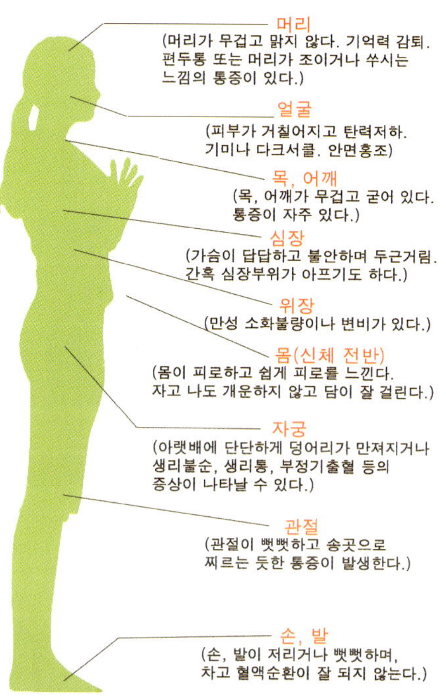

그 때문에 한의학에서는 어혈을 "구병괴병난병어혈야(久病怪病難病瘀血也 ; 오래된 병, 괴이한 병, 치료가 어려운 병은 어혈 때문이다)"라고 하여 중요하게 취급해 왔다. 어혈로 인한 혈액순환의 문제가 만병의 근원이 되고 있다는 것이다. 이러한 논리는 한의학에서 말하는 "통즉불통 불통즉통(通則不痛 不通則痛 : 몸에 소통이 잘 이루어지면 아프지 않고 통하지 않으면 병이 난다)"과도 일치한다. 그런 점에서 수족냉증과 손발저림의 치료에 있어서 어혈 제거는 최우선의 치료책이라고 할 수 있다.

❖ 어혈 자가 진단 테스트

해당 사항이 3개 이하이면 양호, 2~7개면 경증, 8~12개면 중증, 13개 이상이면 위험군.

① 이유 없이 짜증이 나고 기억력이 떨어진다.

② 손발이 저리거나 쥐가 난다.

③ 이유 없이 나른하고 쉽게 피로하다.

④ 자주 어지럽고 머리가 맑지 않다.

⑤ 날씨가 흐리면 관절이 아프거나 시리다.

⑥ 머리가 무겁거나 아프다.

⑦ 피부가 거칠다.

⑧ 눈이 피로하거나 쉽게 충혈된다.

⑨ 잇몸이나 코에서 피가 잘 난다.

⑩ 가벼운 운동 후에도 근육의 피로가 잘 안 풀리고 담이 걸린다.

⑪ 손이나 눈, 입 주변이 가끔씩 떨린다.

⑫ 가슴이 두근거리거나 답답하다.

⑬ 이유 없이 하품을 자주 한다.

⑭ 기미가 많이 생기거나 눈밑이 검게 변한다.

⑮ 생리불순이 있거나 생리통이 심하다.

⑯ 야채보다 육류가 좋다.

⑰ 과자나 빵을 자주 먹는다.

⑱ 술을 좋아해 거의 매일 마신다.

⑲ 담배를 피운다.

⑳ 운동을 싫어하고 가까운 거리도 차로 이동한다.

㉑ 스트레스를 잘 받고 늘 초조하다.

㉒ 평소에 과식을 자주 한다.

㉓ 배가 나온 편이다.

㉔ 평소 식사가 불규칙한 편이다.

혈액순환 개선을 위한 로하스의 5단계 치료법

한의대 시절 공부를 하다 보니 혈관과 혈액의 흐름이 대단히 중요했다. 그래서 해부학에 관심을 가지게 되었고 좀 더 깊이 있게 배우고 싶어서 일부러 가톨릭의과대학의 해부학 과정에서 6개월 동안 강의를 듣기도 하였다. 이런 노력 덕분에 개원 후에 혈액순환 분야의 특화 진료를 할 수 있는 자신감이 생겼다.

질병 없는 건강한 삶을 살려면 무엇보다도 혈액순환이 원활해야 하고 혈관이 건강해야 한다. 그런데 현대인의 삶은 오염된 환경과 몸에 해로운 식습관, 다양한 스트레스에 노출되면서 어혈로 인해 점점 몸 상태가 나빠지고 있다. 그래서 혈액순환 개선을 위해서는 어혈 제거와 함께 생활습관을 바꿔주어야 한다.

로하스한의원에서는 혈액순환장애로 인한 수족냉증과 손발저림 등의 치료를 위해 5단계 치료법을 펼치고 있다. 어혈의 근본적인 제거와 함께 생활습관 교정과 예방까지 포함함으로써 환자들이 지속적인 건강을 유지할 수 있도록 주안점을 두고 있다.

로하스의 5단계 치료법

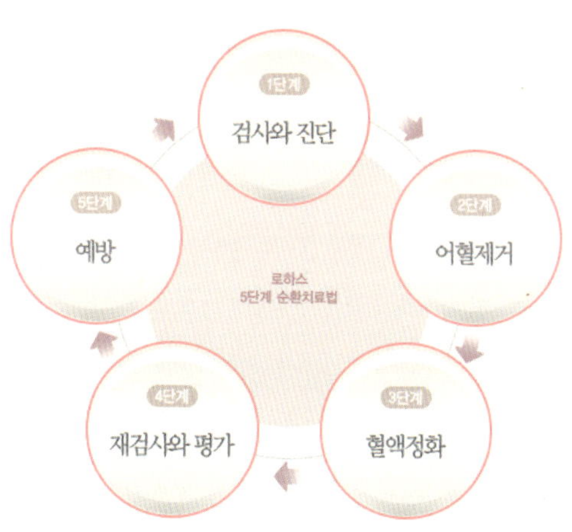

1단계 : 검사와 진단

혈액순환장애의 원인이 되는 어혈이 얼마나 많은지, 혈관의 상태가 어느 정도인지를 적외선 체열진단기와 모세혈관촬영 장치 등의 과학적인 검사 방법과 정밀한 진찰을 통해 정확하게 진단하여 치료의 방향을 설정한다.

① 적외선 체열 검사

수족냉증 진단을 위해 가장 정확한 방법은 적외선 체열 검사이다. 적외선 체열 검사는 온도를 측정해서 혈액순환이 잘 되는지를 보는 것으로, 미세한 체온 변화까지도 포착 가능하기 때문에 쉽게 진단할 수 있다.

② 모세혈관 검사

수족냉증 진단을 위해 몸의 온도뿐만 아니라 혈관의 상태도 확인하기 위해 모세혈관 촬영 장치를 통해 모세혈관 검사를 한다. 사람의 몸은 혈관의 길이가 약 10만km인데 지구를 두 바퀴 반이나 돌 수 있는 엄청난 길이이다. 이 혈관 중 약 97%가 모세혈관으로 되어 있다. 그렇기 때문에 혈액순환이 얼마나 잘 되는지 알려면 반드시 모세혈관을 정확하게 확인해 보아야 한다.

③ 레이노증후군의 진단

레이노증후군은 증상만으로도 진단할 수 있으며, 모세혈관 검사를 통해 더 정밀한 검사를 할 수 있다. 주요 증상으로는 추위에 노출되면 손가락의 색깔이 흰 색이나 푸른 색으로 변한다. 정확한 원인이 알려지지 않으면 1차성 레이노 현상, 원인이 알려진 것은 2차성 레이노 현상으로 불렸지만 최근에는 이 둘을 모두 레이노증후군으로 부르고 있다.

보통 양쪽 손발이 함께 아프지만 만약 한쪽 손발 혹은 손가락 한두 개에서만 나타나거나 40세 이후에 처음 증상이 생긴 경우, 발진이나 관절염이 동반된 경우에는 2차성 레이노 현상일 가능성이 있으므로 반드시 정확한 원인과 그에 맞는 치료를 받는 것이 좋다. 남성보다 여성에게 약 9배 많이 발생하며 특히 젊은 여성들에게 많이 나타나고 있다. 호르몬이나 유전적 영향, 설거지와 같은 가사노동으로 인해 차가운 환경에 노출되는 것이 원인이 되어 여성에게 많이 발생하고 있다.

2단계 : 어혈 제거

혈액순환장애의 원인이 되는 어혈을 특수 사혈(瀉血)요법인 '금진옥액(金津玉液)요법'을 통해 효과적으로 직접 제거하는 단계이다. 금진옥액요법은 혀 밑의 금진과 옥액이라는 두 혈자리에서 어혈을 직접 제거함으로써 혈류의 속도를 높이고 심장의 기능을 개선하여 수족냉증과 손발저림 등의 혈액순환장애 질환들을 치료하는 특수 치료법이다.

그런데 많은 사람들이 혀 밑에서 어혈을 제거한다고 하면 많이 아프거나 부작용이 있지는 않을까 겁을 먹는데, 숙련된 노하우를 가진 전문의가 시술을 하면 통증도 거의 없을 뿐 아니라 위험하지도 않다. 어혈(혈액)을 몸에서 빼내는 것에 대해 우려를 표하는 환자들도 있지만 그 부분도 걱정할 필요가 없다. 어혈은 정상적인 혈액의 기능을 상실하고 오히려 혈액의 흐름을 방해하는 정체된 혈액이다. 때문에 이 어혈을 제거하면 오히려 혈액의 흐름이 빨라지고 순환이 원활하게 된다. 더욱이 몸에 전혀 무리를 주지 않을 정도의 의학적으로 안전한 양만큼만 제거를 하므로 안심해도 된다.

어혈 제거에 있어서 금진옥액요법은 가장 기본적인 치료이며 중요한 치료이다. 양방에서는 레이노증후군의 증상이 비교적 가벼울 경우 혈액순환을 개선하는 약물 치료를 하는데, 혈관이 막히면 폐쇄 혈관을 넓히거나 새로운 혈관을 이어주는 이식수술을 하게 된다. 반면에 한방에서의 레이노증후군 치료 역시 혈액순환을 개선하는데 중점을 두고 있다.

금진옥액요법의 가장 큰 특징은 피부나 근육 속의 어혈이 아닌 혈액순환을 방해하는 혈관 내 어혈을 직접 체외로 배출한다는 점이다. 단, 어혈을 쏟아내는 시술법인 만큼 항혈액응고제를 복용하는 사람이나 혈우병 환자, 심한 당뇨 환자들은 반드시 시술 전 상담을 받아야 한다. 혈액은 한 번 치료를 했다고 맑은 상태가 계속 지속되는 것이 아니라 잘못된 생활습관으로 인해 다시 혈액이 탁해질 수 있으므로 치료 후에는 예방을 위해서 6개월에 한 번씩은 혈액순환 검사를 받는 것이 좋다.

3단계 : 혈액 정화

사혈요법으로 어혈을 일부 제거했다고 하더라도 근본적으로 혈관 내에 있는 많은 어혈을 풀어주고 혈관의 상태를 효과적으로 개선시켜주기 위해선 한약을 써야 한다. 피를 맑고 깨끗하게 해주는 로하스의 '청혈탕(淸血湯)'은 10년 이상 수많은 혈액순환장애 환자들을 치료하면서 쌓은 노하우와 오랜 연구를 토대로, 어혈(혈전) 제거와 혈액순환 개선에 효능이 입증된 한약재들 중에서 엄선하여 만든 한약이다. 어혈을 풀어주고 혈액을 맑게 하는 데에 탁월한 당귀, 천궁, 홍화, 익모초, 단삼, 삼릉, 적작약, 오령지 등의 한약재에 개인의 체질과 증상에 따라 약재를 가감하여 최선의 효능을 나타낼 수 있도록 개인별 맞춤 처방을 하고 있다.

4단계 : 재검사와 평가

치료 후에 다시 혈액과 혈관의 상태를 검사하고, 이를 토대로 몸의 상태를 평가하여 향후 치료 방향을 세운다.

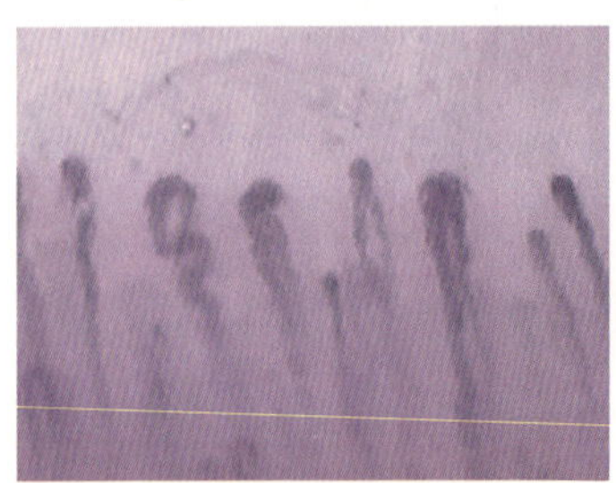

치료 전 모세혈관 상태

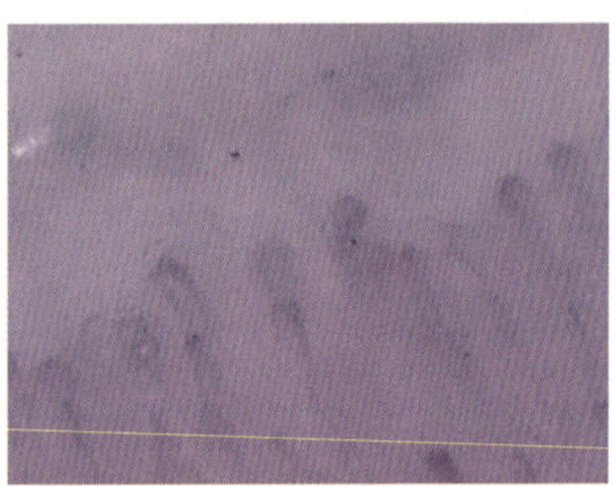

치료 후 모세혈관 상태

치료 전 모세혈관의 변형이 심하고 혈관 속에 어혈이 많아 혈액의 흐름이 원활하지 못했던 환자가 치료를 받은 뒤 혈관 속의 어혈이 많이 줄어들고 모세혈관이 정상에 가깝게 되고 혈액의 흐름이 빨라지는 걸 환자가 재검사 과정에서 직접 눈으로 확인할 수 있다.

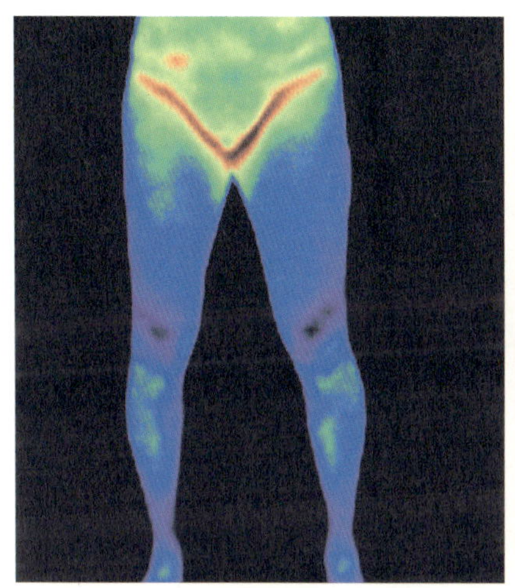

치료 전 적외선 체열 상태

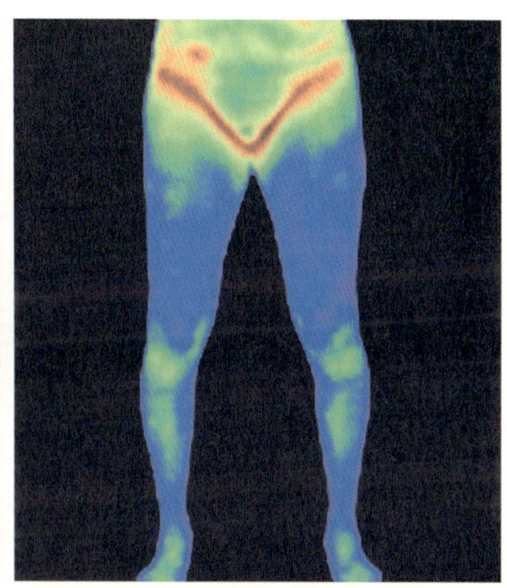

치료 후 적외선 체열 상태

치료 전엔 무릎 이하의 체열이 많이 낮아 발목 부위가 검게 보이다 못해 발의 모양이 잘 보이지 않다가, 치료 후에 체열이 상승하면서 발의 모양이 선명하게 나타나는 걸 확인할 수 있다.

5단계 : 예방

행동수정요법을 통해 환자 개개인의 맞는 올바른 식이요법과 운동요법 등을 지도하여 혈액순환장애의 원인이 되는 어혈을 예방하고 맑고 건강한 혈액을 유지하도록 한다. 일단 수족냉증 진단을 받으면 최소한 수개월 이상 꾸준히 치료를 받아야 한다. 심한 경우가 아니라면 생활습관을 개선하게 되면 빠른 시간에 효과를 볼 수 있다. 그런데 모든 방법을 동원해도 수족냉증이 치유되지 않고 변화가 없다면 전문가의 도움을 받아 정확한 진단과 치료를 받는 것이 악화를 막을 수 있다. 혈액순환장애의 일차적 증상으로 나타난 수족냉증이 중풍이나 뇌혈관 질환 등의 큰 병을 불러올 수도 있기 때문이다.

❖ 생활습관 교정을 통한 수족냉증 예방법

① 가급적 추위는 피하고 손과 발을 포함하여 전신을 따뜻하게 해주고 겨울에 외출할 때에는 장갑을 꼭 껴준다.

② 흡연은 혈관을 수축시켜 혈류를 제한하므로 금연한다.

③ 음주와 육류 섭취를 자제하고 짠음식은 피하고 가급적 고단백 식사로 기초대사량을 높인다.

④ 하루에 수십 회 손뼉치기나 일주일에 3~4회 걷기 등의 가벼운 운동을 통해 혈액순환을 촉진시킨다.

⑤ 37~39도의 물에 반신욕을 해주거나 족욕을 해준다.

⑥ 세수나 샤워, 설거지를 할 때도 따뜻한 물을 사용하는 것이 좋다.

⑦ 기름진 음식이나 인스턴트 음식은 피하고 혈액순환에 도움이 되는 다양한 야채와 당근, 무, 파, 마늘, 해조류 등의 음식을 섭취한다.

치료 사례 — 수족냉증, 30대 후반 여성

평소 손발이 차가웠는데 5년 전부터 더 심해지고, 특히 발이 얼음장 같고 감각이 둔하면서 통증이 있다는 30대 후반의 여성이 내원하였다. 이 증상으로 고생하면서 그 동안 양방병원과 한의원을 전전했지만 호전되지 않았다고 답답해했다.

"어쩌다 사람들하고 악수를 하게 되면 그때마다 깜짝깜짝 놀랍니다. 시체 손을 만지는 것 같다는 사람도 있을 정도에요. 그러니 누가 악수를 청할까 봐 겁이 난다니까요. 저는 죽을 때까지 이렇게 살아야 하나요, 원장님?"

손가락 끝만 만져 보아도 충분히 상태를 짐작할 수 있었다. 원인을 알기 위해 생활습관을 물어 보니 평소 운동을 좋아하긴 하지만 단음식과 육류를 좋아하는 식습관을 가지고 있었다. 단음식과 육류는 혈액을 탁하게 하기 때문에 이런 식습관을 오래 유지하게 되면 당연히 혈액순환장애가 생겨 수족냉증과 손발저림이 나타나게 된다. 혈관 검사와 적외선 체열 검사를 해보니 다행히 혈관 변형은 30% 정도로 심하지는 않았는데 혈관 내 어혈이 많아 혈액의 흐름이 많이 느린 상태였다. 그리고 무릎 부위의 체열이 많이 낮았고 특히 발 부위의 체열이 낮았다.

어혈 제거를 위해 금진옥액요법을 비롯하여 온열요법, 순환침, 부항요법, 청혈탕 처방을 하였더니 2개월쯤 되자 발이 시린 증상이 조금 남아 있긴 했지만 발의 감각이 정상적으로 되면서 통증이 모두 없어졌다. 또한 혈관 내 어혈이 많이 줄어들고 혈류의 속도가 빨라졌다. 혈관의 변형이 조금 남아 있는 상태이긴 했지만 적외선 체열 재검사에서 다리의 온도가 많이 상승한 걸 확인할 수 있었으며 발의 모양도 선명하게 나왔다. 그 후 추가 치료를 통해 환자가 호소하던 수족냉증이 거의 치료되었다.

수족냉증과 어지럼증 등, 30대 여성

로하스한의원에서 수족냉증을 비롯한 여러 혈액순환장애로 인한 질환으로 치료받은 지 3개월 정도 되어갑니다. 오래 전부터 손발이 찬 증상이 있었지만 체질이라 생각하고 심각하게 여기지 않았습니다. 그러다가 최근 들어 수족냉증도 심해지고 두통과 어지럼증까지 겹쳐서 치료를 결심하고 알아보던 중 혈액순환 전문 한의원인 로하스한의원을 알게 되었습니다.

처음 내원하여 검사를 받아보니 혈관 변형도 심하고 생각보다 혈액순환장애가 심각했습니다. 무엇보다도 직접 눈으로 제 혈관 상태를 확인하고 정상적인 다른 사람들의 혈관 상태와도 비교해 볼 수 있어서 좋았습니다. 한의원의 검사 수준이 매우 높고 과학적으로 이루어지고 있다는 생각을 했습니다.

금진옥액치료와 한약 처방을 받고, 원장님께서 말씀해주신 대로 패스트푸드와 인스턴트음식의 섭취를 줄이고 인공첨가물과 화학조미료도 피했습니다. 가급적 신선한 야채 위주의 식사와 함께 규칙적으로 운동도 하였습니다. 꾸준히 반신욕도 하였고, 일주일에 한두 번씩 내원 치료도 빠지지 않고 받았습니다. 솔직히 한 달 정도 되었을 때엔 내 몸이 나아지고 있는지 불안한 마음이 들기도 했지만 지금은 모든 증상이 호전되었다는 걸 확실하게 느끼고 있습니다. 추위에 반응하던 몸의 감각이 확연하게 달라졌습니다.

한여름이나 실내에 있어도 얼음처럼 차갑던 손발이 서서히 따뜻한 체온으로 변해 가면서 시린 증상들이 없어졌습니다. 그러면서 두통과 어지럼증도 깨끗하게 사라졌습니다. 그러고 나서야 한 달 즈음 되었을 때 치료에 확신이 들지 않아 반신반의하던 일이 떠올라 원장님께 죄송한 마음이 들었습니다.

혈액순환장애는 느긋한 마음으로 장기적인 치료를 받는 것이 중요한 것 같습니다. 금방 효과가 없다고 치료를 중단하지 말고 분명히 낫는다는 믿음을 갖고 원장님의 처방을 따르고 실천하는 것이 중요하다고 봅니다. 그 동안의 지긋지긋했던 수족냉증과 두통, 어지럼증이 거의 낫고 보니 하루하루 사는 것도 즐겁고 몸도 가볍습니다. 친절하고 상세하게 상담해 주시는 원장님과 언제나 밝은 미소로 따뜻하게 맞아주시는 여러 선생님들을 믿고 남은 치료도 잘 받아야겠습니다.

대표 논문 및 저서

—「Preventive effects of CAA on 6-hydroxydopamine-induced dopaminergic dysfunction through potential inhibition of inflammatory responses in mice」, 박사학위논문, 경희대학교, 2008년
—「**고량강의 항염증 작용에 대한 연구**」, 구헌종 외, 대한본초학외, 2005년

건강한 몸,
생리가 보내는 신호를
놓치지 말아야 한다

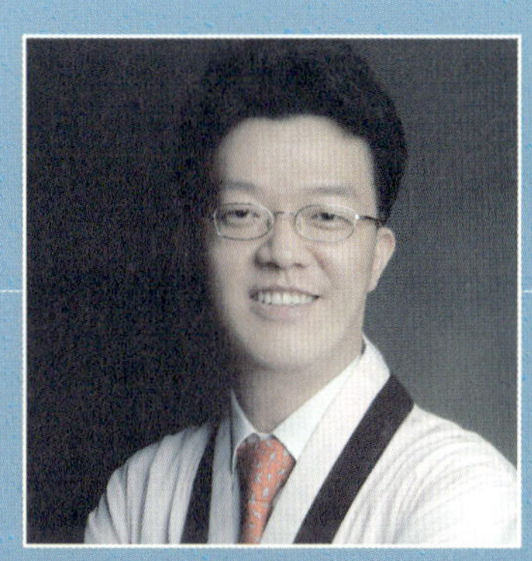

경희대학교 한의과대학 졸업
경희대학교 한의과대학원 한의학박사
경희대학교 외래교수
대한좌훈학회 회장
한방난소질환연구회 회장
대한예방한의학회 이사
http://www.bogung.com

박웅

경희보궁한의원 원장

생리를 통해 여성은 여성다워진다

여성의 신체는 성숙기에 이르면 생리를 하게 되는데, 일반적으로 초경 연령은 13~14세이지만 빠른 사람은 10세 무렵, 늦은 사람은 20세 무렵에 하기도 한다. 초경 시기는 일반적으로 따뜻한 지역일수록 빨라지고 추운 지방일수록 늦다. 그리고 도시가 시골보다 빠르고, 상류사회가 하류사회보다 빠르며 발육이나 영양 상태가 좋을수록 빠르다.

요즘은 생리대 광고가 TV에서도 많이 나오고 있고, 마트와 약국 등에서도 쉽게 생리대를 구입할 수 있다. 심지어 길에서 판촉용으로 사람들에게 생리대를 나눠주는 일도 흔하다. 하지만 과거에는 모녀지간조차도 생리에 관한 이야기를 자유롭게 나누지 못했다. 조선시대까지만 해도 딸이 생리를 시작하면 어머니는 딸에게 몰래 하얀 광목천을 건네주는 것이 전부였다. 생리를 시작함과 동시에 '생리는 감춰야 하는 부끄러운 일'이란 인식부터 배우게 되었던 것이다. 이처럼 여성들 스스로에게도 생리가 당당하게 인정받지 못했던 것은 그만큼 여성들이 차별받는 위치에 있었기 때문이다.

그러다 현대에 들어 여성의 사회적 지위가 향상되면서 생리에 대한 인식 또한 달라졌다. 미국, 유럽 등의 선진국에서는 이미 오래 전부터 초경을 시작하는 딸에게 부모가 초경 파티를 열어주는 문화가 있었다. 최근 한국에서도 딸이 첫 생리를 시작하면 축하의 의미로 케이크와 장미꽃을 선물하는 아버지들이 늘어나고 있다.

생리를 시작했다는 것은 소녀에서 성숙한 여성이 되기 위한 몸이 준비되었다는 의미를 갖는다. 그러므로 가족이 함께 기뻐하며 축하해주는 동시에 스스로의 몸을 지키고 관리할 때가 되었다는 것도 가르쳐 주어야 한다. 생리를 시작하게 되면 나이가 아무리 어려도 임신이 가능해지기 때문이다.

『동의보감』에서는 여성의 초경(初更)에 대하여 이렇게 적고 있다. "월경(月經)에 관계 있는 경락인 충맥(衝脈)과 임맥(任脈)은 모두 자궁인 포(胞)에서 시작되어 올라가니 이것은 기운이 흘러 다니는 경락의 바다이다. 한의학의 경전(經典)인 내경(內經)에서는, "여자가 14세가 되면 천계(天癸)가 이르러 임맥이 통(通)하고, 태충맥이 왕성해져 월경이 때가 되면 시작하므로 임신이 가능하다"고 하였다.

초경을 시작한 이후부터는 한 달에 한 번 생리를 하게 되는데, 생리 기간은 일반적으로 2~6일이고, 생리 주기는 생리 시작일부터 다음 생리 시작일까지 21일보다 짧거나 35일을 넘기지 않는 것이 좋다. 그런데 생리 주기가 규칙적이지 않으면 생리불순이라고 하여, 몸에 이상이 있어서 드러난 현상일 가능성이 있으므로 병원에서 정확한 원인을 찾아 그에 맞는 치료를 받아야 한다.

또『동의보감』에서는 생리불순을 '달거리가 고르지 못하다'는 의미로 '월후불조(月候不調)'로 표현하며 생리불순의 이유에 대해 이렇게 적고 있다.

"달거리가 고르지 못하면서 아프거나 열이 있는 것이 있으며, 달거리 날짜가 앞당겨지거나 늦어지는 것이 있다. 앞당겨지는 것은 열이 있기 때문이고, 늦어지는 것은 허하기 때문이다. 그리고 늘 아픈 것이 있고, 달거리 전후에 아픈 것이 있다. 늘 아픈 것과 달거리 전에 아픈 것은 혈이 몰렸기 때문이고, 달거리가 끝난 뒤에 아픈 것은 혈이 허하기 때문이다. 늘 열이 나는 것이 있고 달거리할 때만 열이 나는 것이 있다. 늘 열이 나는 것은 혈이 허하고 적(積)이 있기 때문이며, 달거리할 때만 열이 나는 것은 혈이 허하기 때문이다.”

현대의학에서는 생리불순의 대표적인 원인으로 스트레스를 꼽고 있다. 몸에서 프로게스테론 분비를 중단시켜 배란이나 월경이 일어나지 않는다고 보기 때문이다. 그 외에도 폐경이 가까워오거나 급격한 체중 변화, 영양 섭취에 이상이 있을 경우에도 나타나는 것으로 본다. 특히 감염이나 자궁용종, 자궁근종, 자궁암 등 자궁에 이상이 있을 경우에도 월경 주기가 불규칙해질 수 있으므로 열흘 이상 생리가 계속 되거나 생리의 양이 과도하게 많은 경우, 두 달에 걸쳐 계속 생리를 하지 않고 열이 동반될 때에는 반드시 의사의 진단을 받아봐야 한다. 요즘은 성적과 입시 스트레스 때문에 생리가 불규칙한 여학생들도 많은데 이 역시도 적절한 치료가 필요하다.

편리한 조치로 피임약으로 생리불순을 해결하는 경우도 있지만 원인을 해소하지 않고 임시방편으로 주기만 맞추다가는 치료 시기를 놓쳐 불임으로 이어질 수도 있다. 증상을 명확히 구별하고 원인 질환을 파악하여 이에 대한 치료를 받아야 한다.

다낭성난소증후군과 생리불순

생리불순의 원인으로는 스트레스, 갑작스런 체중 증가, 환경 또는 식습관의 변화, 과로, 갑상선 기능 이상 등을 꼽을 수 있지만 자궁, 난소에 이상이 있을 때에도 나타날 수 있다. 특히 다낭성난소증후군으로 인한 생리불순은 원인 치료와 함께 자궁의 문제를 바로잡아야 한다. 그냥 방치할 경우 생리불순뿐 아니라 불임으로까지 이어질 수 있으므로 치료 시기를 놓치면 안 된다.

최근 계속 늘어나고 있는 다낭성난소증후군이란, 난소를 두껍게 하는 난포

낭종에서 형성되는 낭종으로서 초음파 상에서 배란이 되지 못한 난포가 10개 이상 보이는 경우를 말한다. 난포는 난자를 싸고 있는 풍선과 같은 주머니인데, 난자를 자궁으로 내보내는 배란이 원활하지 않을 경우, 뚱뚱해진 난포는 난소 안에서 그대로 쪼그라들어 버린다. 그렇게 되면 생리를 건너뛸 가능성이 많아지는 것이다. 50% 이상의 환자들에게서 무월경이나 희발 월경 증상이 나타나며 남성화 현상이 나타날 수도 있다.

한의학적으로 다낭성난소증후군은 습담이 정체된 여성에게서 많이 발생한다. 자궁과 난소의 기능이 저하되고, 자궁이 냉하며 노폐물과 어혈로 인해 혈류 순환이 원활하지 않고, 여성의 혈이 모자라는 상황에서 많이 생긴다. 얼굴이 하얗고 신체의 기가 허냉한 여성에서 수분대사가 원활하지 못하여 담음이 형성되고, 이것이 자궁이나 난소 부위에 정체되면 난소가 제 기능을 하지 못하고 고장이 나는 것이다.

다낭성난소증후군은 특별한 통증을 유발하지는 않지만 배란이 되지 않기 때문에 생리 또한 없는 것으로, 불임의 가장 큰 원인이 되기도 한다. 생리불순 외에 다낭성난소증후군의 다른 증상으로는 다모증, 비만증, 통증을 동반하지 않는 자궁출혈, 호르몬의 불균형으로 나타난 여드름, 탈모 등의 증상이 있다.

치료로는 난소와 자궁의 기능을 강화해주는 것이 가장 중요하다. 그러기 위해선 담습으로 막힌 기운을 풀어주는 환제를 좌약으로 개발한 난소낭종용 보궁단을 쓴다. 보궁단 치료는 난소낭종의 성장과 발생을 억제하여 낭종을 제거하는 한편 자궁과 골반을 튼튼하게 해 재발을 막는데 효과적이다. 그리고 자궁을 따뜻하고 튼튼하게 하는 좌훈요법을 함께 사용한다. 이런 치료들을 통하여 체내에 정체된 습담이 풀어지면 난소의 기능이 회복될 뿐만 아니라 수분 대사도 원활해지기 때문에 소화도 잘 되고 부종도 개선되면서 살도 같이 빠지게 된다.

다낭성난소증후군에 의한 생리불순

27살의 대학원생 L씨는 수개월 전부터 생리를 하지 않아 마음에 걸렸지만 논문 작성과 취업 준비로 정신이 없어서 병원 방문을 차일피일 미루고 있었다. 그러다가 어느 날 TV 건강 프로그램을 보다가 생리불순을 제때 치료하지 않으면 불임으로 이어질 수도 있다는 설명을 듣고는 부랴부랴 산부인과를 방문했다고 한다.

L씨는 그때 다낭성난소증후군이라는 진단을 받았다. 처음 병명을 들었을 때에는 용어조차 생소해서 혹시 큰병은 아닌가 하고 가슴이 철렁 내려앉았었다. 더욱이 결혼도 하지 않았는데 아이도 낳지 못하는 건 아닌가 앞이 캄캄했다. 병원에서는 치료법으로 낭종 적출술과 호르몬 요법을 권했다. 하지만 미혼인데 난소 관련 수술을 한다는 것이 상당히 부담스러웠다. 수술 없이 치료할 수 있는 방법을 찾아보다가 난소 질환에 한방 치료 결과가 좋다는 말을 듣게 된 것이다. 경직된 표정으로 진료실을 들어서는데 마치 죽을 날이라도 받아 놓은 사람 같았다.

"원장님, 저 아직 시집도 못 갔는데 어떻게 수술을 하겠어요? 제발 수술 없이 고쳐주세요."

마냥 불안해하는 L씨를 진정시킨 뒤 맥을 짚고 배를 눌러 복진을 해보니 자궁이 허냉하면서 담음이 쌓여 하체가 부어 있다는 걸 알 수 있었다. 치료를 위해 허냉한 자궁을 일단 풀어주기 위하여 보궁단과 함께 체력을 증강시키고 면역력을 키울 수 있는 탕약을 처방해 주었다. 3개월의 치료 기간을 거친 후 L씨는 다시 정상적으로 생리를 하게 되었다. 고민을 해결한 L씨는 다시 공부에 몰두한 결과 논문도 통과되었고 원하던 기업에 취업도 할 수 있었다.

다낭성난소증후군에 의한 생리불순

22살의 K씨는 대학에 들어간 이후 자신도 모르는 사이에 점점 체중이 늘어갔다. 지방에 있는 집을 떠나 서울에서 혼자 자취를 하게 되면서 불규칙한 식사와 학업 스트레스 때문에 폭식하는 습관이 생긴 것이다. 살이 찌자 점점 움직이는 게 귀찮아지면서 건강도 나빠졌다. 늘 몸이 무거우면서 피로감을 느꼈다. 그리고 생리를 거르게 되는 때가 점점 많아졌다. 그러던 차에 친구가 얼마 전에 건강검진을 갔다가 자궁내막증 진단을 받고 수술을 한 일이 있었다. 그걸 보면서 자신의 건강이 염려된 K씨는 방학 때 고향 어머니와 함께 건강검진을 받으러 갔다가 다낭성난소증후군이라는 진단을 받았다.

단순히 살 때문에 몸이 안 좋아졌다고 생각했던 K씨는 난소에 병이 있다는 의사의 말을 듣자마자 차후에 있을 임신 걱정을 하지 않을 수가 없었다. 여기저기 수소문을 한 끝에 우리 병원에 찾아오게 된 것이다. 진료를 해보니 K씨는 대부분의 다낭성난소증후군 환자들처럼 몸에 전반적으로 습담이 정체되어 있었고, 수분대사가 활발하지 못하여 맥도 활기차지 못했다. 약을 복용하면서 운동을 꾸준히 하고 생활습관을 개선해줘야 치료 효과가 좋다고 당부하자 K씨는 다음 날부터 운동을 시작하였다. 습담을 풀어줄 수 있는 탕약과 함께 난소의 기능에 도움을 주는 보궁단을 처방하였다. 그 결과 체중이 줄면서 다낭성난소증후군도 치료되고 예전처럼 규칙적으로 생리를 하게 되었다.

치료 사례 다낭성난소증후군에 의한 생리불순과 불임

28세인 N씨는 처음 한의원에 내원할 당시 163cm에 70kg였다. 특히 복부가 33인치로 상당한 복부비만 체형이었으며 체지방률도 상당히 높았다. 그런데 N씨가 병원을 찾은 이유는 체중감량 때문이 아니라 불임 때문이었다. 결혼한 지 5년이 되도록 임신이 되지 않았던 것이다. 평소 생리불순도 잦아서 양방병원에서 불임 검사를 했더니 다낭성난소증후군이라는 진단을 받았다는 것이다. 그런 N씨에게 "우선 살을 빼도록 합시다"했더니 눈을 동그랗게 뜨면서 "원장님, 전 임신이 안 되어서 온 거지 살 빼려고 온 게 아닌데요?"했다. 그래서 차근차근 그 이유를 설명해 주었다.

비만은 불임의 원인으로 특히 복부비만은 임신을 더욱 어렵게 한다. 한의학에서는 비만을 음양의 균형이 깨진 상태로 보며 특히 복부비만은 복부에 습담(노폐물, 지방)을 많이 생성하게 하여 허열을 발생하게 하는 주범으로 꼽는다. 이러한 습담으로 인한 허열으로 인해 땀이 나거나, 얼굴이 붉어지기도 하며 숨이 차기도 한다. 이렇게 음양의 균형이 깨진 상태에서는 남성 호르몬이 과다 분비되거나 배란이 잘 일어나지 않게 된다. 양의 기능이 항진되어 임신과 관련된 여성의 기능을 제대로 수행할 수 없게 되는 것이다. 이 환자처럼 다낭성난소증후군과 함께 체중이 늘고 복부비만이 되면 생리불순뿐 아니라 불임으로까지 나타나게 된다.

N씨의 경우, 이십대 초반 직장생활을 시작하면서부터 스트레스를 많이 받아온 데다 운동량은 매우 적다 보니 습담과 허열이 발생하여 체중 증가와 함께 다낭성난소증후군, 불임으로까지 이어진 것이다. 치료를 위해서 체내에 축적된 습담을 효과적으로 배출시키기 위해 보음(補陰), 즉 여성적인 기운을 더해주어 허열과 습담을 제거하는 탕약을 처방하였다. 한 달 후 김씨는 가슴 두근거림, 불면, 허열 등의 증상이 많이 완화되었다. 이어 유산소 운동 1시간과 좌훈을 병행하도록 한 결과, 2개월 후에는 체중을 7kg 감량하였고 꾸준히 보임환 등 임신을 돕는 환제를 복용한 결과 다낭성난소증후군의 치료와 함께 5개월 후 임신 소식을 들을 수 있었다.

모든 여성이 생리통을 겪는 건 아니다

생리통은 생리를 시작하기 전이나 생리 진행중 혹은 생리가 끝난 이후까지도 하복부나 허리 등에 통증이 생기는 것을 말한다. 주 증상으로는 배꼽 주위와 아랫배에 경련성 통증이 일어나는 것이며, 그 외에 구역질과 구토, 식욕 감퇴, 두통과 무기력감을 호소하는 등의 전신 증상이 동반되는 경우가 많다.

생리통은 생리를 하는 여성의 50% 이상이 경험하는 가장 흔한 부인과 질환이다. 특히 이중 10~20%의 여성은 통증의 정도가 심해 여학생의 경우 정상적인 학교생활이 어려울 정도이고 성인들도 사회생활에 많은 장애가 있다. 여대생들의 생리통으로 인한 결석이 빈번해지자 국내 일부 대학들에서는 아예 몇 년 전부터 생리기간 중의 결석을 출석으로 인정해주는 '생리 공결(公缺)제'를 도입하고 있다. 그만큼 생리통은 여성들에게 견디기 힘든 고통이다.

일반적으로 생리통에는 두 가지 종류가 있다. 특별한 질병이 없이 발생하는 원발성 생리통과 골반 내의 어떤 문제로 인해 발생하는 속발성 생리통이다. 원발성 생리통은 골반이나 자궁 내에 특별한 질환이 없으면서 통증이 유발되는 것으로, 보통 배란주기와 더불어 나타나고 월경이 시작하기 전이나 시작한 직후부터 시작하여 1~3일 정도 증세가 계속되기도 한다. 보통 초경이 있은 지 1~2년 이내에 나타나는데, 무배란성 월경이 끝나고 배란성 월경이 확립되는 시점에 나타나고 있다.

반면에 속발성 생리통은 초경 후 수년이 경과한 후에 생기는 것으로 무배란성 생리에서도 발생한다. 골반 내 근원적 병변이 존재하여 유발되는 생리통으로서, 주로 자궁근종, 자궁내막증, 자궁경관협착증, 골반염, 처녀막 폐쇄, 생리혈 역류, 선천적 자궁 기형, 성병, 호르몬 이상, 자궁내 피임 장치 등이 원인이 된다.

생리통은 나이가 들거나 임신과 출산을 경험하게 되면 약해지기도 하지만 반드시 낫는 것은 아니다. 흔히 진통제를 복용하지만 근본적인 치료 방법이 아니므로 오히려 진통제의 복용량과 횟수만 점점 늘어나게 될 뿐이다. 생리통을 완화시키기 위해서는 생활습관을 바르게 하고, 자신의 체질과 몸 상태에 알맞은 한방 치료를 병행하는 것이 좋다. 무엇보다도 스트레스를 최대한 줄이고, 찬 음식은 자제하며 몸에 꽉 끼는 옷을 피하는 것이 좋다. 평소에 몸을 차갑지 않게 하고, 좌훈 등을 통해 하복부를 따뜻하게 해주는 것이 도움이 된다.

❖ 생리통의 원인

1. 호르몬의 영향

자궁 내막에서 분비되는 프로스타글란딘은 자궁 근육 수축을 촉진시켜 생리혈을 밖으로 내보내는 일을 한다. 그런데 이 물질이 정상인 경우보다 많이 분비되면 자궁 근육이 축소되어 국소 빈혈을 일으키고 그 결과로 통증이 오게 된다. 그리고 류코트리엔이라는 화학물질은 자궁에 있는 통각 섬유의 예민도를 증가시킨다.

2. 몸이 차가운 경우

한방에서는 풍한(風寒)이라고도 하는데, 체질적으로 몸이 차거나 차가운 기운이 침입해 충분한 영양공급과 혈액순환이 제대로 되지 못하여 하복부와 손발이 냉할 때에 생리통이 유발된다. 이런 경우에는 몸을 따뜻하게 해주는 치료가 필요하다.

3. 어혈이 뭉친 경우

몸에 어혈이 뭉친 경우 평소에도 허리가 자주 아프거나 생리를 할 때 덩어리가 함께 나오곤 하는데 이런 경우에는 점점 생리양이 많아지는 동시에 어혈이 덩어리로 나오면서 증상이 감소되는 경우도 있다. 반대로 생리의 양이 적고 덩어리가 전혀 없는 경우엔 통증이 매우 심할 수도 있다.

4.정신적 건강

신경을 많이 쓰거나 스트레스가 심하면 몸의 혈액순환, 기의 순환이 원활하지 않아 자궁으로도 기가 잘 흐르지 않아서 생리통이 생기는데, 한의학에서는 이를 기체(氣滯)라고 한다. 심리적 요인 등으로 간의 기운이 제대로 소통하지 못하여 혈액의 흐름을 방해하는 경우이다.

5. 약한 기운

몸에 기운이 없는 경우 자궁벽이 무너질 때 불순물들이 잘 배출되지 못하여 통증이 나타나는 경우이다. 이런 경우 환자들은 밑이 아래로 빠지는 듯한 통증을 호소한다.

6.신체적 결함

신체적으로 자궁이 뒤로 굽은 경우 생리통이 나타나기 쉽다. 이런 경우 가장 좋은 치료 방법은 운동과 스트레칭을 통해 자궁의 위치를 바로잡아주는 것이다.

7. 원인 질환이 있는 경우

자궁근종, 자궁내막증, 자궁경관협착증, 골반염, 처녀막 폐쇄, 선천적 자궁 기형, 생리혈 역류, 성병, 호르몬 이상, 자궁 내 피임장치 등과 같이 원인 질환이 있는 경우이다.

8. 그 외에 급격한 체중증가나 무리한 다이어트, 당뇨, 과로, 만성질환 등이 통증에 대한 민감도를 높여 심한 생리통을 유발할 수 있다.

❖ 한방에서의 생리통의 분류

한방에서는 생리통을 그 원인에 따라 한습응체형, 기혈허약형, 간신휴손형, 기체혈어형 등으로 분류하고 있으며 환자의 조건과 유형에 따라 치료법이 조금씩 다르다.

(1) 한습응체형(寒濕凝滯形)

한습(寒濕)으로 충임경(衝任經)의 혈(血)이 울체(鬱滯)되어 발생하는 생리통으로, 생리 시작 전이나 생리 중 통증이 특히 심한 경우다. 아랫배와 손발이 차고 얼굴색이 창백해지며 생리 전에는 몸살을 동반한다. 이때에는 차가운 것을 피하고 몸을 따뜻하게 보하면 증상이 호전된다. 기체활어(氣滯活瘀)의 방법으로 치료한다.

(2) 기혈허약형(氣血虛弱形)

기혈이 허하고 약해서 발생하는 생리통으로, 생리가 끝나고 난 뒤 혹은 생리 중간에 오는 통증이다. 아랫배를 밑으로 끌어내리는 듯한 느낌이 들면서 아프고 어지럼증을 동반하는 경우이다. 평소에 소화가 잘 안 되거나 식곤증이 많은 사람이 주로 해당된다. 한방에서는 몸에서 피를 만들어 내는 조혈작용을 돕고 기를 돋우는 보혈익기(補血益氣)의 방법과 생리를 조절하고 통증을 없애는 '조경지통(調經止痛)'의 처방을 쓴다.

(3) 간신휴손형(肝腎虧損形)

간음(肝陰)과 신음(腎陰)이 모두 허해져서 발생하는 생리통으로, 생리가 끝난 뒤에도 아랫배가 은근하게 아프고 월경색이 연하며 허리가 시린 경우에 해당된다. 심하면 어지럼증에 귀가 울리는 증상까지 동반한다. 치료법으로는 신장을 보하는 보신양혈(補腎凉血), 간을 다스려 생리를 조절하고 통증을 없애는 조간완통(調肝緩痛)의 처방을 쓴다.

(4) 기체혈어형(氣滯血瘀形)

기기(氣機)가 조체(阻滯)되었거나 섬좌(閃挫), 외상(外傷) 등으로 기혈(氣血)이 손상됨으로써 기(氣)가 몰린 지 오래 되어 생긴 어혈(瘀血)에 의한 생리통으로, 생리 시작 하루나 이틀 전에 배, 유방, 옆구리에 팽창하는 듯한 통증을 느끼는 것이 특징이다. 또한 대부분 검붉은 사혈 덩어리나 막같이 생긴 덩어리가 나오기도 하는데, 그 덩어리들이 배출되면 통증이 줄어들기도 한다. 활혈화어(活血化瘀)로 혈의 흐름을 활성화시키고 어혈(瘀血)을 제거하거나, 이기행체(理氣行滯)로 기를 소통시켜 체한 것을 풀어주는 치료법이 효과적이다.

❖ 생리통의 치료

한방에서는 기본적으로 생리통이 인체 내의 노폐물로 인해 혈액과 장부가 탁해져서 발생한다고 본다. 체내에 노폐물이 많아 생리가 탁해지고 온몸에 다양한 증상이 동반된다는 것이다. 생리통의 유형과 증상이 다양하지만 기본적으로 생리통에 대한 치료는 자궁을 따뜻하게 보하고 자궁 내 혈액순환을 촉진시켜 주는 것이 중요하다. 생리통용 보궁단의 좌약요법, 좌훈요법, 약물요법, 침과 뜸 요법 등을 통해 자궁을 따뜻하게 하고 배란을 촉진시켜 통증을 완화시킨다.

(1) 생리통용 보궁단 치료

생리통용 보궁단은 특별한 질환이 없이 생리통이 있는 환자의 경우에 사용된다. 기질적인 질환으로 생리통이 생긴 환자의 경우에는 먼저 기질적인 질환을 치료한 후에 보궁단을 사용하는 것이 좋다. 생리통용 보궁단은 생리통을 줄일 뿐 아니라 생리혈의 배출과 원활한 혈액순환을 도움으로써 평상시 자궁 건강을 지키는 데 도움을 준다. 즉, 생리통을 치료할 뿐만 아니라 자궁질환을 예방하는 효과도 크다. 따라서 생리통용 보궁단은 특별한 질환이 없더라도 평상시 건강한 생리와 자궁질환의 예방을 목적으로 사용하면 좋다.

(2) 좌훈요법

한의학에서 훈증법에 해당하는 것으로 약물을 물에 끓여서 수증기를 쐬는 방법이다. 여성기 깊숙한 곳에 한약재의 김이 스미게 하여 자궁 질환을 치료할 수 있을 뿐만 아니라 여성호르몬의 분비를 돕는다. 약 기운이 풍부한 뜨거운 김은 강한 살균력을 지니고 있어 환부나 여성기관에 직접 영향을 미쳐 좋은 효과를 볼 수 있다. 한의학에서는 생리통의 원인을 자궁 및 난소의 월경 기전을 조절하는 충맥과 임맥의 기혈순환이 균형을 잃어서 일어난다고 설명하고 있다. 특히 10대를 비롯한 미혼여성의 생리통은 생식기의 염증이나 종양 혹은 자궁내막증 등 기질적 병변을 동반하지 않는 원발성 생리통이 대부분으로, 자궁을 흐르는 기혈이 원활하게 소통되지 않아서 유발되는 것으로 보고 있다. 자궁을 흐르는 기혈이 원활하게 소통되지 않는 원인은 주로 어혈, 한기, 습기인데 이때 회음에 좌훈을 하게 되면 이러한 원인들이 근본적으로 제거되면서 충맥과 임맥의 기혈 소통이 원활해진다. 따라서 보궁단을 좌훈과 함께 병행하면 효과가 배가된다. 이때 좌훈용 약재도 역시 생리통에 맞추어져 생리통을 치료할 수 있는 약재를 사용하게 된다.

(3) 한약요법

한의학에서는 생리통을 단순히 증상만으로 파악하지 않고 그 증상이 환자의 전체적인 유형에 어떻게 부합하는지 살펴 그 증상이 표현하는 속성을 파악한다. 그리하여 생리통이라는 문제가 나타나게 된 환자의 신체적, 정신적 환경과 환자에게 나타나는 모든 증상과 징후들이 서로 어떤 관계를 가지고 발현되고 있는지 전부 살핀 다음, 같은 병명일지라도 각각 환자에게 맞게 다른 방식으로 제조된 탕제로 치료한다.

(4) 이밖에도 필요한 경우에 뜸, 침, 부항요법 등을 함께 사용하여 치료한다.

10대 때부터 진통제로 다스린 생리통

27세의 O씨는 10대 때부터 생리통으로 진통제를 복용해 오다 나날이 심해지자 혹시 자궁에 이상이 있는 것은 아닌가 하는 우려로 한의원을 찾아 왔다. 일상생활이 어려울 정도의 심한 생리통과 함께 허리 통증과 빈혈, 어지럼증, 어깨 결림, 탈모 등의 증상이 동반되어 복합적인 치료를 요하는 심각한 상태였다.

진료 후 체질과 증상에 맞게 처방된 탕약, 생리통용 보궁단, 좌훈 치료를 병행하였다. 치료 후 한 달 즈음부터 허리 통증이 줄어들기 시작하여 약 석 달간의 치료 후에는 70% 이상 통증이 감소하였다. 그 과정에서 생리혈이 맑아지고 불쾌한 냄새가 없어졌으며, 소화불량 및 배변장애 증상이 개선되었다. 물론 어지럼증을 동반한 두통 증상 또한 거의 없어졌으며, 고질적이었던 어깨 결림 증상도 80% 이상 호전되었다. 이후

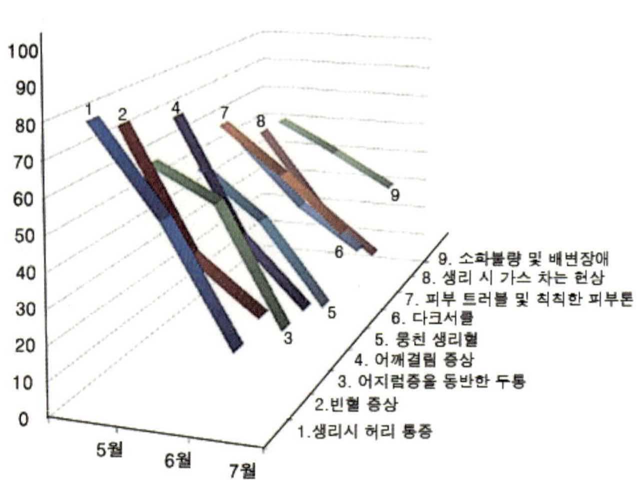

치료 기간에 따른 환자의 생리통 증상과 완화도를 수치화

한 달 정도의 기간이 지나자 O씨는 "원장님, 이제는 생리 기간에도 자유롭게 움직이고 활동할 수 있어요!"하며 만족해 하였다.(2010년 5월~2010년 7월)

치료 기간에 따른 환자의 생리통 호전 상태

5월	6월	7월
생리시 허리통증	30% 이상 호전됨	70% 이상 호전됨
빈혈증상	50% 이상 빈도가 낮아짐	80% 이상 빈도가 낮아짐
어지럼증을 동반한 두통	30% 이상 통증이 완화됨	거의 없어짐
어깨결림 현상	50% 이상 호전됨	80% 이상 호전됨
뭉친 생리혈	생리혈이 맑아지기 시작	거의 없어짐
다크써클	25% 이상 호전됨	50% 이상 호전됨
피부트러블 및 어두운 피부톤	트러블이 줄어들고 피부톤이 맑아지기 시작	50% 이상 호전됨
생리 시 가스가 차는 증상	50% 이상 빈도가 낮아짐	거의 없어짐
소화불량 및 배변장애	25% 이상 빈도가 낮아짐	60% 이상 빈도가 낮아짐

잦은 야근과 스트레스로 생리불순 동반

치료 사례 29세의 K씨는 반복되는 생리불순과 한 번 시작하면 계속 되는 생리통 때문에 한의원을 찾아 왔다. 초경 이후 규칙적인 생리주기를 유지했었는데, 최근 5년 사이 직장생활을 하면서 잦은 야근과 스트레스로 인해 생리가 1년에 3~4번 있을 정도로 줄었다고 했다. 피임약 복용과 산부인과에서 호르몬 주사를 맞아도 증상이 나아지질 않자 한방 치료를 결심하고 한의원을 찾은 것이다.

K씨는 고질적인 생리불순과 함께 수족냉증과 아랫배의 통증, 변비 증상을 호소하였다. 몇 가지 간단한 검진 및 진료 결과 자궁을 보하며 기력을 상승시켜주는 탕약, 좌훈, 침 치료를 병행하였다. 치료 후 약 한 달 후부터 다시 생리가 시작되었으며 심했던 생리 때 허리 통증이 줄어들기 시작하였다. 변비와 수족냉증 또한 절반 이상 감소하기 시작했다. 치료 석 달 후부터 생리 주기가 거의 정상에 가깝게 돌아왔으며 여드름 및 피부 트러블이 눈에 띄게 호전되었다. 또한 평소 동반되었던 만성피로 증상이 개선되어 활기찬 생활로 돌아갈 수 있었다.(2010년 4월~2010년 7월)

치료 기간에 따른 환자의 생리통 증상과 완화도를 수치화

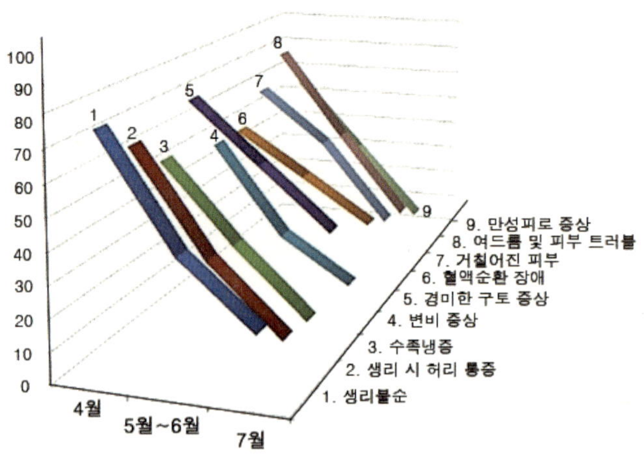

치료 기간에 따른 환자의 생리통 호전 상태

4월	5~6월	7월
생리불순	생리 주기가 짧아지기 시작	생리주기가 30~35일로 변경
생리 시 허리통증	통증이 약 50% 이상 감소됨	통증이 약 80% 이상 감소됨
수족 냉증	완화되기 시작	약 70% 이상 감소됨
변비 증상	완화되기 시작	약 50% 이상 감소됨
경미한 구토증상	호전되기 시작	완화
혈액순환 장애	호전되기 시작	약 50% 완화됨
거칠어진 피부	윤택해지기 시작	호전 됨
여드름 및 피부트러블	약 30% 이상 호전됨	약 70% 이상 호전됨
만성피로 증상	완화되기 시작	완화

❖ 생리통 예방을 위한 생활 수칙

1. 청결에 주의한다.

생리용 패드는 반드시 부드럽고 흡수력이 좋은 것을 사용하며 자주 교체한다. 만약 천으로 만들어진 것이라면 소독과 세탁에 각별히 신경 쓰고, 생리기간 중 샤워나 마찰욕은 좋지만 좌욕은 하지 않는 것이 좋다.

2. 규칙적인 운동을 한다.

운동은 정신을 안정시키고 혈액순환을 도와주므로 조깅이나 줄넘기, 윗몸 일으키기 등 간단한 운동을 꾸준히 하는 것은 생리통을 점차적으로 완화시키는 데 효과적이다. 또한 근육의 탄력을 증가시키고 골반을 강화하여 통증을 줄여준다.

3. 몸을 따뜻하게 한다.

생리통엔 하복부를 따뜻하게 하는 것이 매우 좋다. 이는 골반강으로 가는 혈류를 늘려주기 위한 것으로서, 자궁 수축을 완화시키는 데 도움이 된다. 반대로 찬물로 샤워를 하거나 바닥에 그냥 앉는 것은 좋지 않다. 또한 평소에 찬 바람과 비를 맞지 않도록 한다.

4. 편안한 옷을 입는다.

꼭 조이는 바지를 입으면 혈액순환이 잘 되지 않는다. 생리통이 심할 경우에는 편안한 옷을 입어 혈액순환을 원활히 하도록 해야 한다. 그리고 조이는 옷은 생리혈 냄새를 더욱 강하게 만들어 주기도 한다.

5. 균형 잡힌 식사를 한다.

비만하거나 너무 마르면 생리통이 더 심해진다. 비타민C가 풍부한 과일 야채들과 육류, 간, 계란 노른자, 미역 등이 좋은 식단이다. 그러나 카페인은 생리통을 악화시키고 생리 기간과 양을 늘리며, 과도한 카로틴은 난소의 배란 기능을 떨어뜨리므로 당근을 너무 많이 먹지 않는 것이 좋다.

6. 그 외 충분한 수면을 취하고 정신적 긴장이나 스트레스를 피하며, 전자파를 주의하는 것도 생리통을 예방하는 데에 도움이 된다.

—「Rehmannia Radix(RR) Extracts Inhibit IGF-II Induced VEGF and HIF-1α Expressions in HaCaT Keratinocyte Cells」, Kor. J. Oriental Preventive Medical Society, 2008

—「The anti-obesity effects of Gagam-Taeeumjowitang on Diet-induced obesity C57BL/6J mouse model」, Kyunghee Univ., 2010

—「Study on Sasang constitutional medical distributions of 258 patients with uterine myoma who underwent ultrasonography」, J. Korean Oriental Med., 2012

—『자궁근종 바로알기』, 공저, 책나무, 2012년

중년과 노년의 여성들을 괴롭히는 관절염

지금처럼 가사노동을 대신해주는 가전제품이 발달하지 않고 입식 위주의 문화도 아니었던 과거엔 여성들이 오랫동안 쪼그리고 앉아 있거나 허리를 구부려야 하는 일이 많았다. 특히 가혹한 시집살이에 시달리며 다산을 하였던 지금의 장년기와 노년기 여성들의 관절은 매우 나쁘다. 예부터 우리나라 할머니들의 "온몸이 쑤시는 거 보니 비가 오려나 보다, 빨래 걷어라"와 같은 흔한 대사는 그런 배경에서 나온 셈이다.

통계청에 의하면 국내 관절염 환자는 남성보다 여성이 5~6배나 더 많다. 그럼에도 별 뾰족한 치료법이 없던 20~30년 전만 해도 증상이 심해져서 관절이 변형되어도 참고 사는 수밖에 없었다. 통증이 워낙 심하다 보니 '오래 된 관절염에는 호랑이와 고양이 뼈를 먹으면 좋다'는 터무니없는 민간요법을 따라하는 사람들도 있었다. 높은 곳에서 떨어져도 착지가 안정적인 호랑이나 고양이의 관절을 닮고 싶은 바람에서 만들어진 속설 때문이었다.

그만큼 관절염 전문의가 부족했고 사람들 인식 자체도 치료가 필요한 질환이라는 생각보다는 나이가 들면 오는 노화 증상의 하나라는 생각이 지배적이었다. 그런 환자들에게 치료 의지를 갖게 하는 것이 중요했다. 관절염은 한 번 발생하며 어떠한 치료방법을 쓰더라도 완치되는 병이 아니기 때문에 환자의 통증을 줄여주고 관절염의 진행을 늦추고 기능장애를 최소화하여 삶의 질을 높여주는 것이 관절염 치료의 목적이다. 개원 초부터 지금까지 꾸준히 국내외의 새로운 치료법을 찾아 연구하고 고가의 첨단 장비들을 구입하는 건 그 때문이다.

환자와의 소통도 중요한 치료 과정 중 하나이다. 치료 이전에 자신이 왜 아픈 건지, 생활의 어떤 부분들을 바꾸면 통증이 줄어들 것인지, 시도하는 치료법의 원리는 무엇인지를 충분히 설명해줄 필요가 있다. 통증의 강도는 큰데 도대체 왜 아픈지 이유를 모르니까 더 불안하고 고통스러울 수 있다. 통증에 오래 시달린 사람들 중에 우울증이 생기는 이유도 거기에 있다. 몸이 아프면서 그 원인을 모른 채 앞으로 얼마나 더 아프게 될지 막연한 두려움에 사로잡히면서 마음에도 병이 생기기 때문이다. 그래서 몸을 치료하기 이전에 환자의 마음을 평안하게 해주려는 노력이 수반되어야 한다. 최근에는 관절염에 대한 새로운 치료제와 첨단기기들이 계속 개발되고 있어서 치료 효과도 매우 좋다. 치료 방법이 다양해졌다는 건 그만큼 환자에 대한 맞춤 치료가 가능해졌다는 것이다.

여성들에게 많이 나타나는 대표적인 관절염은 다음과 같다.

1. 관절의 손상과 퇴행으로 오는 '퇴행성 관절염'

관절의 연골은 관절 움직임에 따라 영양분을 빨아들이는 동시에 대사물질을 배출시키는 일을 한다. 그런데 규칙적인 관절의 움직임이 없거나 비정상적으로 관절에 부하가 걸리면 연골은 충분한 영양공급을 받지 못해 연골과 인대 등에 손상이 발생하고 염증과 통증이 생기는 퇴행성 관절염이 생긴다. 이미 관절염이 어느 정도 진행돼 관절의 연골이 완전히 닳아 뼈끼리 부딪치기 시작했다고 하더라도 적당히 운동을 해주면 관절이 부드러워져 통증을 줄일 수 있다. 대표적인 치료법으로는 물리치료, 약물요법, 운동요법을 시행하고 있으며 추가적으로 연골영양주사, 인대강화주사, 체외충격파 치료, 고주파 신경차단술을 시행한다. 최근에는 더 효과적인 방법으로 관절염 진행을 억제하고 통증을 획기적으로 줄이며 연골 재생 효과가 있는 줄기세포 치료를 시행하고 있다.

2. 자가면역질환인 '류머티즘 관절염'

류머티즘 관절염은 환자 중의 70% 이상이 여성일 정도로 여성들에게 빈번하게 나타나는 질환이다. 다발성 관절염을 특징으로 하는 원인불명의 만성염증성 질환으로 초기에는 관절을 싸고 있는 활막에 염증이 발생하지만 시간이 지날수록 주위의 연골과 뼈로 염증이 퍼져나가 관절의 파괴와 변형을 초래하게 된다. 대개 류머티즘 관절염과 골 관절염을 혼동하기도 하는데, 일반적으로 골 관절염은 무리하게 관절을 사용하거나 노화되어 오지만, 류머티즘 관절염은 면역체계의 혼란으로 자기 몸의 정상적인 세포를 적군으로 오인하여 공격하고 파괴함으로써 생기는 자가면역질환의 일종이다. 따라서 골 관절염이 50세 이상의 남녀에게 나타나고 관절 외에 다른 증상이 나타나지 않는 것에 비해, 류머티즘 관절염은 30~50대 여성에게 많이 나타나며 권태감과 피로, 미열, 체중감소와 같은 초기 증상이 있다.

치료로는 약물요법을 위주로 하나 약물은 장기복용으로 오는 위장관계 계통의 여러 합병증을 유발한다. 그래서 이런 한계와 부작용을 줄이기 위해 봉독요법을 시행한다. 봉독은 우리 몸에서 생성되는 천연 호르몬과 비슷한 성분이어서 봉독요법 초기에 잘 적응하면 부작용 없이 좋은 효과를 볼 수 있다.

3. 무릎 관절 사이에 있는 '반월상 연골' 파열

반월상 연골이란, 무릎 관절 사이에 위치하는 섬유성 연골로서 C자 모양의 반월처럼 생기고 관절 내측과 외측에 각각 한 개씩 위치하고 있는 것으로 '무릎 관절 반달' 또는 '반달 연골'이라고도 한다. 관절의 충격을 흡수해주고 관절에 가해지는 압력을 분산시켜 관절 연골을 보호하고 관절액을 골고루 분산시켜 주는 기능을 한다. 점프나 급정거 및 갑작스런 방향 전환, 미끄러짐 등에 의해 파열되거나 외부 힘에 의해 무릎 관절이 뒤틀리거나 전후좌우로 심하게 꺾이는 경우 또는 나이가 들어감에 따라 연골 자체의 퇴행성 변화로 손상되기도 한다. 대부분 관절 내시경을 통해 치료가 가능하며 반월상 연골의 가장자리가 손상된 경우 꿰매주는 봉합술, 반월상 연골 안쪽의 손상 상태가 복잡하거나 퇴행성 변화가 생길 때에는 연골판 모두를 절제해주는 절제술, 인조 연골판을 이식해주는 연골판 이식술이 있다.

4. 무릎뼈가 닳거나 약해져서 오는 '무릎 연골 연화증'

무릎 연골 연화증은 단단해야 할 무릎뼈의 관절 연골(물렁뼈)이 약해지는 질환으로, 환자의 70%가 여성으로 가사활동 때 잘못된 자세에서 오는 원인이 가장 크며 과체중이나 잘못된 움직임(또는 운동), 무릎에 무리가 갈 만큼의 걷기도 영향을 준다. 연골에 단순히 부종이 있는 단계에서 진행되면 연골 두께 전체에 균열이 가고 손상이 생길 수 있다. 가벼운 연골 연화증은 2~3개월 정도 휴식을 취하면 간단하게 치료되지만 심할 경우 연골 손상, 연골판 파열, 퇴행성 관절염 등을 초래한다.

5. 밤잠을 깨우는 어깨 주위 통증 '오십견'

오십견은 어깨 주위의 힘줄이나 인대의 염증과 유착으로 인하여 어깨 관절의 운동이 제한되며 통증이 심각한 질환으로, 50세 즈음하여 많이 나타난다고 해서 오십견이라고도 부른다. 밤에 통증이 심해지고 만성적으로 어깨 관절의 통증과 운동성이 저하된다. 어깨 주위 통증의 대표적인 질환이 오십견이지만 실제로는 오십견이 아니면서 통증을 유발하는 질환이 더 많다. 대표적으로 석회성 건염, 견봉하 윤활낭염, 이두박 건염, 어깨 충돌증후군 등이 있는데 이런 질환에 대해서 나는 환자들의 이해를 위해 '오십견 사촌'으로 분류해 설명하고 치료하고 있다. 이런 질환들은 진단만 정확하게 되면 오십견보다 치료가 잘 되기 때문에 환자들에게 반응도 좋다. 모든 어깨 통증은 이처럼 얼마나 많이 관심을 갖고 환자의 상태를 파악하고 거기에 맞는 정확한 치료를 결정하는지에 따라 치료 결과가 달라진다.

치료로는 약해진 인대와 힘줄을 강화시키고 염증을 없애주는 체외충격파 치료를 해주며, 어깨의 질환이 경추와 요추 등의 자세 이상으로 낫지 않고 오래 지속된 경우에는 척추, 골반, 어깨의 도수 치료를 통하여 척추 전체의 밸런스를 잡아주면 치료 효과가 상승되어 치료기간을 단축시킬 수 있다.

척추 통증의 시작을 알리는 적신호, 요통

여성이 임신을 하게 되면 점점 늘어나는 태아의 무게로 인해 출산 전까지 척추에 무리가 가게 된다. 출산을 한 뒤에는 수년 간 빈번하게 아기를 안고 업게 되면서 허리에 무리가 간다. 동시에 평생 하게 되는 크고 작은 가사노동은 허리와 척추에 자극을 줄 수밖에 없다. 출산과 함께 나이가 들면서 체중이 늘어나면서 이 역시 척추에 무리가 된다. 여성의 허리가 안녕할 수 없는 이유는 이처럼 매우 많다.

사람이 서 있을 때 가장 중력을 많이 받는 곳이 허리 척추의 아래 부분과 무릎이다. 갑자기 체중이 증가한 사람에게서 척추 디스크의 발생률이 높은 건 그 때문이다. 체중이 늘면 그 무게로 인해 디스크가 더 많이 튀어나오게 되고, 척추를 받치고 있는 근육이 약해지면 척추만으로 몸을 지탱하게 되어 더욱 척추에 무리가 가므로 척추 디스크가 악화된다. 그러면서 디스크 신경이 붓거나 염증을 일으키게 되고 허리와 다리에도 통증이 나타날 수 있다. 과도한 스트레스, 장시간의 컴퓨터 작업, 잘못된 자세, 갑자기 심한 운동을 하다가 허리를 다치는 등등의 이유로 전체 인구의 약 80% 이상이 일생 중 한 번 이상은 요통을 경험할 정도로 흔하게 나타난다. 유발 환자 중 80~90%는 치료를 하지 않아도 완치가 되기 때문에 치료가 꼭 필요한 환자는 10~20%에 불과하다.

그런데 저절로 나은 사람들 중에서 그 기간에 어떤 치료를 받은 경우 그 치료로 인해 증상이 좋아졌다는 착각을 하게 된다. 그래서 다른 사람의 요통에도 그 치료법을 적극적으로 권하게 된다. 문제는 치료를 필요로 하는 환자들은 아무 치료나 받으면 안 된다는 것이다. 자연스레 나은 사람들이 권하는 치료법이 오히려 증세를 악화시킬 수도 있기 때문이다. 디스크 질환은 수술만이 답도 아니고, 설사 수술을 받는다고 하더라도 디스크가 생기기 전의 상태로 되돌아가기 어렵기 때문에 난치병으로 인식될 만큼 치료가 까다롭다. 일단 요통이 오면 안정을 취해보고 그래도 증상이 지속되면 전문적인 진단을 받아야 한다. 대개 초기에는 물리치료와 약물요법을 시행하고 급성기가 지나면 근육강화 운동을 시행한다. 그래도 증상의 호전이 없으면 다른 기저 질환이 있을 수 있으므로 정밀 검사를 받아 치료해야 한다.

요통을 유발하는 대표적인 질환은 다음과 같다.

1. 요통과 방사통을 일으키는 '추간판 탈출증'

요추부 추간판 탈출증은 척추체 사이에 있는 디스크 모양의 물렁뼈가 튀어나와 요통 및 신경 증상을 유발하는 질환으로 흔히 디스크(disc)라고 불린다. 20세기 초반까지만 해도 요통의 원인은 '천장관절증후군' 때문으로 알려졌다가 1934년에 미국 보스턴의 의사였던 윌리엄 믹스터와 조지프 바아에 의해 요추부의 추간판 탈출이 요통을 일으키는 주원인으로 처음 밝혀졌다. 그 이후 '요추부 추간판 탈출증'의 진단율이 높아지고 치료 방법이 다양해졌다.

추간판은 체중을 견디고 허리의 운동 때 관절을 만들어서 몸을 앞·뒤·옆으로 움직일 수 있도록 한다. 정상적인 추간판은 2중 구조로 안쪽에 충격을 흡수하는 수핵과 바깥쪽에서 이를 감싸고 있는 섬유륜으로 구성되어 있는데, 섬유륜이 퇴행성 및 외상에 의해 손상을 입게 되면 이 부위로 수핵이 빠져나와 인접 신경근을 자극하여 요통 및 방사통을 일으키게 한다. 심한 경우 다리의 감각 이상, 대소변 장애, 성기능 장애가 올 수 있다.

치료로는 보존적인 방법으로 안정을 취하면서 물리치료와 약물요법을 시행하는데 그래도 개선이 없을 때에는 척추신경차단술, 신경성형술, 고주파 열응고술, 도수 치료 등과 같은 비수술적 치료법을 시행한다. 비수술적 치료를 3개월 이상해도 요통 및 하지 방사통(radiating pain, 통증이 한 곳에 머물러 있지 않고 엉치에서 하지로 퍼지며 발생하는 통증)이 심하여 견디기 힘들거나 항문 주위 감각의 이상, 배뇨 장애 등의 신경 증상이 나타나면 수술을 시행해야 한다. 그러나 요추부 MRI 상으로 추간판 탈출증이 확진된 경우에도 정작 수술적 치료가 필요한 경우는 5~10% 정도로, 대부분의 추간판 탈출증 환자는 비수술적 요법으로 치료할 수 있다.

2. 신경근을 압박해 통증을 불러오는 '척추관 협착증'

척추관 협착증이란 신경근이 나오는 길인 척추관이 여러 가지 원인에 의해 좁아져서 그 부위 신경근이 압박되는 질환이다. 가장 큰 원인은 노화에 의한 변화로, 견고한 골조직으로 둘러싸여 있는 신경조직이 추간판의 변성이나 추간관절의 변화, 관절돌기의 골극 형성, 황색인대가 신경근 쪽으로 퇴화되어 자라 나온 경우 등의 요인으로 인해서 척추관이 좁아지면서 신경근이 압박되었기 때문이다. 신경근이 압박되면 신경 자체로의 혈액순환이 지체되고 저류되어 걸음을 걸을 때 요부 및 둔부, 하지에 걸친 통증과 마비되는 듯한 이상감각을 느끼게 되며 허리를 뒤로 젖혔을 때 더 심해지고 허리를 앞으로 숙이면 신경이 덜 눌려 걷기가 더 편해진다.

일반적으로 100미터 이상을 계속 걷지 못하고 쉬었다 가야 하거나 통증이 심하고 마비 증세가 있다면 수술을 해야 한다. 그러나 질환의 특성상 환자의 상당수가 고령이라 수술이 불가능한 경우가 많고, 환자의 약 60%에서는 보존적 요법만으로도 효과가 있다. 치료로는, 압박되는 신경근에 주사로 약물을 투입하여 신경근 압박 자극에 의한 염증의 소실과 혈행 개선을 도모하여 통증을 감소시켜 신경차단술이나 유착된 신경 부위를 인위적으로 풀어주는 유착 박리술이 있는데 그래도 호전이 없는 경우에는 신경근을 압박하는 부위를 찾아 제거하는 감압 수술을 시행한다.

3. 불필요한 골극 형성으로 온몸이 아픈 '퇴행성 척추관절염'

척추에 무슨 관절이 있어 퇴행성 관절염이 생기냐며 의아해 하는 사람이 많은데 경추, 흉추, 요추에 모두 관절이 있다. 척추는 인체에서 무릎, 손 다음으로 관절염이 많이 생기는 부위다. 관절염은 기압이 낮은 날이나 흐린 날 통증이 심하고 기압이 높은 맑은 날에는 통증이 덜해지기 때문에 관절염 환자는 걸어다니는 날씨예보관이란 말도 있다. 척추 주위의 힘줄이나 인대 등이 만성적인 자극을 받으면 연골 손상으로 관절염이 생기고 골극(骨棘)도 형성하여 척수신경에 압력을 가하고 불안정성을 초래하여 목, 어깨, 팔, 허리 등에 통증을 유발하고 방사통과 감각이상을 가져온다. 치료로는 신경차단술이 효과가 좋으며 고주파 열응고술을 2차적으로 시행해주면 치료 효과가 더 오래 지속된다. 그 외에 척추교정 치료, 척추 유합술 등이 있다.

4. 천장관절의 이상에서 오는 '천장관절증후군'

만성 요통의 원인에는 척추 디스크 이상, 척추 관절염이 있으며 그 다음 많은 원인으로 천장관절 이상에 의한 요통이다. 흔히 요통의 원인으로 관절염과 디스크만 생각하고 치료를 하게 되는데 개선되지 않는다면 천장관절 이상을 고려해봐야 한다. 천장관절은 요추가 끝나는 부위에 있는 천골과 양측 장골이 좌우 대칭으로 만나 이루어지는 관절이다. 천장관절증후군을 일으키는 가장 많은 원인은 외상이다. 교통사고나 추락 등으로 골반에 충격을 받을 때 천장관절 주위의 인대가 늘어나거나 찢어져 관절의 안정성이 무너져 통증이 생기고 천장관절의 퇴행성 관절염으로도 생길 수 있다.

나이가 많은 경우에는 외상에 의한 것보다 퇴행성에 의한 경우가 더 많다.

여성의 경우 임신 중에는 몸의 결체조직을 이완시켜 주는 호르몬이 분비되고, 출산을 위해서는 골반 관절이 이완되어야 하는데 이 과정에서 천장관절에 스트레스를 주게 된다. 또한 40대가 지나면 관절의 연골면에 섬유화가 진행되어 정상 관절 운동 범위를 잃게 되고 관절 주위의 근육도 지속적인 수축을 하게 되어 통증이 생길 수 있다. 전형적인 증상은 요통과 둔부의 통증이며 좌골 신경통과 유사하게 대퇴 후면을 따라 종아리까지 방사되기도 한다. 천장관절에 이상이 있으면 통증 때문에 한 곳에 오랫동안 앉아 있기 힘들며 자세를 바꾸려 할 때 특히 통증이 더 심해진다. 치료로는 관절 주위의 근육이나 인대가 굳어져 관절의 가동성이 떨어진 경우 물리치료나 도수 치료 등을 통해 관절의 가동성을 높여주고 척추 교정을 통해 척추와 골반의 정렬도 맞추어 준다. 관절의 과운동성이나 관절염으로 통증이 생긴 경우는 국소마취제와 소염제를 섞어 염증을 치료하고 관절 주변의 인대 약화가 주 병변일 때는 인대강화제를 주사하여 관절의 안정성을 도모함으로써 통증을 감소시킬 수 있다.

5. 요추부 추간판 탈출증으로 오해받는 '이상근증후군'

이상근(梨狀筋)은 엉덩이 뒤쪽에서 골반과 대퇴골에 분포하는 근육을 말한다. 이 근육의 긴장 상태가 오래 지속되는 수축이나 근육의 비대 등이 있으면 골반 벽과 이상근 사이로 지나가는 좌골신경이 압박을 받음으로써 요추부 추간판 탈출증과 유사한 하지 방사통 및 저림 증상 등이 나타나는데 이 상태를 '이상근증후군'이라고 한다. 여성이 남성에 비해 6배 정도 발생률이 높으며 통증이 한 쪽에만 나타나는 일측성이 대부분이다. '하지 직거상 검사(천장을 보고 똑바로 누운 자세에서 무릎을 펴고 다리를 들어 올리면서 엉치부터 종아리까지 방사되는 통증이 유발되는지 확인하는 검사)'등을 통해 정확한 진단을 한다.

치료로는 과긴장된 이상근에 전자침 치료를 하거나 통증 유발점에 신경치료제를 주사하여 치료한다. 신경 주위의 주사는 근육을 이완시키고 혈액순환을 촉진시키며 신경의 염증 및 부종을 없애주기 때문에 치료 효과가 좋다. 골반, 척추 등의 자세 이상에 의한 경우는 자세교정과 과긴장된 근육의 밸런스를 잡아주는 도수 치료를 병행하기도 한다.

소리 없이 찾아오는 골다공증

여성들 중에는 "뼈에 바람이 들어가서 툭하면 아프고 멍이 잘 든다"고 하는 사람들이 많다. 그만큼 뼈가 약해졌다는 말이다. 사람의 골(骨)은 뼈 조직에서 칼슘과 인 등의 뼈 성분이 빠져나가는 '골 흡수'작용과 다시 뼈 조직이 보충되는 '골 형성'작용으로 인해 일정한 골량이 유지된다. 그런데 균형이 깨지면서 뼈의 양이 감소하고 강도가 약해져서 골절이 일어날 가능성이 높은 상태인 골다공증이 된다. 원인으로는 유전적 요인, 조기 폐경, 스테로이드 계열의 잦은 약제 복용, 흡연, 음주, 류머티즘 관절염, 낮은 골밀도, 저체중, 영양결핍, 과거 골절력 등을 꼽을 수 있다.

국민건강보험공단에 의하면 2005년에 골다공증으로 진료를 받은 환자 수가 45만여 명이었다가 2009년에는 74만여 명으로 1.6배나 늘어났다. 2009년에 골다공증으로 진료 받은 환자 중 여성은 68만여 명으로 남성보다 13배나 많았다. 골다공증을 대표적인 여성 질환 중 하나로 분류하는 건 이 때문이다. 골다공증을 예방하기 위해서는 평소 칼슘이 충분한 음식을 골고루 섭취하고 걷기나 등산과 같은 유산소 운동과 근력운동을 꾸준히 해주고 햇빛을 쬐어 체내에서 비타민D의 합성을 촉진하도록 하여야 한다. 건강을 해칠 정도의 무리한 다이어트는 피하고 균형 잡힌 식단을 실천해야 한다.

1. 여성 호르몬의 감소에서 오는 '갱년기 골다공증'

여성 호르몬은 뼈에서 칼슘이 빠져 나가는 것을 억제해 주는데, 갱년기가 되어 에스트로겐 호르몬이 감소하면 뼈에서 칼슘과 단백질이 소실되면서 골밀도가 저하되어 작은 충격에도 쉽게 골절이 된다. 골다공증은 45세 이상의 여성들에게 나타나기 시작하여 75세 이상이 되면 90%가 심한 상태가 된다. 뼈의 약화로 키가 작아지고 등뼈가 불룩 튀어나오며 허리가 짧아지고 앞가슴 뼈가 늘어지는 전형적인 노인 체형으로 변하면서 요통을 동반하기도 한다. 갱년기에 주로 나타나는 폐경으로 인한 골다공증의 경우 3~6년 이내에 에스트로겐과 프로게스테론을 병용 투여하면 골소실률을 낮추거나 막을 수 있다. 평상시 규칙적인 운동과 함께 칼슘, 비타민, 단백질 등의 고른 영양을 섭취하는 게 좋다.

2. 젊은 여성에게 발생하는 골다공증

최근에는 잦은 다이어트로 인해 골다공증이 생긴 젊은 여성들이 늘어나고 있다. 무리한 굶기와 원푸드 다이어트를 반복하면서 영양 불균형으로 인해 골밀도가 떨어져서 골감소증이나 골다공증이 발생하는 것이다. 젊었을 때 골다공증을 방치하면 나이가 들었을 때 심각한 후유증을 초래할 수 있다.

3. 골다공증으로 인해 오는 골절들

뼈가 약해지면 일상생활 중 작은 충격에도 쉽게 골절이 되어 척추 압박골절, 대퇴골 골절, 손목뼈 골절 등이 잘 발생한다. 골다공증성 척추 압박골절은 노인에게서 주로 발생하는데, 이 골절을 수술하지 않고 치료할 경우에는 완전히 유합될 때까지 약 2개월 이상 침상에 누워 있어야 한다. 운동하지 않고 오랫동안 누워 있게 되면 2차적으로 골다공증이 더 악화될 수 있고 폐렴 같은 합병증도 유발할 수 있다. 이때엔 '척추체 성형술'을 해준다. 최근에는 척추체의 높이도 복원할 수 있는 '풍선 척추체 성형술'도 개발되었는데, 찌그러진 척추뼈를 복원시키고 골절 부위의 통증도 없애주는 획기적인 최신 치료법이다. 모든 척추 골절에 다 적용되는 수술법은 아니고, 압박 정도가 척추체의 절반을 넘지 않고 신경압박 등과 같은 신경증상이 없어야 한다. 또 골절이 발생된 후 3개월이 경과하지 않아야 이 수술을 적용할 수 있다. 골다공증으로 전반적으로 뼈가 약한 상태이면 대퇴부 골절과 손목뼈 골절도 조심해야 한다.

정승기정형외과의 척추 · 관절 질환의 맞춤치료

관절염과 척추 질환은 우리나라 여성들에게 흔하게 나타나는 질환이다. 그런데 자신의 병을 살피거나 병원비를 쓰는 데에는 소극적인 우리나라 여성들의 정서상 병을 악화시키는 일이 많다. 특히 관절염은 한 번 생기면 절대 낫지 않는다는 편견이 많다. 관절염은 대개 노화로 생기는 병이기 때문에 치료가 어렵기는 하지만 관절염의 진행 정도에 따라 치료를 해주면 얼마든지 통증을 완화하고 진행을 억제시킬 수 있다. 관절과 척추 관련 질환의 치료에 있어서 주의해야 할 것은 비전문가의 처방이나 주변 사람들이 권하는 민간요법에 휘둘리지 말라는 것이다. 쉽게 나을 수 있는 것도 오히려 증상을 악화시킬 수 있고 돌이킬 수 없는 상태를 초래할 수 있기 때문이다.

정승기정형외과의 척추 · 관절 질환의 치료 핵심은 우리 몸의 자연복원 기능을 살리는 비수술적 요법으로 주로 치료한다는 것이다. 그러기 위해서 최첨단의 비수술적 치료 장비와 시스템을 이용하여 각 환자의 상황에 맞는 최선의 치료 방법을 선택하여 시행한다. 치료 방법이 정확하고 그 사람에게 맞아야 치료 효과도 극대화되고 시간도 단축된다. 그러기 위해선 통증에 지쳐 있는 환자의 몸과 마음을 잘 들여다보고 환자의 아픈 부위를 정확하게 읽어내야 한다. 일단 정확한 진단이 이루어지면 신경차단술. 체외충격파 치료, 신경성형술, 고주파 열응고술, 척추교정 치료, 줄기세포 치료, 봉독주사요법, 인대강화 치료법 등등을 동원하여 아픈 상태에 가장 적합한 치료를 하고 있다.

대표적인 치료법의 원리는 다음과 같다.

1. 관절염 치료의 혁명, '줄기세포 치료'

우리 몸은 스스로 살아남기 위해서 세포를 유지, 관리하고 세포가 손상되면 재생되는 자가치유력을 가지고 있다. 이러한 자가치유력을 발휘하는 것이 줄기세포이다. 줄기세포는 자신과 똑같은 세포들을 생산하는 자기복제능력이 있을 뿐만 아니라 적혈구, 백혈구 등 여러 혈액성분을 만드는 분화 능력이 있다. 또한 호밍 효과(homing effect)라 하여 신체 내에 주입되었을 때 우리 몸의 손상된 기관, 재생이 필요한 부분으로 이동하여 세포를 재생하는 특징을 가지고 있다. 따라서 줄기세포를 손상된 관절에 직접 넣어주면 관절 연골 재생뿐만 아니라 통증을 유발하는 관절 주위 염증까지도 치료하므로 관절통이 줄어들고 연골 파괴도 지연시켜 준다.

현재 정승기정형외과에서는 관절염이나 연골 손상 환자에 대하여 자신의 골수와 지방에서 줄기세포를 분리하여 채취한 후 관절경을 이용해 손상된 관절 부위를 확인하고 줄기세포를 관절에 직접 주입하여 주는 치료법을 시행하고 있다. 이 치료는 미국의 하버드대학 연구소에서 개발하였으며 미국 FDA에서도 안전성을 입증하였다. 2005부터 미국, 독일, 영국 등 세계 32개국의 유명 대학 병원에서도 적극적으로 시행하고 있을 정도로 치료 효과가 뛰어나다. 우리나라에서도 수년 전부터 가슴 성형술, 안면 성형, 탈모와 같은 미용 분야에 줄기세포 이식치료를 적용하여 좋은 결과를 보고 있으며 통증 치료에 대한 줄기세포 이식 적용은 2012년 1월에 승인이 나와 연골 재생치료에 적용하기 시작하였다.

줄기세포에는 크게 배아줄기세포와 성체줄기세포가 있다. 이중 배아줄기세포는 분화 능력이 왕성하여 치유 능력은 좋을 수 있으나 유전자 변이나 암 유발가능성이 있어 임상에서 적용하기 위해서는 좀 더 연구가 필요하고 현재까지 줄기세포 치료라고 말하며 적용하는 것은 모두 성체줄기세포를 이용한 치료이다. 우리 몸에서 줄기세포는 제대혈, 태반, 지방, 골수 순으로 많이 존재한다. 지방이나 골수에서 자가줄기세포를 채취하여 외부에서 배양하거나 증식과정을 거치지 않고 바로 우리 몸속에 주입하기 때문에 줄기세포의 신선한 재생효과와 분화능력을 유지할 수 있으며 배양과 증식과정이 없어 경제적으로도 효과적이다.

골수에서 줄기세포 추출은 주로 골반 뼈에서 이루어지는데 엉덩이뼈에서 골수 혈액 60~120CC를 채취한 다음 특수 원심분리기에 넣어 줄기세포 및 신선 성장 요소를 분리하여 손상된 관절이나 병변에 주입한다. 기존에 농축 혈장 분리 시스템(PRP)을 이용한 치료는 줄기세포 및 성장요소가 적어 반복적인 치료를 시행함에도 불구하고 치료의 한계가 있었지만 스마트 프렙(Smart PRep2) 같은 줄기세포 분리기기의 기술 향상으로 충분한 양의 살아 있는 줄기세포와 성장요소 분리가 가능해짐으로써 손상된 연골에 대한 조직 재생 효과를 더 높일 수 있게 되었다. 지방조직에는 골수보다 더 많은 줄기기세포를 포함하고 있으며 복부의 피하조직에 집중되어 있다. 그래서 주로 복부 채취를 하고 있는데 그게 어려운 경우에는 허벅지 안쪽에서 100~200CC 정도의 지방을 채취한다. 각각의 골수와 지방에서 추출한 줄기세포를 단독으로 병변에 주입하여도 효과가 있지만 병행하여 주사하면 더욱 재생 효과가 상승된다. 시술 후 2주까지는 조금 더 아플 수 있으나 시술 후 2~3주부터는 통증이 크게 감소하며 연골이 일정 수준까지 재생되려면 6개월~1년 가량 소요된다.

이 치료법은 외상으로 인한 연골 결손, 일반적인 치료로 통증이 조절되지 않는 관절염, 비교적 젊은 나이에 생긴 관절염에서 향후 관절염이 진행되는 걸 막아주기 위한 치료에 권장되고 있다. 또한 노년층에는 인공관절 수술 없이 건강한 무릎을 사용할 수 있게 한다는 점에서 지금까지와는 전혀 다른 개념의 관절염 치료법이라고 할 수 있다. 보존적인 치료로 낫지 않는 오십견, 회전근개 손상, 테니스와 같은 스포츠에서 오는 팔꿈치(엘보) 손상, 족저근막염, 골연골 손상 등과 같은 질환에도 치료 범위가 확대되고 있다.

2. 정승기정형외과에서만 실시하는 근골격계 질환의 3가지 치료 Tools

근골격계 만성통증의 원인 중 85%가 근육의 과긴장이나 자세 이상에서 기인한 것이다. 따라서 통증을 잡으려면 기본적으로 몸의 자세 분석을 통해 틀어진 자세를 교정하고 뭉친 근육을 이완시켜 밸런스를 맞춰 주어야 한다. 자

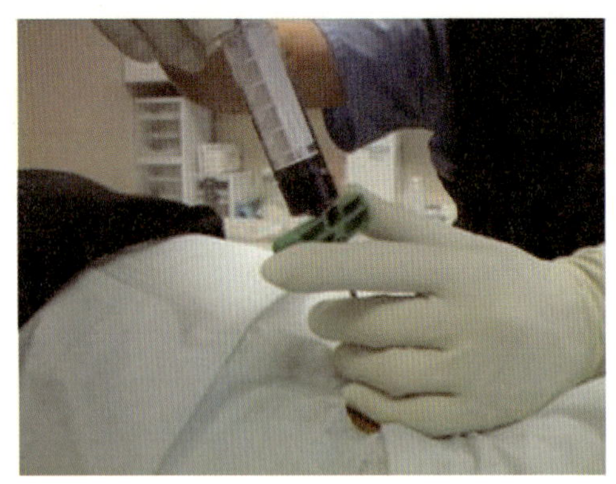

엉덩이 뼈에서 골수를 채취하는 모습

세를 잡는 과정에서 통증이 심하면 신경차단술을 시행하여 심한 통증을 경감시킨 다음 체외충격파 치료와 운동요법을 통하여 근육과 관절의 인대를 튼튼하게 하여 재발을 방지하도록 한다. 본원에서는 만성 근골격계 질환에 대한 3가지 핵심 치료로 도수 치료, 신경차단술, 체외충격파 요법을 시행하고 있다.

① 자세를 바로 잡아주는, ‘도수 치료’

도수 치료는 관절이나 연부조직 등 역학적인 원인으로 일어난 신체의 병변을 평가한 후 잘못된 관절의 위치를 교정하고, 구축된 연부조직을 이완시키고, 제한된 관절의 움직임을 증가시키고, 관절의 영양 증진, 신경 가동술을 실시하여 통증을 감소시키는 치료이다. 목, 어깨, 등이 번갈아가며 아프고, 뒷목이 당기거나 아프며 항상 어깨에 무거운 쇳덩어리를 메고 다니는 것 같은 근막 통증 증후군, 일자 목 등에 효과가 좋으며 추간판 탈출증, 척추측만증, 청소년기 중 자세가 바르지 않은 경우에도 치료 효과가 좋다. 본원에서는 척추관절센터를 설치하여 전문적인 ‘정형 도수치료사’의 일대일 치료를 통해 높은 치료율을 보이고 있다.

② 통증 감소에 탁월한 ‘신경차단술, 고주파 신경차단술’

‘신경차단’이라고 하면 마치 주사를 놓아 신경을 절단하여 아예 통증을 못 느끼게 하는 것으로 오해할 수 있는데 그게 아니고, C-arm 영상증폭장치를 이용하여 신경이 눌리거나 염증이 있는 부위에 주사를 놓아 신경 주위 부종을 줄이고 염증을 없애며, 발통 물질을 제거하여 통증을 치료하는 것을 말한다. 최

204

근에는 초음파 가이드 하에 신경차단술을 시행하기도 한다. 신경 차단에는 근신경차단술, 후관절 내측지 차단술, 천장관절 차단술, 교감 신경차단술 등이 있으며 이러한 신경차단술로 효과가 오래 지속되지 않으면 고주파 신경차단술로 치료 효과를 더 지속시킬 수도 있다.

고주파 신경차단술은 고주파를 이용하여 열을 발산, 조직을 응고시키는 최첨단 통증 치료이다. 바늘의 끝에서만 고주파가 전달되도록 특수하게 만들어진 바늘을 이용하여 신경조직에 열을 발생시켜 과도하게 흥분된 상태에 놓여 있는 신경 부위를 응고시켜 통증을 치료한다. 2~3회 시술로도 장기간의 통증 완화 효과가 있으며 부작용도 없다. 치료 대상으로는 척추 후관절증에 의한 허리 통증 및 엉덩이와 허벅지 통증, 척추 후관절증에 의한 목의 통증 및 어깨, 팔의 통증, 척추 신경근증에 의한 허리 통증 및 하지방사통, 허리 및 목 디스크에 의한 통증, 척추 수술 후 지속되는 만성 통증, 삼차 신경통 등에 적합하다.

③ 혈류량을 증가시키고 조직의 재생을 촉진한 '체외충격파 치료'

체외충격파 치료는 체외에서 충격파를 병변에 가해 혈류량 증가와 혈관 재형성을 촉진하고, 건(腱, 힘줄) 및 그 주위 조직과 골절의 치유 과정을 자극하고 재활성화시키는 치료법이다. 건과 인대의 염증을 없애고 안정화시켜 통증을 감소시키고 기능을 개선해주는 효과도 있다. 이 치료법은 세계적으로 권위 있는 미국의 정형외과 학회지인 〈Journal of Bone and Joint Surgery〉와 〈Clinical Orthopaedics and Related Research〉에서도 임상적 유효성을 입증하고 있으며, 2000년도에 미국식품의약국의 공인도 받았다. 우리나라에서도 체외충격파 치료기가 개발되어 활발하게 치료하고 있으나 치료기기에 따라 치료효과는 차이가 있다. 기존의 주사요법, 물리치료, 약물요법 등으로 낫지 않는 석회성 건염, 오십견, 퇴행성 관절염, 족저근막염, 테니스(골프)에 의한 엘보 손상, 요통, 근막통증증후군 등에 효과가 좋다.

—「줄기세포를 이용한 퇴행성 관절염 치료」, 세종대학교 초음파통증치료학회, 2012년

—「고주파 신경차단술에 의한 종아리 축소술」, 코엑스 국제 최소침습치료학회 발표, 2010년

—「간모세선충 감염 흰쥐에서 선모충 감염에 대한 면역반응」, 고려대학교 의과대학 대학원 의학박사학위 논문, 2004년

—「만성 불안정성 족관절의 치료」, 정승기 외, 대한정형외과학회지 Volume 26, 1991년

—「전방 외고정술로 치료한 불안정성 골반골절에 대한 임상적 고찰」, 정승기 외, 대한정형외과학회지 volume 26, 1991년

—「Chevron Osteotomy를 이용한 무지 외반증의 치험」, 정승기 외, 대한정형외과학회지 Volume : 25, 1991년

—「족관절 골절에서 관절조영술의 임상적 고찰」, 정승기 외, 대한정형외과학회지 Volume : 25, 1990년

—「연성골수정 Flexible Intramedullary Nail을 이용한 경골 간부골절의 치료」, 정승기 외, 대한정형외과학회지 Volume : 25, 1990년

—「폭발창에 의한 후족부의 결손에 대한 중족저근막피판술」, 정승기 외, 대한정형외과학회지 Volume : 23, 1988년

—「슬관절 반월상 연골판 손상의 진단에 대한 고찰」, 정승기 외, 대한정형외과학회지 Volume : 22, 1987년

—『정형외과 의사가 절대로 알려주지 않는 17가지 통증의 비밀』, 도서출판 북인, 2007년

면역력을 조절하여
자가면역질환을 치료한다

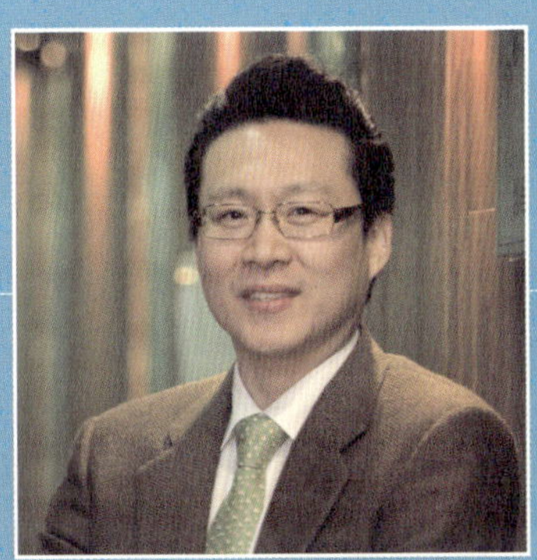

상지대학교부속한방병원 일반수련의 및 침구과(척추
및 관절 질환)전문의 자격 취득
경희한의원 관절클리닉 진료과장 역임
대한약침학회 학술이사 역임(봉독 분과)
삼성한방병원 양한방협진 관절센터 진료부장 역임
CHA의과대학교 통합의학대학원 기능적 뇌척주요법
(FCST) 고위자과정 수료
FCST 턱관절균형의학 연구소 수석연구원
http://www.ra75.com

유창길

유창길한의원 원장

자가면역질환에 대한 한방 치료의 전망

〈안녕하세요 원장님, 저는 ○○대학교 한의과대학 본과 4학년 졸업반 ○○○입니다.
본과 3학년부터 4학년 1학기까지 다양한 임상실습을 돌면서 류머티즘 관절염 환자
를 종종 보게 되었는데, 뚜렷한 치료법 없이 부작용이 많은 스테로이드 치료에만 의
존하면서 고통스러워하는 모습을 보면서, 한의학적 치료는 없을까 문헌, 논문 등 각
종 한의학 관련 자료들을 조사하다가 원장님의 논문을 접하게 되었습니다. 류머티
즘 전문 한의원을 개원하신 후 임상의로서 진료를 하면서도 꾸준히 류머티즘 질환
과 관련한 논문을 발표하는 모습에 한 번 만나 뵙고 싶다는 생각이 들었습니다.
북경중의대 부속병원에 연수를 다녀오면서, 가장 감명 깊게 본 과가 풍습과(風濕
科)였습니다. …중략… 류머티즘 관절염, 강직성 척추염, 쇼그렌증후군, 루푸스 등
의 환자들을 중서(中西)의학으로 통합치료를 하는 걸 보면서 공부해보고 싶은 분야
라는 생각이 들었습니다. …중략… 그런 점에서 원장님을 저의 롤모델로 삼고 원장
님 한의원에서 진료참관을 해보고 싶었습니다. 참관할 수 있도록 허락해주시면 정
말로 감사하겠습니다. ○○○ 드림〉

2012년 여름 무렵 이 편지를 받았을 때, 이 학생과 비슷한 시기에 겪었던 한의대생으로서의 고민과 한의원을 개원하기까지의 과정이 떠올랐다. 지금은 많은 사람들이 류머티즘 질환을 포함한 자가면역질환 특화 한의원으로 인정해주고 있지만 한의원을 개원하던 처음에는 우려하는 시선들이 많았다. 류머티즘 관련 환자들이 과연 한방 치료에 얼마나 관심을 갖겠냐는 염려와 한방 치료만으로 정말 효과가 있느냐는 반신반의 때문이었다.

자가면역질환 특화 한의원을 열게 된 데에는 한의대 학생시절 지도교수의 영향을 받은 때문이기도 하지만 친한 친구 누나의 류머티즘 발병과 치료되기까지의 과정을 지켜보면서 한방 치료의 탁월성을 실감한 때문이기도 했다. 한의대 본과 4학년 졸업 무렵에 친구 누나가 류머티즘 관절염이 발병하여 걷지도 못하고 침대에만 누워서 지내게 되었다. 평소 밝은 성격에 동생처럼 잘 보살펴주던 누나가 젊은 나이에 거동도 어려운 환자가 되어 있으니 볼 때마다 안타까웠다. 그런데 누나는 당시 류머티즘 질환의 양방병원 치료가 당연시 되던 일반적인 인식과는 달리 한방 치료를 고집하였다. 그때 누나를 치료했던 한방 주치의가 내 지도교수님이기도 해서 누나의 치료 과정을 지척에서 지켜볼 수 있었다.

누나는 투병 중에도 특유의 밝고 긍정적인 태도를 잃지 않았다. 고통을 호소하며 비관적인 생각에 사로잡혀 있는 다른 환자들과는 달리 얼굴 한 번 찡그리지 않았고, 병상에 누워서도 영어 공부를 하면서 미래를 준비하였다. 지도교수님은 그런 긍정적인 자세가 병을 이기는 데에 큰 힘이 될 거라고 말씀하시곤 하였다. 누나 역시 자신이 꼭 나을 거라는 믿음을 버리지 않았다. 그렇게 긴 투병생활을 한 결과 지도교수님의 치료와 누나의 희망에 보답이라도 하듯 서서히 차도가 나타났다. 무릎 통증이 줄어들면서 조금씩 걸을 수 있게 되었고, 손가락 마디나 발가락 마디, 손목 관절 등 끊임없이 몸을 괴롭히던 통증의 강도가 약해졌다. 그러다가 누나는 치료를 받기 시작한 지 약 1년여 만에 마침내

자력으로 걸을 수 있게 되었고, 결국 정상 수준으로 회복되었다.

그 이후에 몸 관절 어디 하나 변형된 곳 없이 말끔히 치료되었고, 후유증도 전혀 없었다. 한방 치료만으로 정상인과 같이 완전히 치료가 된 것이다. 이미 지도교수님의 많은 치료 사례와 레지던트 시절 직접 환자를 보면서 느낀 점이기도 했지만 친구 누나의 완치 과정을 지켜보면서 자가면역질환에 대한 한방 치료의 비전이 크다는 걸 새삼 확신할 수 있었다. 양방 치료의 한계를 극복하고 환자들에게 난치가 아닌 치유의 영역으로 이끌어줄 수 있겠다는 사명감이 생겼다. 그렇게 해서 주위 동료와 선배들의 반대를 무릅쓰고 류머티즘 질환 특화 한의원을 개원하게 되었다.

사실 대부분의 류머티즘 관련 환자들은 현대의학에 의지해 치료를 시작한다. 그 과정에서 진통소염제, 스테로이드 계열 제제, 항암 성분의 면역억제제 등을 복용하게 된다. 약을 끊게 되면 금세 통증이 다시 나타나기 때문에 한 번 먹기 시작하면 중단하는 것이 어렵다. 그리고 그런 약들은 환자의 면역력을 과도하게 억제함으로써 또 다른 부작용으로 이어지는 악순환을 초래한다. 물론 약을 복용한 뒤 치료가 된 케이스도 더러 있지만 대부분 오랫동안 류머티즘에 시달리며 계속 약을 복용하게 된다. 심한 경우엔 약을 꾸준히 복용했는데도 관절이 변형되고 일상생활에 지장을 주는 상태에 이르기도 한다.

히포크라테스는 '건강이란 체액의 완전한 조화상태며 질병이란 그 평형이 깨어진 때를 말한다. 따라서 증상이란 복구력 즉 자연치유력이 작용하고 있는 과정이며 자연은 질병의 치료자이다'라고 말했다. 즉 사람이 어떤 질환으로 인해 보이는 증상은, 인체 스스로 조화가 깨져버린 불균형의 몸으로부터 회복하려는 자연치유력의 하나라는 것이다. 한의학의 치료 원리는 사람의 이런 자연치유력을 증강시킴으로써 질환을 극복하게 하는 데에 있다. 그래서 자가면역질환을 치료하는 데에는 한방 치료 시스템이 가장 최적화된 의학이라고 감히 말할 수 있다.

어느덧 시간이 흘러 그 당시 우려를 표했던 동료와 선배들이 자신들 주변의 자가면역질환 환자들을 나에게 보내는 걸 보면서 내 선택과 그 동안의 연구가 헛되지 않았음에 보람을 느낀다. 또한 열정어린 한의대생의 편지를 받으면서 스스로를 돌아보고 재점검하게 되었다. 과연 내가 누군가의 롤모델이 될 만큼 충분한 성과를 이루었는가 하는 점에 대해선 여전히 부족함을 느낀다. 그러나 편지를 보내준 학생처럼 자가면역질환 분야에 열의와 관심이 있는 한의대생들이 더 많아지고, 나를 비롯하여 특화 진료를 하면서 다양한 치료 사례를 통해 연구 영역을 심화시키는 한의사들이 자기 자리를 지키는 한 자가면역질환에 대한 치료 전망은 매우 밝다고 생각한다.

자가면역질환, 몸을 어떻게 살릴 것인가

우리나라에선 아이가 감기에 걸리면 소아과에 달려간다. 그러면 의사들은 아이에게 주사약과 함께 3일 이상의 항생제 처방을 한다. 부모들은 집에 와선 식사 후마다 약을 먹지 않으려고 우는 아이를 달래거나 윽박질러서 어떻게든 먹이려고 한다. 약을 먹지 않으면 큰일이라도 날 것처럼 '식사 후 복용'을 엄수한다. 이런 일은 감기에만 한정된 게 아니다. 아이가 조금만 아파도 병원으로 달려가 약을 한 보따리씩 처방받아야만 안심을 한다.

반면에 선진국들은 감기에 대한 약물 처방을 최대한 자제하고 있다. 미국의 경우 "의사는 세균에 의한 감염이 확실한 경우에만 항생제를 사용해야 한다"는 경고문을 모든 항생제에 명시하고 있다. 의사들은 이 사항을 엄격하게 준수하여 감기 환자에 대해서는 약 처방이 아닌 바이러스에 대한 면역력을 키워 치료하는 방법으로 유도하고 있다. 열이 날 때 해열제를 처방하기보다는 미지근한 물로 몸을 마사지하여 해열시키도록 하는가 하면, 기침과 가래에는 수분을 자주 보충하면서 탈수를 예방하라고 권한다. 감기약을 먹은 사람이나 먹지 않은 사람이나 며칠 후에 감기가 낫더라도 어떤 처방이 몸의 면역력을 해쳤을 지는 굳이 설명하지 않아도 알 수 있다. 이처럼 선진국에서는 질병과 면역력 과의 관계에 주목하고 있으며 면역력 증강을 질병 치료의 최우선 단계로 꼽고 있다.

사람은 상한 음식을 먹으면 구토와 설사가 나고 코에 이물질이 들어가면 재 채기가 나고 자신에게 맞지 않는 성분이 유입되면 알레르기 반응을 일으킨다. 몸에 해로운 것에 대한 본능적인 자기방어체계가 작동하기 때문이다. 인체는 이처럼 신비한 자가면역력을 가지고 있다. 자신의 몸에 병균이나 해로운 이물 질이 침입하였을 때 그것에 대한 항체를 만들어냄으로써 스스로 몸을 보호할 수 있는 것이다.

이런 기전에 문제가 생기면 몸에 병이 생기는데 이런 질환을 자가면역질환 이라고 한다. 대표적으로 류머티즘 관절염, 루푸스, 강직성 척추염, 섬유근통 증후군, 피부경화증, 쇼그렌증후군, 갑상선 질환, 경피증(피부경화증), 크론병, 궤양성 대장염 등이 있다. 그런데 자가면역질환은 증상과 발병 부위가 다를 뿐 자가면역력의 이상이 원인이 되었다는 점에선 크게 같은 질환군으로 볼 수 있다.

자가면역력이 저하되는 데에는 많은 원인이 있지만 그 중에서도 잘못된 생 활습관과 영양불균형의 식습관, 스트레스, 운동 부족, 체력 저하, 환경오염, 패 스트푸드와 인스턴트 식품군에 의한 화학조미료와 합성첨가물의 섭취 등을 들 수 있다. 어느 하나의 문제라기보다는 이런 원인들이 복합적으로 작용하여 면역력 이상을 일으키게 된 것이다.

현재까지 자가면역질환은 정확한 원인이 나오지 않았기 때문에 치료 방법 역시 확실하게 정해진 것이 없다. 현대의학에서는 증상을 조절하는 약물을 이 용하여 치료하고 있는데 완치의 개념이 아닌 꾸준히 관리해야 하는 질병으로 분류하고 있다. 그러나 한방에서는 자가면역질환의 근본 원인을 찾아 환자의 체질과 상태에 적합한 처방을 하여 몸의 면역력을 본래대로 회복함으로써 병을 극복할 수 있도록 하고 있다. 주된 치료는 한약 복용인데, 중요한 점은 자가면역질환에 사용하는 한약은 면역을 증강시키는 것이 아닌, 면역을 중간 상태로만 조절하여 안정화시킨다는 점이다. 면역을 증강시켜주는 한약들이 많이 있지만, 자가면역질환 치료에서는 반드시 면역을 중간 상태로 조절하는 한약만 사용해야 한다.

한약 복용과 함께 침 치료, 부항 치료, 봉독 약침, 의료용 거머리 요법, CST 요법, 음식 조절 치료, 생활습관 개선 치료를 시행한다. 또 하나의 중요한 치료법은 턱관절의 균형을 조절하는 치료법이다.(FCST; 턱관절 균형의학) 턱관절 균형장치를 구강 내 착용하면서 동시에 상부 경추(경추 1,2번) 교정을 시행하면 뇌와 두개골의 균형이 잡히면서 몸 전체의 호르몬 분비 조절이 잘 이루어지도록 한다. 침 치료, 부항 치료, 뜸요법과 같은 한방 치료법들도 병행된다. 이런 여러 치료법들을 통하여 인체 내 면역력이 조절되면서, 차츰차츰 자가면역질환들의 증상들이 경감되면서 결국 안정화 상태에 이른다.

자가면역질환의 주요한 발병 원인 중 하나는 나쁜 식습관이다. 식습관 개선을 통해서 면역력을 다시 안정화시킬 수 있다. 내가 먹는 모든 음식물이 바로 나라는 유기체를 유지하고 발현시키고 있다는 사실을 잊지 말아야 한다. 음식 조절 치료라고 하면 거창하게 들릴지 모르지만 몸에 좋은 음식을 꾸준히 먹게 되면 저절로 몸의 면역력이 안정된다. 즉 질병이 더 이상 몸에서 살아남을 수 없게 몸의 균형을 찾는 것, 그것이 바로 음식 조절 치료이다.

인체에서 염증 조절에 작용하는 호르몬을 분비하는 장기인 부신(副腎, adrenal gland)은 몸의 혈당을 일정하게 유지하도록 하는 기능도 하고 있다. GI(Glycemic Index, 당 지수)가 높은 음식을 계속 먹다 보면 부신이 과다하게 작용함으로써 결국 부신의 기능이 떨어져서 몸의 염증 반응들은 심해진다. 따라서 GI가 높은 음식들을 먹으면 면역력이 떨어져 류머티즘을 비롯하여 자가

면역질환에 걸릴 확률이 더 커진다. 평소에 GI를 잘 체크하면서 음식을 먹는 식습관을 갖는 것이 좋다.

GI가 높은 음식

설탕/과자/음료	곡류/빵/면	과일	야채/근채류
백설탕(109)	바게트빵(93)	딸기잼(82)	감자(90)
초콜릿(91)	식빵(91)	파인애플(65)	당근(80)
도넛(86)	떡(85)	황도 통조림(63)	옥수수(75)
쿠키(77)	흰쌀(84)	수박(60)	호박(65)
크래커(70)	우동(85)	밤(60)	
카스테라(69)	롤빵(83)	은행(58)	
포테이토 칩(60)	콘프레이크(75)		
연유(82)	라면(73)		
아이스크림(65)	크로와상(70)		

GI가 낮은 음식

야채/콩류	곡류/빵/면	과일
마늘(49)	흰죽(57)	바나나(55)
팥(45)	잡곡밥(45)	포도(50)
두부(42)	보리(50)	복숭아(41)
토마토(30)		감(37)
토마토(30)		사과(36)
송이 버섯(29)		귤(33)
양배추(26)		배(32)
무(26)		오렌지(31)
검은콩(25)		자몽(31)
미역(16)		딸기(29)

　자가면역질환은 특정한 치료 방법이 나와 있는 것이 아니라 의사들이 선뜻 치료에 나서기도 어렵고 데이터베이스를 축적하는 데에도 쉽지 않다. 더욱이 현재로선 한·양방 간에 치료 이견이 커서 환자들도 우왕좌왕할 수밖에 없다. 일본과 중국에서는 이미 자가면역질환의 치료에 동양의학과 서양의학을 통합한 치료를 함으로써 환자의 투병 과정을 줄이고 통증도 최소화시키고 있다. 바라건대 머지않아 우리나라에서도 한·양방의 장점을 살린 통합치료 시스템으로 더 많은 질환들을 치료할 수 있는 의료 환경이 갖추어지기를 바란다.

대표적인 자가면역질환과 한방 치료의 내용은 다음과 같다.

한방 치료가 탁월한 자가면역질환들

1. 관절을 파괴하고 변형시키는 '류머티즘 관절염'

류머티즘 관절염은 다발성 관절염을 특징으로 하는 원인불명의 만성 염증성 질환이다. 초기에는 관절을 싸고 있는 활막에 염증이 발생하지만 점차 주위의 연골과 뼈로 염증이 퍼져 관절의 파괴와 변형을 초래하게 된다. 관절뿐만 아니라 관절 외 증상으로 빈혈, 건조증후군, 피하 결절, 폐섬유화증, 혈관염, 피부궤양 등 전신으로 침범하기도 한다.

류머티즘 관절염 환자의 대부분은 초기에 그냥 몸이 좀 안 좋아졌다고 생각하면서 지내다가 점차 손목의 통증이 나타나기도 하고 무릎의 통증, 발바닥과 손가락 통증이 나타나거나 뻐근함을 느끼게 된다. 그때 대부분의 사람들은 병원에 가서 소염진통제와 통증을 줄여주는 주사를 맞고 다시 일상으로 돌아가게 된다. 그리고 다시 통증이 심해지면 병원에 가서 진통 처방을 받기를 반복한다. 그러다가 급기야는 류머티즘 관절염이라는 진단을 받게 된다. 그때 대부분의 의사들은 환자에게 '완치가 쉽게 되는 병이 아니므로 열심히 약을 복용하면서 잘 관리하다 보면 나을 수 있다. 고혈압, 당뇨병처럼 관리한다는 개념으로 치료에 임하시라'는 말을 해준다.

그때부터 소염진통제 계열, 부신피질 스테로이드 계열, 항류머티즘 제제, 항암제로 쓰이는 면역억제제 계열의 약물, 생물학적 주사 제제들을 처방받게 된다. 이러한 약물들 및 주사제제 치료가 시작되면, 관절 통증이 가라앉고 몸 안의 염증이 바로 사라지는 듯하지만 그렇다고 통증의 원인이 근본적으로 사라진 것은 아니기 때문에 약을 먹지 않게 되면 금세 통증이 되살아난다. 게다가 약을 복용한다고 해서 모든 증상이 멈추는 게 아니다. 약을 복용하는 중간중간에 관절이 붓기도 하고 열이 나고 물이 차기도 한다. 이러한 과정들은 근본적인 원인 치료가 아니기 때문에, 약물과 주사 치료를 꾸준히 받았는데도 증상이 호전되지 않고 점점 병이 진행되면서 관절 변형 및 각종 부작용들이 속출하게 되는 상황이 발생하기도 한다.

약을 복용하는 과정에서 탈모가 생기거나 얼굴이 붓거나 위장장애, 체중증가 등의 이상 증상이 일어나기도 하지만 뾰족한 해결책이 없다. 약을 복용하는 기간이 길어질수록 체내 면역력이 저하되어 감기에도 잘 걸리고 빈혈, 가슴 두근거림, 구내염 등이 생기기도 한다. 특히 여성들은 불임이나 자궁 질환이 생기는 경우가 많다. 임신이 잘 안 되고, 생리통, 생리불순, 생리량 감소, 자궁근종, 자궁 내막염, 난소 낭종 등과 같은 문제가 생기기도 한다. 특히, 항암제 성분의 면역억제제를 복용하는 동안에는 임신을 피해야만 하기 때문에, 임신을 해야 하는 환자분 중에서는 곤란한 상황에 처하는 경우도 생긴다.

이처럼, 현재 이루어지고 있는 대부분의 류머티즘 치료는 통증을 줄여 준다는 것 외에는 근본적으로 해결되는 것이 없는 셈이다. 이런 상황임에도 불구하고 약을 먹지 않으면 견딜 수 없는 통증에 직면해야 하므로 환자들은 약을 먹게 된다. 결국 악순환이 반복되는 것이다. 류머티즘 질환을 난치성 질환으로 분류하는 데에는 이처럼 치료가 어렵기 때문이다. 그런 한계는 한방 치료의 가능성마저 부정하게 만들고 있다. 그런 편견을 불식시키고 더 많은 환자들에게 치료 동기를 주기 위하여 류머티즘 치료 사례들을 계속 논문으로 발표하고 있다. 이런 결과물을 토대로 후배 한의사들이 더 뛰어난 치료법을 개발해냈으면 하는 바람도 있다.

한방 치료를 통한 류머티즘 질환의 치료에 관한 탁월한 효과에 대해서는 이미 일본과 중국에서도 수많은 사례 보고가 있었다. 그 중에서도 2008년 일본의 '일본 동통 한방연구회'가 연 심포지엄에서 나가사카 카즈히코란 의사가 '통증과 한방(동양의학)'이란 주제로 발표한 '류머티즘 관절염에서의 한방 치

료를 했을 경우의 의의'는 주목할 만한 내용을 다루고 있다. 나가사카 카즈히
코는 만성 류머티즘 관절염에 대한 한방 치료의 장점으로 '항류머티즘 약에 비
해 각 단계에서 부작용이 적다. 한방약은 단순히 통증만 제거하는 것이 아니
라, 몸을 가볍게 하고, 냉증을 개선한다. 많은 한방약은 면역계에도 작용한다.
서양의학의 면역조절제가 효과가 느린 데 반해 한방약은 즉효성(빠르게 작용)
이 있다'등을 들면서 류머티즘 환자 46 케이스에 대한 1년간의 변화 추이를 통
해 한방 치료의 탁월성을 보여 주었다.

❖ 류머티즘 관절염의 3단계 치료법

1단계 ; 해독과 청혈

오랜 기간 양약을 복용한 환자의 경우는 1단계 치료 기간이 길게 걸리며, 그
렇지 않은 경우는 오래 걸리지 않는다. 1단계 치료의 목표는 몸 안의 독소를
제거하고 혈액을 맑게 하고 간 기능 회복을 통하여 3단계 치료를 받을 수 있는
몸 상태를 만드는 것이다. 이때 해독탕, 해독청간환, 청혈환, 청간탕 등의 한약
처방과 함께 음식 조절요법, 운동요법, 목욕요법 등의 생활교정이 이루어진다.

2단계 ; 면역력 조절

환자마다 발병 원인에 따른 한약이 처방되며 동시에 복용 중이던 양약을 서
서히 줄여간다. 증상이 소실되고, 혈액 검사상 염증 수치가 정상에 이르면 결
국 약을 끊도록 한다. 이 과정에서 흐트러진 몸의 면역체계가 바로잡히면서
몸이 스스로의 힘으로 류머티즘을 극복할 수 있는 저항력을 갖게 된다. 가장
핵심 치료 단계로써 환자의 상태에 따라 치료 기간이 달라진다.

3단계 ; 관절 강화

1, 2단계를 거치면서 류머티즘의 발생 원인이 제거되고 증상들이 대부분 소
실된 상태에서, 관절을 구성하는 뼈를 비롯한 인대, 힘줄과 같은 주위 조직을
강화하고 류머티즘이 재발하지 않도록 상태를 고정하는 단계이다. 오랜 기간

약을 복용했던 환자나 류머티즘이 발병한 지 오래 된 환자의 골다공증 진행을 방지하고 변형된 관절을 보충해주는 치료를 병행한다. 이때 보골강근탕, 보골산, 공진보골단 등을 중심으로 처방한다.

2. 다양한 증상과 참을 수 없는 통증을 수반하는 '루푸스'

"루푸스는 15년간 나를 괴롭혔던 병이다. 약에서 완전히 벗어난 지 벌써 7년이나 됐지만, 한때는 오늘밤을 넘기기 어렵겠다는 선고를 세 번이나 받았었다. 폐와 심장뿐 아니라 간, 신장, 늑막, 대장, 혈관, 혈액의 혈소판·적혈구 파괴까지 심각하게 침범 당했었다. 그러나 오랜 투병 끝에 병은 나았다. 루푸스는 나를 괴롭혔지만 나를 성장시켰고, 내 눈을 나에게서 세상으로 뜨게 해준 고마운 병이다. 어떻게 나았는가? 나 자신이나 내가 만난 많은 치유된 환자들에게서 느끼는 것은 무엇보다 먼저 자신의 병을 인정해야 한다는 것이다. 그리고 병을 가진 자신을 깊이 사랑하며, 자신이 나을 것을 믿어야 한다. 병에 갇히지 말고, 병이 지나간 후 찾아올 행복을 확신해야 한다는 것이다. 나눔과 희망, 그것이 바로 루푸스를 이긴 비결이다."

이 글은 아나운서 정미홍 씨의 루푸스 치료 수기 중 한 대목이다. 여기에서 정미홍 씨가 말한 '병을 가진 자신을 깊이 사랑하라'는 부분은 내 의학 관련 블로그 〈내 사랑 류마티스〉와 일맥상통하는 부분이기도 하다. 국내외의 많은 의학자들은 면역력에 좋은 영향을 미치는 요소로 웃음, 긍정적인 사고, 정서적 안정을 강조한다. 그러기 위해서는 자기 자신이 질병 상태에 스트레스를 받지 말아야 한다. 질병을 한탄하며 눈물과 절규 속에서 살다보면 결국 질병에 휘둘리다 쓰러질 수밖에 없다. 물론 루푸스 질환은 매우 고통스러운 병임에 틀림없다.

행복 강사로 유명했던 최윤희 씨는 2010년 10월에 '능력에 비해 너무 많은 일을 하다 보니 배터리가 방전되듯 병에 걸려 최근에는 700여 가지의 통증에 시달렸다'는 유서를 남기고 자살을 하여 많은 사람들을 안타깝게 하였다. 그분 역시 루푸스를 앓고 있었고 그로 인해 각종 후유증과 극심한 통증에 시달렸던 것으로 알려져 있다. 얼마나 통증이 심했으면 차라리 죽는 편을 택했을지 이 병을 치료하는 한의사의 입장에서 마음이 무거웠다.

의학명으로 '전신성 홍반성 루푸스(Systemic Lupus Erythematosus, SLE)'라는 질환명을 갖고 있는 '루푸스'는 주로 15~45세의 가임기 여성에게 발생하는 병이다. 여성이 남성에 비해 10배 정도 많고 인구 1백만 명에 75명 정도의 비율로 발생한다. 류머티즘 계열 질환이면서 근육과 관절뿐 아니라 피부, 신경, 폐, 신장, 심장, 조혈기관에까지 침범한 증상들이 나타난다.

대표적인 자가면역질환 중의 하나로 정확한 원인은 밝혀지지 않았지만 유전적인 소인, 바이러스 영향, 자외선 등이 영향을 주는 것으로 추정하고 있다. 초기 증상으로는 발열, 관절통, 식욕 감소, 체중 감소, 전신 피로감 등이 있으며 경우에 따라 발진, 반점, 추위에 노출되면 손끝이 창백해지거나 파랗게 변하는 레이노증후군 현상, 빈혈, 백혈구 감소, 탈모 등이 있다.

레지던트 시절에 처음 주치의로서 치료했던 자가면역질환 환자가 바로 루푸스 환자였다. 오랜 기간 부신피질 스테로이드 복용으로 더 이상 양방에서 손쓸 방법이 없어서 한방병원에 내원한 경우였다. 스테로이드 후유증으로 얼굴은 흔히 'moon-face'라고 하는, 달덩어리처럼 둥글게 부은 형태를 띠고 있었다. 신장에 루푸스 염증이 침범해서 단백뇨가 나오고 크레아티닌 수치가 상승해 있었다. 계속 약을 복용하는 것에 부담을 느끼고 반신반의한 심정으로 한방병원을 찾았던 케이스였다.

사실 루푸스의 한방 치료는 일반인들이 생각하는 것보다 훨씬 희망적이고 치료 예후가 좋다. 이 여성 환자의 경우도 마찬가지였다. 부신피질 스테로이드와 면역억제제를 복용하지 않고 한방 치료만으로도 달덩이처럼 부었던 얼굴이 원래의 예뻤던 얼굴로 돌아오고, 루푸스의 특징적인 증상인 나비 모양의

붉은 발진도 사라지고, 관절의 통증도 줄어들었으며, 신장 염증이 줄어들어 단백뇨와 크레아티닌 수치도 정상으로 회복하였다. 루푸스의 한방 치료를 가급적 빨리 시작할수록 류머티즘 관절염보다 훨씬 더 치료가 빠르게 잘 된다. 그런데 이런 치료 성과에도 불구하고 루푸스 한방 치료에 대한 각종 오해들로 인하여, 루푸스를 한방으로 치료하려는 환자가 많지 않다는 사실은 매우 안타까운 부분이다.

루푸스나 류머티즘 환자들이 오해하고 있는 부분이 있다. 한방 치료를 하면 관절이 변형되지 않느냐는 것이다. 양방 치료, 한방 치료 중 어떤 치료를 하느냐가 중요한 것이 아니다. 관절이 변형되고 있다는 것은 병이 낫지 않았다는 것을 의미한다. 류머티즘이든 루푸스든 병이 낫게 되면 관절의 변형은 그 상태에서 더 이상 진행되지 않는다. 그런데 양약을 수 년 이상 쉬지 않고 먹었는데도 관절의 변형이 나타나버린 환자들이 많다. 이런 경우는 양약이 관절 변형을 막지 못하는 경우임을 알 수 있다. 이 경우 양약은 치료 차원이 아닌, 염증을 억제하는 데에 그쳤기 때문이다.

루푸스 진단을 받은 30대 초반 여성 환자가 있었는데 초기 단계에서부터 나한테 진료를 받았다. 결혼을 앞두고 있었기 때문에 본인의 치료 의지가 강했다. 이 환자는 루푸스와 쇼그렌증후군에서 나타날 수 있는 SS-A, SS-B 항체가 양성 반응으로 나왔기 때문에, 루푸스 증상이 본격적으로 진행되지 않도록 하는 것이 중요했다. 한방 치료를 하면서 양약의 복용량을 줄여가다가 결국 양약을 완전히 끊었는데도 오히려 염증 수치는 정상으로 회복되었다. 2개월마다의 혈액검사 결과 기록을 보면 염증 수치가 치료 시작 전에는 57이었는데 14 => 8 => 7 => 17과 같이 계속 감소하여 정상 범위로 회복되었다.

또한 CRP(c-reactive protein, 염증 수치)는 한방 치료 시작 전에는 2.57이었는데 치료를 받은 후 1.04 => 0.25 => 0.44 => 0.83을 나타내며 이 역시 정상 범위로 회복되었다. 그 결과, SS-A, SS-B 라고 하는 루푸스 항체 검사에서 2009

년 8월에는 SS-B가 (+)양성 반응으로 나왔었는데, 2010년 11월 검사에서는 SS-B가 경계치 수준으로 나왔다. 이 환자는 그 후 좋은 사람을 만나서 결혼도 하였고, 그 후에는 뱃속에 건강한 아기가 무럭무럭 자라고 있다는 임신 소식을 기쁜 목소리로 전해왔다.

물론 이 과정에서 음식 조절 치료와 생활습관 교정도 함께 이루어졌다. 흡연과 음주를 하면서 밤 늦게 잠을 자고, 육식, 인스턴트 음식, 각종 가공 음식들을 먹어가며 스트레스에 시달리는 상황에서 한약만 복용한다고 몸이 좋아지기를 기대하는 일처럼 어리석은 건 없다. 환자가 병을 이기겠다는 의지를 가지고 생활습관 교정과 함께 식습관도 개선해야 한다. 자가면역질환은 어떤 질환보다도 환자의 이런 실천과 노력을 필요로 한다.

3. 증명할 방법이 없어 더 고통스러운 '섬유근통증후군'

섬유조직염이라고도 하는 섬유근통증후군은 류머티즘 관절염과는 다르게 관절 부위에 나타나는 것이 아니라 살이나 근육 같은 섬유조직에 증상이 나타나는 병이다. 인체 내 여러 부위에 근육 통증이 나타나면서 동반되는 여러 증상들을 통칭하여 섬유근통증후군이라고 한다. 주로 목과 어깨를 타고 전신으로 퍼져나가는 경우가 많다. 증상으로는, 관절이 쑤시거나 근육이 경직되고 만성피로감을 느끼고 정서적으로 불안하거나 우울해지기도 한다. 대개 만성피로증후군과 근막동통증후군을 동반하여 나타난다. 그 외에 불면, 두통, 설사 · 변비 · 복통 등의 과민성대장 증상, 구강 건조, 안구 건조 등이 있다

특히 섬유근통증후군은 혈액 검사로도 특이사항이 나오지 않고 겉으로도 잘 드러나지 않아서 사람들에게 "정말 아픈 거 맞아?" 하는 오해를 받을 수도 있다. 이런 말을 듣고 나면 억울한 마음과 함께 더 고통스러울 수 있다. 정확한 원인은 역시 밝혀지지 않았지만 유전, 뇌기능 문제, 외상 후 스트레스 장애, 근육세포, 면역체계 이상 등등의 원인으로 발병하는 것으로 추정하고 있다. 현대

의학에서는 섬유근통증후군을 치료할 때 이 질환을 위해 개발한 양약과 함께 항우울제를 쓰기도 한다. 그런데 양약 복용 중 고통스러워하는 경우가 많고 독한 양약으로 인해 다른 부작용이 나타나는 경우도 있다.

한방 치료에서는 체질에 맞는 원인을 분석한 후 한약을 처방해 주고 있다. 기체(氣滯)가 원인인 경우에는 분심기음, 가미사칠탕, 유기음자, 사칠탕, 칠기탕 등의 약을 체질에 맞게 처방하고, 담음(痰飮)이 원인인 경우에는 가미이진탕, 가미육군자탕, 가미공연단 등의 약을 체질에 맞게 처방하고, 척추와 턱관절, 목뼈 등의 뼈가 틀어진 경우에는 틀어진 척추를 바로잡는 교정 치료를 한다.

이때 척추를 바로잡기 위한 치료로 세 가지 방법을 쓰고 있다. 두개골 및 척추 구조의 틀어짐 방지를 위해 구강 내 장치를 사용하는 턱관절 균형의학(FCST) 요법, 뇌척수액의 흐름을 원활하게 하여 육체와 정신을 안정시키는 CST 요법(두개천골요법), 틀어진 골반을 교정기로 바로잡는 PBT 요법이다. 이렇게 FCST, CST, PBT 세 가지의 요법을 통해서 머리와 척추, 골반까지 완벽하게 교정하여 섬유근통증후군을 효과적으로 치료하고 있다. 이 외에도 한약, 침, 뜸, 부항 등 환자의 상태에 따라 추가적인 치료를 병행하고 있다.

4. 장기와 혈관에 염증을 일으키는 '베체트병'

베체트병은 1937년 터키 의사 베체트 씨가 처음으로 보고한 병으로 피부점막, 안구, 근골격계, 신경계, 혈관계, 소화기계 등을 침범하는 다양한 혈관염의 임상 증상을 보이는 질환을 말한다. 베체트병도 다른 자가면역질환과 마찬가지로 정확한 원인이 밝혀지지 않고 있다. 주로 20~30대에 처음 발병되어 나중에 시간이 지나면서 질병의 활성도가 낮아지게 된다.

우리나라에선 연령대가 높은 여성들에게 많이 발병하는 편이며, 질병의 중증도가 비교적 덜하다. 특별히 정해진 검사를 통해 진단이 가능한 병은 아니기 때문에 인체의 여러 증상을 보고 종합해서 판단하고 있다. 그렇기 때문에 자가면역질환을 많이 진단해본 의사일수록 진단과 치료를 빠르게 진행할 수 있다.

주요 증상으로는 여러 기관의 궤양이나 피부, 안구 및 장기에 침범하여 혈관에 염증을 일으키는 혈관염 증상으로 구강 궤양, 외음부 궤양, 결절성 홍반이나 여드름 모양의 피부 증상, 포도막염 또는 망막 혈관염 등의 안구 증상, 일시적인 관절염 증상들이 있다. 이 외에도 혈관계나 소화기계, 중추신경계, 신장, 폐의 침범이 주로 나타나고 우리나라 환자의 경우 위장관 궤양이 흔하게 발생하는 편이다.

전반적인 신체 상태를 점검하여 근접한 원인을 파악하여 몸의 면역력을 회복하고 베체트병이 나타나는 부위의 증상들을 가라앉히는 치료를 해주면 순조롭게 치료된다. 이때 체질에 맞는 한약 처방, 생활습관과 영양 교정 처방을 통한 1:1 맞춤치료를 하게 된다.

5. 큰 관절에 염증이 발생해 통증을 수반하는 '강직성 척추염'

강직성 척추염은 10대~20대 남자에서 주로 발생하며, 여성보다 남성에게서 3배 정도 많이 발생하고 있다. 원인으로는 HLA-B27 백혈구 항원과의 연관성이 있는 정도만 알려져 있고, 명확한 발병 원인은 아직 밝혀지지 않고 있다. 초기에는 허리, 엉치 부위의 통증을 느끼게 되며 한쪽 발목이나 한쪽 무릎의 통증도 함께 나타날 수 있다. 이 시기에 환자의 대부분은 일반적인 요통으로 생각하면서 지내게 되며, 한참 진행이 되어서야 강직성 척추염으로 진단받는 경우가 많다. 새벽이나 아침에 허리와 엉치 통증을 느끼며, 수면 중 통증으로 잠을 깨기도 한다.

아침에 일어났을 때 허리가 뻣뻣하면서 강직성 통증을 느끼다가 조금 활동하면 감소된다. 더 진행되어 척추뼈의 사이사이 관절이 다 굳어서 붙어버리면 목이나 허리를 자연스럽게 움직일 수 없게 되고, 상체와 목이 앞으로 굽게 된다. 이처럼 강직성 척추염은 천장관절(골반)에서 주로 염증이 시작되며 무릎, 어깨, 발목, 발뒤꿈치, 고관절(엉덩이), 가슴 부위에서 잘 발생한다. 류머티즘 관절염이 말단부의 작은 관절에 잘 생긴다면, 강직성 척추염은 주로 큰 관절에 발생한다는 특징이 있다. 강직성 척추염의 양방 치료는 강력한 면역억제 작용을 하는 생물학적 제제를 위주로 한다. 치료를 받게 되면 통증이 줄어들다가도 주사를 맞지 않으면 금방 통증이 되살아난다.

오랫동안 양방 치료를 받다가 생물학적 제제의 부작용으로 폐에 종양이 생겨 절제수술을 하고 찾아온 환자가 있었다. 환자는 생물학적 주사 제제를 맞다가 안 맞게 되니까 관절 통증이 다시 생기고, 종양 발생 후유증으로 전신이 붓고 체중이 55kg에서 폐종양 절제 수술 후 62kg으로 증가한 상태였다.

종양 절제 수술을 한 바로 직후였기 때문에 전신의 쇠약 증상이 심각했다. 특히 폐종양 절제 수술 부위인 옆구리 쪽의 꿰맨 부위에서 통증이 있다고 했다. 몸이 허약한 40~50대의 연령층에서 큰 수술을 한 경우에는 수술이 잘 끝났어도 이렇게 수술 부위가 욱신거리면서 통증이 남아 있는 경우가 종종 있다. 먼저 폐종양 수술 후의 후유증을 줄이고 급격한 체력 저하 상태를 먼저 회복시키기 위한 한약 처방을 하였다. 동시에 턱관절 균형을 조절해주는 턱관절 균형 장치를 착용하도록 하였다. 이 방법은 경추 1, 2번의 위치를 조절해서 전체 척추의 올바른 정렬을 유도할 수 있으므로 강직성 척추염 치료에 있어서 매우 중요한 의미를 가진다. 그와 함께 한약 복용, 부항요법, 침요법, 경추 교정 및 전체 척추 교정, 골반 교정, CST 요법이라고 하는 두개골 교정도 동시에 시작하면서 전신적인 치료로 들어갔다.

다른 자가면역질환들과 마찬가지로 음식 섭취에 있어서 내용을 준수하고 생활습관 교정도 함께 지키도록 하였다. 평소 즐기던 기름진 음식, 단 음식, 인스턴트 음식을 먹지 못하게 하는 것은 물론이고 새벽에 늦게 잠자리에 드는 습관도 바꾸도록 하였다. 그리고 하루 30분 이상씩 걷도록 하고 스트레칭도 시컸다. 그 결과 다니던 대학병원에서 처방해준 양약을 전혀 복용하지 않으면서도 강직성 척추염의 통증들이 점점 감소되었고, 담당 주치의로부터 검사상, 임상 증상상 모두 완치 판정을 받게 되었으며 직장에도 복귀하였다. 몸 상태가 좋아지자 체중도 줄고, 얼굴을 비롯한 몸 전신의 부기도 빠졌다. 몸의 면역력이 상승하면서 자연스럽게 신체가 제 기능을 찾게 된 것이다.

대표 논문 및 저서

—「항류마티스제(DMARDs)와 비스테로이드성 소염진통제(NSAIDs)에 반응하지 않는 다수관절형 소아기 류마티스 관절염 환아 증례 보고」, 한방소아과학회지, 2010년

—「파두 약침의 급성·아급성 독성 실험 및 Sarcoma-180 항암 효과에 의한 실험적 연구」, 대한약침학회지, 2002년

—「야간 발열을 동반하는 전신형(Systemic type) 소아기 류마티스 관절염(Juvenile Idiopathic Arthritis, JIA) 환아 증례 보고」, 대한한의학회, 2010년

—「항류마티스제(DMARDs)를 복용하던 가임기 류마티스 관절염 여성환자의 한방치료를 통한 임신사례 5례」, 대한침구의학회, 2009년

—「한약 투여 및 의료용 거머리 요법을 병행 시술 후 관절 경직 및 부종이 호전된 국소 류머티즘 환자 증례 1례」, 대한한의학회, 2009년

—『한방의 명의 20』, 공저, 도서출판 북인, 2011년

갱년기는 나를 점검하고
새롭게 도약하는 시간이다

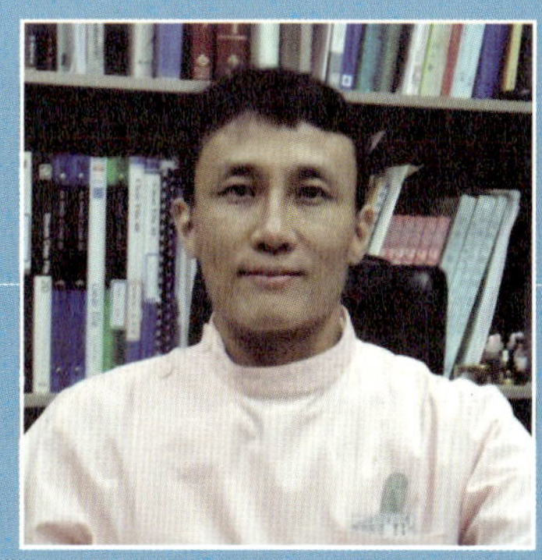

한의학 박사(한방부인과 전공)
개원한의사협회 여성과 인정의
(前)신라대학교 제약공학과 외래교수
대한약침학회 정회원
한의외치제형학회 회원
http://www.biman.ne.kr

곽상호

곽상호한의원 원장

날이 맑았다가 비가 오기 시작하면 우산을 써야 한다

〈생리가 멈춘다. 이유 없이 얼굴에 열이 오르락내리락하는가 하면 갑자기 땀이 난다. 감기도 아닌데 몸이 으슬으슬하다. 가슴이 두근거린다. 머리가 지끈거린다. 기운이 없고 밤에는 잠을 잘 이루지 못한다. 왠지 불안하고 초조하다. 사소한 일에도 짜증이 나고 서글퍼진다. 피부의 탄력이 떨어지고 화장이 잘 받지 않는다. 성욕이 감소한다.〉

갱년기에 나타날 수 있다고 하는 증상들이다. 이 외에도 신체와 정서상으로 다양한 증상들이 나타나는 것으로 알려져 있다. 갱년기에 관한 수많은 이런 지표들은 여성들에게 "갱년기가 얼마나 끔찍한 건지 알아? 당신들이 상상할 수도 없는 이상 현상들이 몸에서 일어날 거야!" 하며 겁을 주고 있다. 그래서 40대에 들어선 여성들이 두려워하는 것 중의 하나가 '갱년기'라는 단어이다. 갱년기가 오기 훨씬 전부터 저항감을 갖게 된다.

그러다 보니 40대 초중반이 되면 지레 삶이 위축되고 막상 폐경이 되면 시한부 선고라도 받은 것처럼 비통해 한다. "나는 이제 다 끝났어" 하면서 갑자기 예민해지고 그 동안 없었던 다양한 증상들에 시달린다. 하지만 그 중에 상당수는 심리적인 원인에서 기인하는 증상들도 적지 않다. 갱년기에 대한 공포 혹은 거부감이 몸과 정신을 나약하게 만들기 때문이다. 그만큼 갱년기에 대해서 여성들은 반감을 갖고 있다. 폐경이 되었다는 사실로 우울증에 빠지는가 하면 심한 경우 가족을 외면하고 방황의 시간을 보내기도 한다. 그런 모습을 보면서 어떤 사람들은 "저 심정 내가 잘 알지. 이해해 줘야 해" 하는가 하면, 또 다른 사람들은 "도대체 갱년기가 뭐라고 세상 다 끝난 것처럼 저렇게 호들갑이야?" 하기도 한다.

그렇다면 도대체 갱년기가 뭐기에 이토록이나 강렬하게 여성들의 삶을 뒤흔드는 걸까. 정말 갱년기는 무조건 나쁜 것일까? 갱년기가 왔을 때 당사자는 한없이 슬퍼하고 주변 사람들은 열심히 위로해주는 게 맞는 걸까? 또한 갱년기가 되면 갑자기 노화의 속도가 빨라지면서 온몸에 이상 증상들이 한꺼번에 닥치는 걸까?

먼저 갱년기의 의미부터 살펴보는 게 좋다. 갱년기란 갑자기 한 순간에 닥쳐오는 어느 한 시점이 아니다. 여성은 30세가 넘으면서 생식 기능이 저하되고 평균 37.5세에는 난포 폐쇄가 이루어져서 임신 기능도 떨어지게 된다. 흔히 폐경 평균 연령이 50세 전후인 걸 감안하면 생식기의 노화는 폐경보다 5~10년 앞서서 일어난다고 할 수 있다. 대체로 갱년기라고 하면 '폐경'을 의미하면서 폐경기와 같은 의미로 쓰이지만 엄밀히 말하면 두 개념은 조금 다르다. 즉 폐경은 갱년기에 나타나는 하나의 증상이면서 갱년기 진단에 도움을 주는 하나의 지표에 불과하다.

폐경기에 임박했다고 해서 갑자기 노화가 썰물처럼 한꺼번에 들이닥치는 건 아니다. 다만 폐경기에 임박하면서 전과는 다르게 노화의 진행이 좀 더 빨라지면서 거기에 따른 여러 가지 증상들이 나타나게 되는 것이다. 그런데 노화가 가속되는 갱년기가 되었다고 해서 삶이 다 끝난 것처럼 비관적으로 받아들일 필요가 있는가는 생각해볼 문제이다.

어차피 인간은 생로병사와 희로애락의 범주에서 벗어날 수 없는 숙명을 갖고 태어난 존재이다. 늙는 것과 죽는 것을 피할 수 없다. 태어나는 순간 노화와 죽음은 예견된 것이다. 갱년기는 사람으로 태어난 이상 중년에 겪어야 할 자연의 순리 중 하나라는 사실이다. 따라서 갱년기와 폐경기를 담담하게 받아들이려는 마음가짐이 필요하다. 그렇지 않고 "아, 폐경이라니! 여자로서의 내 삶은 끝났구나" 하면서 비관하게 되면 나약한 마음과 함께 몸도 약해지게 된다. 그렇다고 "어차피 인간은 다 늙는 거야. 될 대로 되라지" 하라는 게 아니다. 다만 호들갑을 떨며 슬프게 갱년기를 맞기보다는 어떻게 하면 좀 더 건강하고 밝게 이 시기를 보낼 수 있을까 노력하라는 것이다.

아침에 외출을 하면서 그날 비가 올지 아닐지 알아보고 우산을 챙기는 사람은 갑자기 비가 와도 당황하지 않는다. 맑은 날처럼 전혀 비를 맞지 않을 수는 없지만 준비를 어떻게 했느냐에 따라서 그날의 외출을 망치지 않을 수 있다. 우산을 챙긴 사람, 레인코트까지 챙긴 사람, 레인부츠까지 챙긴 사람 등등 그 사람이 얼마나 준비하고 빗속에 나갔느냐에 따라서 그 하루는 얼마든지 달라진다. 갱년기는 그 동안 맑은 날만 있다가 비가 오기 시작했다는 걸 의미한다. 그런데 갱년기를 아무 준비 없이 맞는 건 비를 그대로 맞으면서 길을 가겠다는 것과 다르지 않다. 옷을 살짝만 적실지 폭우를 만난 것처럼 속옷까지 다 적실지 갱년기라는 외출을 시작하기 전에 생각하고 준비해야 한다.

갱년기 관리를 적극적으로 하게 되면 그렇지 않은 경우보다 노화의 진행을 늦출 수 있을 뿐만 아니라 심리적 상실감도 최소화시킬 수 있다. 노화가 가속화되면 골다공증이나 심장, 뇌혈관계의 급격한 노화와 순환장애, 피부 노화 등의 변화가 동반하면서 그 과정에서 정서적인 변화까지 겪을 수 있다. 증상이 나타난 다음에 치료를 하는 것보다는 예방과 관리를 통해 그런 복합적인 장애들을 늦추고 극복해가는 것이 갱년기의 지혜이다. 평균 수명이 계속 늘어나고 있는 시점에 중년 이후의 생활을 건강하고 밝게 유지한다면 얼마든지 행복한

노년을 맞이할 수 있다. 그런 점에서 갱년기를 우울하고 암울하게 맞이할 일
만은 아니다.

누구에게는 친구처럼, 누구에게는 폭군처럼 찾아간다

여성들이 갱년기에 갖는 거부감과 두려움은 가장 크게는 갱년기에 동반될
수 있는 갱년기 장애 때문이다. 갱년기 장애란, 갱년기에 생기는 자율신경실조
증을 말하는 것으로 난소의 내분비기능이 감소되거나 중단되는 것이 주된 원
인이다. 또한 각종의 내분비선, 특히 뇌하수체 전엽, 갑상선, 부신 또는 췌장
등의 기능장애로 인해 이들 상호간의 평형이 깨지고 나아가 내분비 장기를 지
배하는 자율신경 계통에 영향을 끼쳐 교감신경 또는 부교감신경에 긴장이 초
래되어 여러 증상이 나타나게 된다.

갱년기의 가장 큰 변화에 속하는 폐경은 난소에서 생성되는 난포 호르몬인
에스트로겐과 황체 호르몬인 프로게스테론의 생성이 감소되어 나타난다. 폐
경기에 여성의 몸에 일어나는 가장 뚜렷한 변화는 이제까지 규칙적으로 이루
어지던 월경이 점점 불규칙하게 되고 그러다가 아주 없어지는 것이다. 이렇게
월경이 중단되는 평균 연령은 44~52세까지로 이때 80%를 차지하고, 49세가
되면 절정에 달한다. 따라서 49세를 전후로 5년간이 갱년기 증상이 가장 많이
나타나기 시기이다.

그 중에서도 내·외성기의 위축이 가장 큰 변화이다. 외성기인 대·소음순
은 지방의 소실로 위축되고, 음모는 무색이 된다. 내성기에서는 질벽이 편편해
지고 질강은 좁아지는데, 때로는 질염 때문에 질강이 유착된다. 또한 난소는
작아지고 기능도 감퇴하여 월경불순을 일으키면서 폐경에 이르게 된다. 유방
과 전신의 피하지방 조직도 소실되어 여성다운 몸매를 잃게 되고 심지어 여성
호르몬이 줄어들면서 입가에 수염이 나기도 한다. 그야말로 갱년기에 접어들

면서 각 기관에서의 노화와 함께 신체의 균형이 깨지면서 다양한 증상이 나타나는 것이다.

❖ 갱년기에 나타날 수 있는 다양한 증상들

① 부인과 : 폐경, 대하와 외음부의 가려움증, 악취 등

② 혈관신경 계통 : 가슴 두근거림, 얼굴 화끈거림, 냉증, 맥박이 빠르거나 아주 느림.

③ 정신신경 계통 : 잠을 이루기 힘들다, 머리가 아프고 무겁다, 현기증이 난다, 귀울림이 있다, 가슴과 머리에 압박감을 느낀다, 공포감과 건망증 등이 생긴다.

④ 지각신경 계통 : 저린 느낌이 든다, 몸이 쑤신다, 감각이 둔해진다.

⑤ 비뇨기 계통 : 요실금, 오줌이 자주 마렵다, 배뇨시 고통이 따른다.

⑥ 운동기 계통 : 어깨가 결리고 허리가 아프다, 관절통, 발의 근육이 피로하다, 근육통과 좌골 신경통이 있다.

⑦ 분비계 계통 : 땀이 많이 난다, 자주 목이 마른다.

⑧ 소화기 증상 : 식욕이 없다, 구역질이 난다, 변비 또는 설사가 있다, 구토를 한다.

⑧ 피부 : 원형탈모증, 가려움, 피부 건조증

비가 오면 누군가에게는 낭만이 되지만 누군가에게는 천재지변처럼 나쁜 사건이 되기도 한다. 그러나 비가 올 것을 대비해 준비를 철저히 한 사람에게는 비가 재난이 되는 일은 없다. 갱년기라고 해서 모든 사람들이 복합적인 이상 증세에 시달리며 갱년기 전과 확연하게 다른 건강 상태가 되는 건 아니라는 것이다. 갱년기 전부터 꾸준히 건강관리를 해온 사람이라면 훨씬 순조롭게 그 시기를 맞을 수 있다.

미처 준비가 안 되어 남들보다 심하게 갱년기가 찾아왔다 하더라도 너무 낙심할 필요는 없다. 갱년기 전문 의사에게 진료를 받고 자신의 변화를 충분히 설명한 다음 그에 맞는 치료를 해나간다면 얼마든지 여파를 최소화시킬 수 있다. 갱년기가 반드시 누구에게나 나쁜 얼굴로 찾아오는 게 아니라는 사실을 잊지 말아야 한다. 어떻게 내가 준비하고 맞느냐에 따라서 오히려 내 몸과 마음을 재점검하고 나를 돌아보게 하는 시간을 만들어 주기 때문이다. 내 몸 어느 부위가 얼마나 약해져 있는가를 살펴보고 부족한 부분을 강화하고 보충하라는 의미에서 갱년기를 지혜롭게 활용해야 한다. 그럼으로써 갱년기 이후 노년의 삶까지 대비할 수 있게 되는 것이다. 갱년기를 나에게 친구로 만들 것인가 혹은 폭군으로 만들 것인가는 자기 자신에게 달렸다.

❖ 갱년기 자가 진단

없다는 0점, 가끔은 1점, 자주는 2점.

① 피부나 모발이 건조해지고 거칠어지며 화장이 잘 받지 않는다. (0, 1, 2)

② 질 내의 정상적인 분비물이 줄어들었다. (0, 1, 2)

③ 성욕이 감소되었다. (0, 1, 2)

④ 부부관계 때 통증을 느낀다. (0, 1, 2)

⑤ 얼굴이 화끈거리며 잘 달아오른다. (0, 1, 2)

⑥ 가슴이 이유 없이 두근거린다. (0, 1, 2)

⑦ 얼굴이나 등에서 땀을 많이 흘린다. (0, 1, 2)

⑧ 머리가 자주 아프고 맑지 못하다. (0, 1, 2)

⑨ 잠이 오지 않아 고통스럽다. (0, 1, 2)

⑩ 가슴이 답답하거나 통증이 있다. (0, 1, 2)

⑪ 호흡을 길게 하지 못하고 짧은 숨을 몰아쉰다. (0, 1, 2)

⑫ 손발이 저리거나 쑤신다. (0, 1, 2)

⑬ 쉽게 피로하고 전신에 힘이 없다.(0, 1, 2)

⑭ 어깨 결림, 손, 발, 등 관절에 통증이 있다.(0, 1, 2)

⑮ 건망증이 심해졌다.(0, 1, 2)

⑯ 이유 없이 불안해진다.(0, 1, 2)

⑰ 서글프고 우울한 느낌이 들 때가 있다.(0, 1, 2)

⑱ 혼자 있는 것이 두려워진다.(0, 1, 2)

⑲ 소변을 자주 본다. 특히 야간에 심하다.(0, 1, 2)

⑳ 기침을 하거나 뛸 때 소변이 저절로 나온다.(0, 1, 2)

결과 ; 10~15점_경미한 갱년기 장애, 16점 이상_심한 갱년기 장애

개인별 맞춤 치료가 가능한 갱년기 한방 치료

서양의학에서의 갱년기 치료의 핵심은 호르몬 요법이다. 과거 수십 년간 여성의 폐경 주요 증상인 안면홍조나 야간 발한의 치료에 호르몬 요법을 시행해 왔고, 이 요법은 노화와 관련된 심장질환이나 기억력 장애, 골다공증 등에도 예방 효과가 있다고 해서 그 동안 많은 여성들이 호르몬 요법을 받아 왔다. 특히 미국에서는 폐경 여성의 5명 중 2명이 호르몬 치료를 받을 정도로 보편화된 치료법이었다. 그러나 한편으로는 호르몬 치료의 효과와 안전성에 대한 연구가 계속 진행되면서 특정한 암, 심장 질환, 뇌혈관 질환 등과 관련된 부정적인 결과들이 여러 차례 발표되었었다. 그럼에도 불구하고 여전히 효과를 인정하는 의견도 많아서 호르몬 요법 치료에 대한 찬반 논쟁이 이어지고 있다.

갱년기와 폐경기에 나타나는 증상들을 완화시키거나 개선하고 급격한 노화를 방지하기 위해서 치료가 필요한 것은 확실하다. 하지만 호르몬 요법에 대한 논란이 끊이질 않는 현 시점에서, 한의학적이고 자연친화적인 방법으로 치료를 할 수는 없을까 하는 고민과 연구가 있었고, 그 과정에서 전통적인 한의

학적 치료가 탁월한 효과를 나타내는 것을 임상에서 확인할 수 있었다. 갱년기 한방 치료의 가장 큰 장점은 한약을 처방하기 위한 갱년기증후군의 증후 분석이 매우 치밀하기 때문에 증상에 따른 다양한 맞춤식 처방을 할 수 있다는 점이다.

같은 갱년기증후군이라 하더라도 개인마다 주증상과 부증상의 양상이 다르다. 그 사람이 갱년기 이전에 원래 가지고 있던 질병과 그 사람의 체질적, 유전적 소인이 다르기 때문이다. 갱년기의 호르몬 변화에 대한 각 개인의 민감도와 그 사람이 지닌 유전적 소인에 따라 발현되는 증상의 경중이 각각 다른 건 당연한 일이다. 한의학에서는 이런 개개인의 다양성에 따른 처방을 할 수 있다. 무엇보다도 합성 호르몬 자체를 투여하는 것이 아니라 자연에서 나오는 천연물만을 이용해 전체적인 균형을 맞추므로 부작용이 거의 없다.

그리고 검사 결과도 중요하지만 환자의 주관적인 호소와 증상도 중요하게 생각하므로 흔히 '신경성'이라고 진단되는 증상들도 처방에 있어서 소홀하게 다루지 않는다. 갱년기 증상을 더 심하게 느끼는 여성들이 있는데 예전부터 자율신경실조증상이 자주 있었던 사람, 저혈압이든 고혈압이든 혈압이 안정적이지 못하고 아침에 일찍 일어날 수 없는 사람, 젊을 때부터 손발이 차고 냉방병에 걸리기 쉬운 사람, 생리불순, 생리통으로 고생한 사람, 사소한 것에도 신경을 많이 쓰는 사람, 신경질적이고 자기중심적인 사람, 스트레스를 받기 쉬운 사람, 가족관계가 원만하지 못한 사람, 삶의 보람이나 대화의 대상이 없는 사람들이 더 그러할 가능성이 높다.

그래서 그 사람에게 필요한 맞춤 처방이 필요한 것이다. 예를 들어, 전체적인 증상은 비슷한데 안면홍조와 한열왕래, 발한 등이 주 증상이며 상복부에 저항감이 있고 맥의 긴장도가 높은 경우와 상열감은 심하지 않고 안면이 오히려 창백하고 빈혈이 있으며 심계항진이 주 증상이며 상복부를 눌렀을 때 저항감이 없고 맥이 매우 연약한 경우는 같은 갱년기증후군이라도 그 사람의 체질과 현재의 몸 상태에 따라 증상이 구분되어 나타난 것이므로 처방이 다르다. 전자는 가미소요산, 후자는 가미귀비탕을 주 치료약으로 선택해야 한다. 그리고 '히스테리구(globus hystericus)'라고 하기도 하고 '매핵기(梅核氣)'라고 하기도 하는 목에 무엇이 걸린 듯한 증상이 주 증상이라면 반하후박탕이나 가미사칠탕을 처방해야 한다.

인위적으로 호르몬을 투여하여 남아 있는 내분비 세포의 기능을 미리 퇴화시켜버리는 방법과는 다르게 적합하게 투여된 한약은 내분비 기관의 세포가 조금이라도 살아 있다면 그것의 생존을 좀 더 유지시키는 방향으로 작용한다. 결국에는 시간이 흘러 퇴화된다 하더라도 그 기간을 연장시키면서 환자가 느끼는 고통을 완화하고 갱년기 이후의 퇴행 질환을 예방할 수 있다.

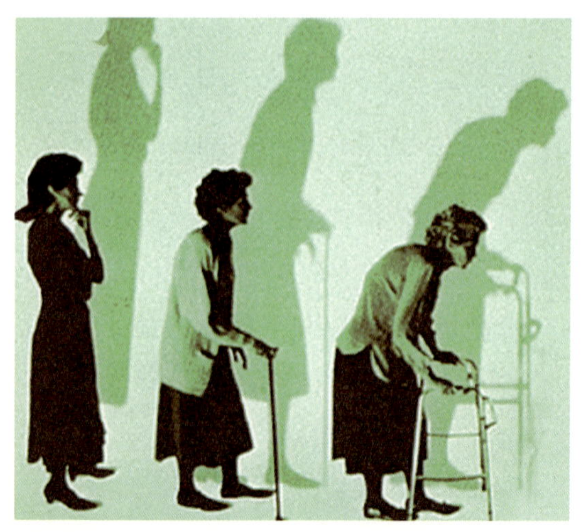

인체는 오장육부의 균형이 갑자기 심하게 흐트러져도 항상 그것을 정상화하려는 노력을 한다. 이 회복력에 힘을 실어주는 것이 한약이다. 한약의 장점은 몸 전체의 균형을 유지해주는 작용이 있기 때문이다. 여성이 갱년기에 접어들면 오장육부 중에 노화되지 않는 장기가 없지만 그것을 주도하는 장기가 있는데 간과 신장이다. 한의학에서 말하는 간과 신장이란 서양의학의 liver(간)와 kidney(신장)의 개념과 함께 내분비계의 기능, 특히 성 호르몬의 기능을 포함하는 넓은 개념이다. 그런 차원에서의 간허(肝虛)와 신허(腎虛)를 갱년기 장애와 연결해서 이해해야 한다. 따라서 보간신(補肝腎)하는 치료를 기본으로 하면서 동반된 증상에 따른 치료를 겸하면 큰 효과를 볼 수 있다.

그러나 갱년기 장애를 극복하는 데에 가장 중요한 요건은 당사자의 의지와 노력이다. 무조건 약에만 의존하지 말고 본인 스스로도 적극적으로 대처하려는 마음가짐이 필요하다. 자신이 좋아하는 일이 뭔지 찾아내서 계발하고 나만의 장점을 매력으로 극대화시키려는 노력도 필요하다. 또한 중년의 온화함과 포용력을 가지고 주변 사람들을 대하게 되면 그 전과는 다른 삶의 활력을 찾을 수 있다.

❖ 갱년기 유형에 따른 대표적인 한방 치료법

① 간기울결화화형(肝氣鬱結化火型)

짜증과 화를 많이 내고 불면증 같은 신경 증상과 오후의 소요성 열감, 다한, 안면홍조가 주요 증상이다. 처방으로는 가미소요산(加味逍遙散)을 쓴다.

② 심비허손형(心脾虛損型)

소화기와 순환기가 약해지고 빈혈, 심계항진, 건망, 불면이 주요 증상이다. 처방으로는 가미귀비탕(加味歸脾湯)을 쓴다.

③ 음허화동형(陰虛火動型)

마른기침을 오래 하고 밤에 잘 때 땀을 많이 흘리는 것이 주요 증상이다. 처방으로는 자음강화탕(滋陰降火湯)을 쓴다.

④ 진음휴손형(眞陰虧損型)

뼈마디가 쑤시고 여성의 경우 분비물이 줄어들고 남성의 경우 정액량이 줄어드는 것이 주요 증상이다. 처방으로는 대영전(大營煎)을 쓴다.

⑤ 중기부족형(中氣不足型)

식욕이 없고 팔다리와 말소리에 힘이 없고 활동시의 다한증이 주요 증상이다. 처방으로는 보중익기탕(補中益氣湯)을 쓴다.

⑥ 신음허형(腎陰虛型)

정력 부족, 시력 감퇴, 요통 또는 무릎 시큰거림이 주요 증상이다. 처방으로는 육미지황탕(六味地黃湯)을 쓴다.

⑦ 신양허형(腎陽虛型)

신음허와 유사한 증상을 나타내나 추위를 많이 타는 유형이다. 처방으로는 팔미지황탕(八味地黃湯)을 쓴다.

대략적인 분류는 이렇게 하고 있지만 실제로 임상을 하다보면 여러 유형이 복합된 상황도 있고 각 개인의 특수성을 더 고려해야 할 상황이 생긴다. 그에 따라 각각의 처방을 운용하면 더 효율적으로 불편감을 해소할 수 있다. 그와 더불어 적절한 맞춤형 탕약에 녹용 또는 한방에서 흔히 자하거(紫河車)라고 불리는 100% 인태반 추출물을 적정량 섞어서 처방하여 효과를 높이게 된다. 인태반 추출물은 한국식품의약품안전청(KFDA)의 승인을 받은 원료의약품으로서 필수아미노산 외에 수십 종류의 아미노산과 약리 활성의 중심인 각종 활성 펩티드, 각종 비타민, 당류, 핵산, 미네랄 그리고 수백 종의 효소, 각종 세포성장인자로 이루어져 있고 체질개선, 정력강화, 노화방지, 항알레르기, 자율신경조절, 간기능강화 및 해독, 기초대사향상, 면역강화, 항염증, 상처회복촉진, 내분비조정, 활성산소제거, 혈액순환촉진, 증혈, 육아(肉芽)형성촉진, 피로회복, 빈혈개선, 유즙분비촉진, 항돌연변이 등의 약리작용이 밝혀져 있으며 오래 전부터 갱년기·폐경기 치료 및 항노화 보약의 원료로 사용되어 왔다.

갱년기 극복과 노화 예방에 탁월한 '아미(娥美)'

사람은 누구나 나이가 들면 피부를 포함한 인체의 모든 부분이 노화되는데 그 중에서도 여성들은 피부 노화에 민감하다. 점점 여성 호르몬의 농도가 낮아지면서 30세만 되어도 20대와는 다른 피부 상태를 보이게 된다. 논란이 많은 합성 호르몬제에 부정적인 여성들은 그 대안으로 콩이나 석류추출물을 먹기도 하지만 실제로는 효과가 미미하다. 이론적으로는 식물성 에스트로겐 유도체인 이소플라본이 콩에 들어가 있으므로 좋을 것 같지만 대부분의 식물성 유도체는 그 활성이 지극히 낮아서 콩으로 효과를 보려면 끼니마다 큰 냄비로 하나 가득 먹어야 하는데 현실적으로는 어렵기 때문이다. 하지만 미나리아재비과 또는 콩과 식물에 속하는 일부 한약재에는 콩에 함유된 이소플라빈과 똑같은 구조로 되어 있으면서 활성도는 훨씬 뛰어난 성분이 포함되어 있다. 이러한 약재에 항산화 기능이 뛰어난 한약을 조합하여 환약(알약)의 형태로 만든 것이 아미(a·mie, 娥美)이다. 옛날부터 사용되어온 처방을 환약으로 제형 변화만 한 것이므로 안전성은 이미 검증이 되어 있다.

갱년기 장애 치료를 위해 쓰이는 호르몬 보충요법의 위해성이 거론되기 오래 전부터 많은 의학자들은 식물성 에스트로겐 유도체 개발에 관심을 기울여 왔었다. 독일의 경우, 생약 및 약용 식물제제 전문위원회인 'Commission E'에서 폐경 증상의 치료제로 다량의 이소플라본을 함유한 생약 성분들을 승인한 이후 40년 이상 부작용이나 다른 위험 없이 지금까지 사용되고 있다. 곽상호 한의원의 '아미'는 이런 생약 치료의 원리와 예로부터 내려온 한의학적 처방을 연구하여 만들었다.

이소플라본을 다량 함유한 콩과(豆科) 식물과 항산화 기능이 뛰어난 한약을 복합 처방함으로써 부작용 없이 갱년기 장애를 개선하고 노화를 방지할 수 있다. 그럼으로써 질 건조증, 피부노화 방지 및 탄력 회복, 기미, 갱년기 장애, 갱년기 통증(두통, 어깨 결림, 손발저림 등), 화병, 골다공증, 만성피로 회복 및 성감 회복 등에 탁월한 효과를 나타낸다.

❖ 복용법

맨 처음에는 각 개인의 주 증상과 부 증상에 맞는 탕약(녹용 또는 인태반 함유)과 같이 복용하다가 증상이 70% 이상 호전되면 아미만 복용하여 갱년기 노화 현상을 치료 및 관리한다. 1개월 이내로 효과가 나기 시작하며 3개월 이상을 연속해서 복용하는 것이 좋다. 증상의 개선 이후 일정 기간(짧게는 2~3개월, 길게는 6개월~1년)이 지나면 스트레스, 과로 등의 외부 요인과 몸 자체의 저항력에 따라 컨디션이 다시 오르락내리락할 수 있다. 이때 한두 차례 추가로 복용하게 되면 빠르게 회복한다.

효과가 빠르면 2~3주 이내로 효과가 나기 시작하여 1개월 정도만 되어도 질건조증이 개선되고 피부가 좋아지며 화장이 잘 받고 피곤함이 사라진다. 3개월 이상 꾸준히 복용하면 스트레스, 과로 등의 외부 요인과 몸 자체의 저항력이 올라가면서 갱년기 증상도 완화된다. 3개월 후부터는 복용 횟수를 줄이면서 유지 복용을 해준다.

통계를 통해 본 아미의 복용 효과

아미의 효과와 환자가 실제 느끼는 반응을 알아보기 위해 무료 자원한 97명의 폐경기 여성을 대상으로 2008년 5월부터 10월까지 5개월에 걸쳐 통계를 내보았다. 97명 중에서 31명에게는 한방소화제만 1일 3회 매회 2g씩 투여하여 플라시보 효과에 대한 가능성을 조사해 보기로 하였고, 34명에게는 아미를 1일 3회 매회 2g씩 투여, 32명에게는 1일 2회 매회 1.5g씩 투여하였다. 투약 기간은 모두 2개월로 하여 환자의 제반 증상과 개선도를 관찰한 결과 아미는 갱년기에 나타나는 다양한 증상 및 노화 현상 개선에 뚜렷한 효과를 보여주는 것으로 나타났다. 물론 아미에 대한 효능에 대해서는 좀 더 전문적이고 체계적인 기관을 통한 다양한 검증이 필요하고 그에 따른 데이터베이스를 축적해 가야 한다. 이런 노력과 연구를 통해 더 많은 여성들이 건강해지고 행복해질 수 있기를 바란다.

아미의 효과(복용 후 신체 증상 변화 및 피부, 모발 상태)

항목	34명		32명		31명	
투여량	1일3회2g씩	결과	1일3회1.5g씩	결과	소화제	결과
화장 친화도 및 잔주름 개선 효과	32명	94.11%	14명	43.75%	1명	3.22%
모발 건강 증가	30명	88.23%	24명	87.5%	–	0
질 건조증 개선 효과	29명	85.29%	14명	43.75%	–	0
유방 탄력 회복도	32명	94.11%	14명	43.75%	–	0
수면의 질 개선	28명	82.35%	13명	40.62%	2명	6.44%
상열감 · 발한 개선	30명	88.23%	16명	50%	2명	6.44%
손발저림 개선	25명	73.52%	12명	37.5%	2명	3.22%
만성피로감 개선	27명	79.41%	15명	46.87%	5명	16.12%
평균값		85.65%		49.21%		4.43%

❖ 갱년기 장애 개선을 위한 생활 요법

① 옥외 운동을 많이 한다.

일광욕과 운동은 체내의 칼슘 축척을 촉진시킨다.

② 정신적 스트레스와 걱정을 줄인다.

갱년기가 왔다는 상실감은 몸과 정신을 나약하게 하고 스트레스를 만든다. 담담하게 받아들이며 내가 좋아하는 분야 혹은 취미 생활을 갖도록 한다.

③ 충분한 수면과 휴식을 취한다.

오후의 적당한 시간에 낮잠을 취하는 것도 좋은 방법이다.

④ 유산소 운동과 체중부하 운동을 해준다.

대표적인 유산소 운동으로는 걷기나 수영이 있으며 빨리 걷기, 달리기, 줄넘기 등 손쉽게 할 수 있는 체중부하 운동은 뼈와 관절에 적당한 자극을 주어서 골다공증을 예방해준다.

⑤ 중요한 식품 섭취

콩에 풍부하게 함유되어 있는 피토에스트로겐(phytoestrogen)은 체내에서 여성 호르몬인 에스트로겐으로 전환되므로 충분히 섭취한다. 우유(하루 1컵 이상), 두유, 참깨도 좋으며 해바라기씨, 호두 등의 견과류와 완두콩, 해초, 생강, 상추, 브로콜리 등은 칼슘이 풍부하여 골다공증을 예방해준다. 표고버섯, 호박씨, 해바라기씨 등은 비타민D를 많이 함유하고 있어 조골세포를 활성화하여 체내 칼슘을 축적시켜준다.

대표 논문 및 저서

—「淸肺化痰湯(청폐화담탕)의 抗炎作用(항염작용)에 대한 실험적 연구」, 석사학위논문, 대전대학교, 2006년
—「慢盆方(만분방)이 염증 관련 cytokines의 유전자 발현과 생성량에 미치는 영향」, 박사학위논문, 대전대학교, 2008년

똑똑한 다이어트는 비움과 채움의 조화이다

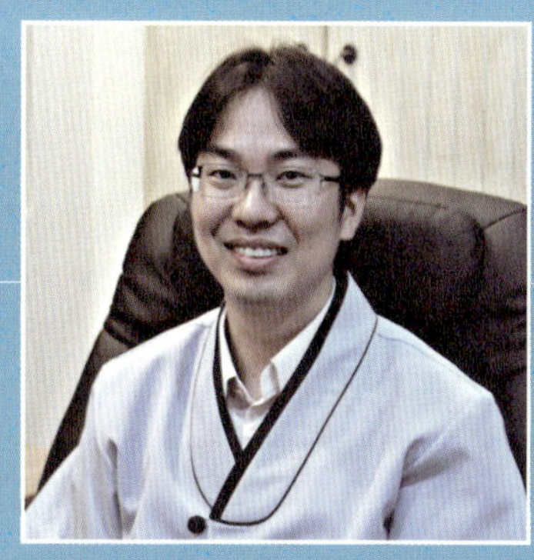

구자훈

삼일한의원 원장

비앤채(다이어트 카페) 대표
경희대 한의학과
동의보감연구회 교수
http://samildiet.co.kr

살찌기 좋은 시대, 살과 싸우는 사람들

2012년 5월에 세계보건기구(WHO)가 발표한 통계에 따르면 현재 지구촌 전체 인구의 12%에 달하는 5억 명 이상이 비만이라고 한다. 그 중에서 미국은 전 세계 비만 인구의 26%를 차지하고 있는 반면 동남아시아의 비만 인구 비율은 3%에 지나지 않는다고 한다. 그런데 최근에는 아시아 국가들의 비만 인구도 점차 늘어나고 있는 추세이다. 과거 채식 위주의 식생활에서 육류와 고칼로리 위주의 서구식으로 바뀌고 있기 때문이다. 우리나라도 예외가 아니다.

흔히 알려진 대로 비만은 과식을 비롯해 불규칙한 식습관, 만성질환 등과 관계가 깊다. 특히 식생활 문제는 비만의 핵심요인이라 해도 과언이 아니다. 우리나라의 경우, 비만이 이슈를 넘어 사회적인 문제로까지 부각된 건 최근 십여 년의 일이다. 산업화와 과학의 발달로 농작물의 대량생산과 다양한 가공식품이 개발되기 전까지만 해도 먹을거리가 지금처럼 충분하지 않았다. 그러다 보니 먹는 즐거움을 누리기보다는 생존을 위한 음식의 확보와 가급적 많이 먹어 저장해 두려는 본능이 발달할 수밖에 없었다. 과거 굶주림의 기억들이 오늘날까지 유전자에 남아 있기 때문에 우리는 본능적으로 음식에 대한 갈망이 있다.

과거에는 일부 특권층을 제외하고는 서민들 중에 비만한 경우를 찾아보기 힘들었다. 채식 위주의 소박한 식사를 하면서 활동량은 많았기 때문이다. 현대에 이르러 생활패턴의 변화로 운동량 부족과 함께 식생활에도 큰 변화가 찾아왔다. 서양식 메뉴의 유입으로 기호 음식이 달라지게 된 것이다. 현재 10~30대 연령대에 가장 친숙하고 많이 찾는 메뉴는 패스트푸드, 인스턴트음식, 스테이크 전문 패밀리 레스토랑의 음식들이다. 공통점은 모두 고칼로리에 나트륨이 과다 함유되어 있다는 점이다. 외모에 가장 민감한 세대들이 자주 먹고 즐기는 음식들은 아이러니하게도 이처럼 모두 살찌기 좋은 음식들이다.

독일의학협회에서 발행하는 잡지 『Deutsches Arzteblatt International』에 의하면, 패스트푸드를 자주 먹을 경우 칼로리와 지방, 나트륨 함량이 높아 심장질환 환자의 사망 위험과 고지혈증 발병률을 크게 높인다고 한다. 고지혈증은 혈액 안에 과다한 지방이 쌓여 혈액 벽에 염증을 일으키는 병으로, 고혈압과 동맥경화 등으로 심화될 수도 있다. 패스트푸드 섭취는 단순히 비만의 문제로 그치지 않고 성인병의 위험성까지 함께 가지고 있는 셈이다.

이러한 문제의 해법으로 살을 빼는 데에 있어서는 '얼마나 많이 먹느냐'보다 '무엇을 먹느냐'가 관건이다. 패스트푸드를 비롯한 외식만을 두고 문제라고 할 수는 없다. 가정에서의 식습관 변화도 오늘날 비만 인구 증가에 많은 영향을 미친다. 예전과 달리 음식 재료 구입과 조리법이 편리한 시대에 살면서 집에서도 영양을 과잉 섭취하고 있다. 특히 정제된 곡물이 문제다. 백미, 밀가루, 설탕 등 이른바 3백 식품은 영양이 부족한 반면 인슐린의 분비를 증가시키고 복부비만을 초래하게 한다. 과도한 동물성 식품의 섭취도 비만과 각종 성인병의 원인으로 작용한다. 바쁜 일상으로 인스턴트식품과 가공식품으로 끼니를 때우는 사람들도 많은데 방부제와 화학첨가물은 몸에서 효소를 고갈시켜 면역력을 저하시킨다. 또한 불균형한 영양 상태에도 불구하고 높은 에너지 밀도를 가지고 있기 때문에 신체가 요구하는 양보다 더 많은 양을 섭취하도록 유도

하기 때문에 살을 찌게 한다.

이처럼 재료와 식품의 선택, 조리방법은 건강과 비만도에 상당한 영향을 미친다. 무엇을 어떻게 먹느냐에 가장 큰 관심을 가져야 하는 이유이다. 온갖 다양한 메뉴의 수많은 음식점들이 넘쳐나고 편의점에서조차 쉽게 한 끼를 해결할 수 있을 만큼 음식문화가 발달한 시대에 살고 있음에도 정작 우리 몸에 필요한 미네랄과 비타민 등을 충분히 섭취하지 못하는 배경이기도 하기 때문이다.

적게 먹고도 살이 찔 수 있고 양껏 먹고도 살이 찌지 않는 이유를 정확하게 알고 있어야 한다. 가령, 끼니마다 햄버거만 먹게 되면 포만감을 느끼지 않으면서도 단기간에 살이 찌고 온갖 성인병에 노출될 가능성이 커진다. 반면 여러 종류의 나물을 넣고 만든 비빔밥으로 끼니로 먹을 경우 충분히 배가 부르고 고른 영양섭취를 하면서도 살이 찌지 않는다.

다이어트를 할 때는 무엇보다 식이요법의 기준을 정확하게 세워놓고 시작해야 한다. 단지 살을 빼는 것만이 목적이라면 무조건 굶으면서 운동에 많은 시간을 투자하면 된다. 그러나 이러한 다이어트는 오래 유지되기가 어렵고, 건강을 해칠 소지가 있으며 거의 반드시라고 해도 좋을 만큼 요요현상을 부른다. 최근에 방송인 주영훈과 조영구가 엄청난 체중감량과 함께 식스팩 근육을 만들었다고 해서 화제가 된 일이 있었다. 하루에 많은 시간을 운동에 할애하고 고통스런 식이요법을 실천한 덕분이었다. 그런데 두 사람이 공통적으로 호소한 증상들이 있었는데 어지럼증과 툭하면 눕고 싶을 정도로 무기력해졌다는 것이었다.

먹는 양을 조절하고 운동으로 살을 빼는 데 성공했는데 왜 몸은 전보다 약해진 걸까? 식이요법과 운동법에 문제가 있었다는 걸 알 수 있다. 따라서 다이어트를 해야겠다는 단순한 의지보다 어떻게 살을 뺄 것인가에 대한 방법을 고민해봐야 한다. 또한 살을 빼려는 목적도 중요하다. 건강을 위한 다이어트인지 혹은 건강을 해치면서라도 목표치 감량만이 목적인지를. 몸이 건강해지는 걸

전제로 하지 않는 다이어트는 해야 할 의미도 없고 실패할 수밖에 없다는 걸 기억해야 한다.

다이어트의 딜레마, 어떻게 뺄 것인가?

다이어트를 이야기하면서 운동을 배제할 수는 없다. 하지만 운동을 통해 원하는 만큼의 체중감량 결과를 얻으려면 일정 시간을 상당 기간 지속해야 한다. 다만 현실은 그렇게 간단하지 않다. 너무 바빠서, 운동이 싫고 귀찮아서, 운동을 할 만큼의 체력이 되지 않아서, 운동을 할 만한 환경이 아니어서 등등의 이유로 운동을 통한 살빼기는 그만큼 어렵다. 흔히 살을 빼려고 하는 여성들이 가장 많이 묻는 질문이 바로 "운동 없이 살을 뺄 수는 없나요?"와 "굶지 않고 살을 뺄 수는 없나요?"그리고 "운동을 하는 게 더 효과적인가요, 식이요법이 더 효과적인가요?"이다.

이와 같은 고민은 살을 빼려는 모든 사람들의 딜레마이기도 하다. 대부분의 사람들은 운동도 하지 않고 먹는 것에도 제한받지도 않으면서 살이 빠지는 방법을 원한다. 언젠가는 알약 하나만 먹고도 부작용 없이 살을 뺄 수 있는 시대가 오겠지만 지금으로선 그런 마술 같은 다이어트 방법은 없다. 운동이든 식이요법이든 무언가 일상의 변화와 실천이 따라주어야 한다.

그렇다면 극단적으로 '운동'과 '음식 조절' 둘 중 한 가지만 택해서 다이어트를 한다고 가정할 때 어느 쪽이 더 효과적일까? 일반적인 통념은 운동 쪽이다. 물론 운동은 체중감량에 있어서 매우 중요하다. 그러나 운동이 식이요법에 우선하느냐를 따질 때 반드시 그런 건 아니다. 앞에서도 언급했지만 운동은 이런저런 이유로 인해 꾸준히 하기도 쉽지 않지만, 지속적으로 했을 경우에도 효과가 크지 않을 수 있다.

식습관의 변화 없이 단순히 운동만으로 체중 감량 효과를 보기엔 어렵다.

지방 1kg을 감량하기 위해 빠른 걷기로는 38시간, 등산으로는 19시간 정도를 움직여야 한다. 식단을 조절해서 1kg을 감량하는 편이 훨씬 쉽고 간단하다. 그렇다면 음식을 조절한다는 의미는 과연 무엇인가.

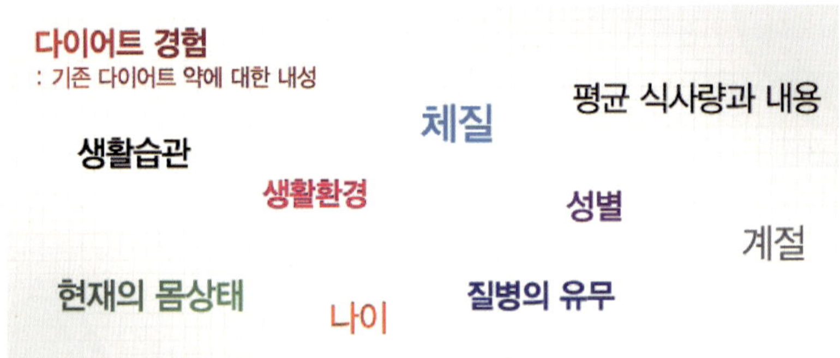

국내외에 알려진 다이어트 방법에는 단순히 굶는 단식 다이어트를 비롯하여 한 가지만 먹는 원푸드 다이어트, 그 외 보조식품이나 약물을 이용한 다이어트 등 다양하다. 그 중에서도 대부분의 사람들이 한 목소리로 주장하는 방법이란 거의 굶다시피 하거나 최소한으로 먹어야 한다는 것이다. 즉, 일정 기간 먹는 즐거움을 포기하는 것만이 살을 빼는 정석이라고 믿고 있다. 다이어트에는 엄청난 고통이 따른다는 선입견을 가질 수밖에 없다.

그러나 적게 먹는 다이어트는 실패하기 쉽다. 체중 감량을 한 번이라도 해본 사람이라면 공감하겠지만 다이어트는 결국 허기, 식욕과의 싸움이다. 막연한 소식은 결국 폭식을 부르거나 일찍 다이어트를 포기하게 만든다. 감량한 체중의 유지와 최종적인 다이어트 성공을 위해서는 식습관 개선이 필요하며, 식단 구성은 체질과 현재의 몸 상태에 따라 구체적이면서도 체계적으로 이루어져야 한다.

식이요법이 생각처럼 쉽고 간단한 일은 아니다. 식욕이나 입맛은 그대로인데, 먹는 양이나 칼로리만 줄이기란 결코 만만한 일이 아니기 때문이다. 특히 탄수화물을 줄이게 되면 뇌로 공급되는 당이 줄어 급격히 피곤해지고 신경질적으로 변하기 쉽다. 스트레스를 받는 상황에서는 의지가 약해지면서 과식이나 폭식으로 이어질 가능성도 높아진다. 다이어트를 하는 사람 중에 식욕을 참지 못해 괴로워하고 자괴감에 빠지는 사람이 많은데, 식욕은 의지로 억제하기 어려운 욕구다.

배고프다는 느낌은 '배' 즉 위장이 아니라 뇌가 느끼는 감각이다. 사람이 음식을 섭취하지 않으면 혈당 수치가 떨어지면서 뇌가 음식을 섭취하라고 지시를 내린다. 음식을 먹고 혈당 수치가 정상으로 돌아오면 포만중추가 자극돼 섭취를 중단하게 만든다. 이 과정을 단순한 의지만으로 조절하기란 매우 어렵다는 뜻이다. 때문에 지속적으로 식사량을 줄이고 식욕을 억제하는 다이어트는 대부분 실패한다. 단순히 식욕을 억제하며 허기진 배를 움켜쥐는 고통스런 다이어트 방식에서 이제는 탈피해야 한다. 대신 먹기는 먹되 무엇을 어떻게 먹느냐에 관심을 돌려야 한다.

비만은 생활습관이 만든 질병의 일종이다

의학적으로 비만은 체내에 지방이 과도하게 축적되어 있는 상태로 규정한다. 전체 체중에서 지방이 남자는 25% 이상, 여자는 30% 이상일 때 비만이라고 한다. 비만은 외형적인 문제뿐만 아니라 고혈압을 비롯해 각종 성인병을 초래하기 때문에 세계보건기구(WHO)에서도 비만을 질병으로 규정하고 있다. 세계비만연맹은 현재와 같은 비만 인구 증가 추세대로라면 2015년엔 전 세계 인구의 7억 명, 2025년에는 전 세계 인구의 3분의 1이 비만 환자가 될 거라고 경고하고 있다. 바꿔 말하면 2025년엔 전 세계 인구의 3분의 1이 비만에 의한 온갖 질병에 시달리게 된다는 말이다.

이와 같은 비만의 위험성에 대해 반론을 갖는 사람은 거의 없다. 그럼에도 불구하고 실제 비만 인구는 빠르게 증가하고 있다. 비만은 절제와 노력의 과정 없이 쉽게 만들어지지만 반대로 살을 빼려면 식사든 생활이든 무언가를 참고 절제하는 고통이 수반되기 때문이다. 그래서 한 달 만에 체중이 급격하게 늘기는 쉬워도 그 살을 다시 빼는 데에는 수년이 걸릴 수 있다.

비만을 하나의 질병으로 보았을 때, 다른 병과 마찬가지로 원인 파악이 우선되어야 한다. 그 사람의 어떤 요인 혹은 환경이 살을 찌게 했는지를 알아야 개선이 가능하다. 한방에서는 수분(水分), 기(氣), 혈(血)의 순환이 원활하지 않아 몸 안에 담음(痰飮)·어혈(瘀血)·식적(食積) 등의 나쁜 성분이 쌓이면서 비만으로 이어진다고 본다. 이렇게 몸이 비만 조건이 되기까지에는 식습관, 영양상태, 기초대사량, 생활 패턴, 활동량, 건강 상태, 스트레스와 정서, 체질 등의 다양한 요인이 복합적으로 작용한다. 즉 이런 다양한 요인이 평소 생활에서 어떻게 영향을 주고받느냐에 따라 달라지므로 흔히 비만을 생활습관병이라고도 한다.

생활습관에 의해 살이 쪘다면, 반대로 빼기 위해서는 생활습관을 고쳐주어야 근본적인 치료가 된다. 이 점을 간과하고 단기적이고 근시안적인 다이어트만 생각하면 요요를 피할 수 없다. 앞서 다이어트가 힘들고 어렵다는 인식이 팽배해 있다고 했는데, 사실 다이어트는 쉬워야 한다. 일상에서 자연스럽게 실천할 수 있어야 하고, 고통을 수반하지 않고 즐길 수 있어야 한다. 평생 지킬 수 없는 다이어트 방법은 그 기간이 지나 원래대로 생활하게 되면 감량 전의 체중으로 다시 돌아오게 마련이다.

나쁜 다이어트 방법은 요요뿐만 아니라 몸과 마음의 건강까지도 해친다. 지금까지 국내외적으로 많은 사람들이 잘못된 다이어트의 후유증으로 심한 경우 목숨을 잃기도 했다. 다이어트의 기본은 건강의 회복이 핵심이다.

단순히 대사기능을 활성화시키고 지방을 분해하는 약을 투여하면 개인에 따라 차이는 있으나 최소 5kg 이상은 무난하게 감량이 이뤄진다. 문제는 이렇게 감량에 성공한 환자가 시간이 지나니 다시 찾아오더라는 것이다. 체중감량 후 구체적인 지침이 없다 보니 금방 전의 일상으로 돌아가기 때문이다. 물론 환자들에게 감량 후에도 소식과 운동을 실천하라고 강조하지만 듣는 입장에 서는 의사가 으레 하는 이야기로만 듣고 흘릴 수 있다. 다이어트를 프로그램을 시작하던 무렵 가장 큰 고민은 어떻게 효과적으로 체중감량을 이끌어내느냐 하는 점이었으나 그 결과를 계속 유지시키기 위해서는 생활습관 교정이 반드시 필요하며, 그에 따른 체계적인 교육과 실습이 필요하다는 사실이었다.

똑똑한 편식 다이어트, 비울 건 비우고 채울 건 채운다

그동안 우리는 살을 빼기 위해 어떻게 하면 더 적게 먹을까에 대해서만 치중해 왔다. 그러나 음식은 '얼마나 먹느냐'보다 '무엇을 먹느냐'가 훨씬 더 중요하다. 음식을 많이 먹어서 살이 찐다기보다는 몸에 이로운 올바른 음식을 많이 먹지 않아서이다. 자연에서 나온 가공되지 않은 식품과 채소, 과일을 충분히 섭취하는 한편 동물성 식품과 정제된 음식, 가공식품의 섭취를 줄이는 것이야말로 건강한 몸과 균형 잡힌 체형을 가질 수 있는 똑똑한 다이어트 방법이다. 그러려면 시중에 나온 모든 음식을 무조건 다 먹지 말고 몸에 이로운 것으로 골라 먹어야 한다. 즉, 똑똑한 편식을 해야 한다.

똑똑한 편식의 중심에는 채식 위주의 식생활이 권장된다. 전 세계적으로 건강을 위한 채식 열풍이 뜨겁지만 아직까지 채식 식단에 대한 오해가 많다. 특히 힘을 쓰려면 채식만으로는 한계가 있으므로 육식도 같이 해야 한다고 생각하는 사람들이 많다. 그러나 초식동물인 코끼리나 코뿔소만 보더라도 이 말은

근거가 없음을 알 수 있다. 단백질 부족에 대한 우려에 있어서도 마찬가지인데, 실제 브로콜리에는 소고기보다 단백질이 더 많다. 콩 역시 대표적인 단백질 함유 식품이다. 동물성 단백질은 콜레스테롤 수치를 높이지만 식물성 단백질은 오히려 콜레스테롤 수치를 낮춰 준다. 뿐만 아니라 노화를 촉진하고, 골밀도 손실을 초래하는 동물성 단백질과 달리 식물성 단백질은 노화를 예방해 주고 골밀도를 강화해 준다. 단백질 섭취가 중요한 보디빌더들 가운데서도 최근 채식주의자가 늘고 있음이 이를 반증해 준다.

한편 식물성 식품은 충분한 영양소와 섬유소를 갖추고 있어 과식을 피하게 해준다. 채소에 풍부한 섬유소는 충분한 포만감을 주고 식욕을 조절하는 데 효과적이다. 장기적으로는 호르몬의 불균형을 해소하여 면역력을 강화시켜 준다.

음식의 종류도 중요하지만 식사 순서에도 변화가 필요하다. 우리나라의 경우 보통 밥과 반찬을 먼저 먹고 과일은 식후 디저트로 여기는데, 실제론 반대의 순서가 건강에는 훨씬 이롭다. 즉, 채소와 과일을 먼저 충분히 섭취한 다음 밥과 식사를 하는 것이다. 이렇게 하면 섬유소와 영양소를 제대로 섭취할 수 있고 과식을 피하게 된다. 체중감량에도 도움을 줌은 물론이다.

섬유소의 섭취는 배변량을 늘이고 체내에 해로운 독소를 배출해준다는 의미에서도 매우 중요하다. 이 과정에서 효소(酵素, enzyme)의 역할도 크다. 한방 다이어트에는 흔히 '디톡스(detox, 해독)'라는 말이 따라 붙는다. 몸 안에서 독소를 빼줌으로써 장내 환경을 개선해 몸을 건강하게 만들고, 기초대사량을 끌어올림으로써 지방의 분해를 돕고 축적을 막는 원리이다.

효소는 소화흡수와 배설작용을 원활하게 돕고 신진대사를 촉진하는 인체 내의 단백질이다. 소화, 흡수뿐 아니라 몸 속 노폐물이나 쌓인 독소 등을 배출하고 피를 맑게 하는 해독 정화작용을 한다. 장에 효소가 부족해지면 소화된 음식을 충분히 발효시키지 못해 부패하기 쉽다. 부패된 음식에서 나오는 각종 유해가스는 우리 몸에 흡수되어 혈관을 타고 돌며 오장육부에 나쁜 영향을 끼친다. 이유도 없이 몸 여기저기가 아프고 몸이 가볍지 않은 건 효소가 부족해서일 수 있다. 그래서 다이어트에 있어서 해독 과정이 필요하다.

절식(絶食)요법도 해독에 도움을 준다. 소화기관에 충분한 휴식을 주는 한편 그에 따른 에너지를 몸을 치유하는 데 쓸 수 있게 하는 원리다. 절식은 말 그대로 음식의 섭취를 중단하는 방법인데, 단순히 굶는 것과는 다르다. 체계적인 방법 없이 단순히 굶기만 하면 자칫 영양의 결핍과 공복감에 대한 고통 등 부작용이 따른다. 전문의의 지도에 따라 몸 상태를 고려하여 방법과 기간을 정해 절식을 해야 안전하고 효과도 좋다.

절식이나 효소의 섭취는 근본적으로 건강의 회복을 위해서이다. 『동의보감』에서는 '몸을 편안히 하는 근본은 음식에 달려 있다'며 식생활의 중요성을 언급하고 있다. 다이어트의 관점에서도 굶는 대신 올바른 음식을 많이 먹어야 한다. 동물성 지방과 정제된 탄수화물, 저영양 고칼로리 식품을 무분별하게 많이 먹고 있기 때문에 체중이 늘고 건강까지 나빠진다. 무조건 안 먹거나 덜 먹는 식욕 억제는 의지로 다스리기 어렵지만, 음식의 선택은 전적으로 본인의 의사에 달려 있으므로 훨씬 수월하게 실천할 수 있다. 음식 때문에 생긴 비만을 음식으로 바로잡자는 것이다.

몸을 편안히 하는 근본은 음식에 달려 있다

드라마 〈뿌리 깊은 나무〉로 우리에게 더욱 친숙해진 세종대왕은 배우 한석규의 체형과 달리 실제로는 비만한 임금이었다. 어려서부터 운동은 멀리하고, 독서나 연구를 즐기는 한편, 육식 위주의 식단까지 더해 비만과 함께 당뇨병, 풍질, 부종, 수전증 등의 병에 시달렸다. 세종대왕뿐만이 아니다. 역대에는 비만한 왕이 많았고 수명도 백성들에 비해 평균 45~50세로 단명하였다. 채소 위주의 소박한 식사를 하며 농사로 운동량이 많았던 백성에 비해 육류와 고칼로리 식사를 하면서 활동량은 적은데다 국정 전반에 걸쳐 다양한 스트레스에 시달렸기 때문이었다.

세종대왕의 어의(御醫)였던 전순의는 치료를 위해 7가지 약재(율무, 백복령, 산약, 맥아, 백편두, 연자육, 검인)로 건강식을 만들어 먹게 했다고 전해진다. 음식을 통해 건강을 다스린다는 이른바 '식치(食治)'는 예로부터 전해 오던 '약식동원(藥食同源, 약과 음식의 근원은 같다)'의 관점에서, 먹는 것이 약이 될 수도 있고 독이 될 수도 있다는 한의학적 기본 원리와도 일치한다.

❖ 삼일한의원의 다이어트 프로그램

다이어트의 기본 원리는 건강을 회복시키는 데 있다고 강조했다. 구체적으로는 비만의 원인으로 지적한 낮아진 기초대사량을 정상화시키면서 담음, 어혈, 식적 등을 해소해야 한다는 뜻이다. 그렇다면 흔히 처방되는 다이어트 약에만 의존한다면 과연 어느 정도까지 효과를 볼 수 있을까?

다이어트 약은 분명 체지방을 제거해주는 데 도움이 된다. 그러나 전적으로 약에만 의존해서는 완벽한 다이어트의 성공을 기대하기 어렵다. 근본적인 원인이 개선되어야 체지방의 감소율도 크고 요요현상이 없다. 비만이 생활습관으로 인한 병이라 지적했듯이 식사를 비롯해 일상에 대한 전반적인 케어가 필요하다. 실제 본원에서 비만 환자에 적용하고 있는 다이어트 프로그램은 크게 해독과 식이조절, 유지의 세 단계로 구분해 시행하고 있다.

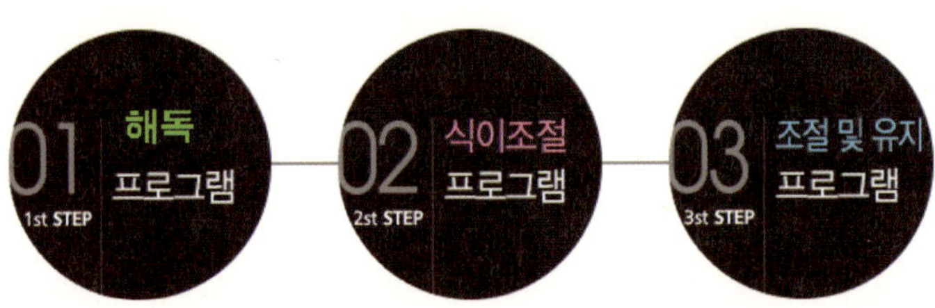

1단계 : 해독 과정

우리가 먹는 음식의 30%는 각 부분에 에너지로 제공되지만 70%는 불필요한 쓰레기나 지방으로 만들어져 혈액이나 근육 또는 내장에 쌓이게 된다. 음식물을 아무리 잘 보관한다 하더라도 오래 놔두면 썩게 마련이다. 수십 년 간 쌓인 노폐물과 지방은 몸의 독소로 작용하게 된다. 그래서 몸을 대청소하는 디톡스 프로그램이 필요하다. 삼일한의원의 '비앤채(비우고 채우는) 디톡스'는 유해 환경과 나쁜 식습관에 의해 체내에 쌓인 독소를 제거하고 흐트러져 있는 신체 밸런스를 찾아주는 절식 프로그램이다. 총 세 단계의 다이어트 프로그램에서 시작에 해당하는 이 과정은 다시 감식-절식-회복의 세 단계로 구분된다.

절식은 1주일의 준비 기간을 거친 후 1~3주 동안 음식을 섭취하지 않고 발효 효소액과 비앤채 해독탕을 마시게 된다. 이때 과로했던 장이 휴식하고 몸 안에 쌓인 독소와 노폐물을 배출하는 작용이 일어난다. 흔히 알고 있는 절식은 단순히 굶는 방법이지만 비앤채 절식 프로그램은 무조건 식사량을 줄이거나 굶는 것이 아니라 전문적인 진단에 의해 개인별로 체계적이고 안전하게 진행된다.

절식이 끝난 다음에는 절식 기간만큼의 회복기를 갖는다. 대개 절식기는 중요하게 생각하면서도 회복기는 중요하지 않게 생각하는 경우가 많다. 회복기는 봄에 뿌린 씨의 결과를 확인하는 가을의 수확 과정이라고 할 수 있다. 보통 해독 프로그램을 진행하는 과정에서 체성분 검사를 해보면 절식 과정 중에 생각보다 지방은 적게 빠지고, 빠지지 않았으면 하는 근육이 빠진 환자들도 있다. 과거에 살을 빼기 위해서 굶는 다이어트를 반복하다가 근육은 소실되고 지방은 늘어나는 저장형 체질로 바뀌었기 때문이다. 물론 프로그램 시작에 앞서 이런 문제를 미리 설명해 주지만 그럼에도 불구하고 방법에 문제가 있는 건 아닌가 불안해하는 여성들이 있다.

그러나 이런 우려는 이내 해소된다. 제대로 된 디톡스 프로그램의 절식과정 중에 소실되는 근육은 사실 늙고 병든 세포였다는 걸 근육량의 변화를 통해서 확인하게 되기 때문이다. 회복기가 시작되면 새로 건강한 근육이 생성되며 소실된 근육의 90% 이상이 다시 회복된다. 회복기를 가을에 수확하는 과정으로 비유한 이유는 바로 이 기간에 비로소 늘어난 근육을 확실하게 확인할 수 있고 지방은 줄어들었다는 걸 수치로 확인할 수 있다. 또한 디톡스 다이어트 프로그램은 단순히 비만만을 해결하는 데 그치지 않고 고혈압, 고지혈증, 당뇨와 같은 성인병의 개선과 여드름, 알레르기와 같은 피부질환 그리고 부종을 동반한 만성피로에도 탁월한 효과를 나타낸다.

- ■ 감식기(7일) : 장쾌환(장기능 개선제) 1일 1포, 저염식 식사
- ■ 절식기(7~21일) : 해독탕 1일 3포 + 발효액 1일 500ml 2잔 복용
- ■ 회복기(7~21일) : 슬림환, 무염식 식사

2단계 : 식이조절 6주 플랜

2단계는 절식을 통해 정화된 몸을 유지하면서 몸을 더욱 균형 있게 만들어가는 과정이다. 맞춤식 해독탕과 함께 식이조절 과정을 거친다. 절식요법 이후에 회복식이 끝나 정화된 몸을 잘 유지해나가기 위해서는 올바른 식습관이 정착되어야 한다. 이때 단순히 적게 먹는 데만 집중하면 반드시 실패한다. 거듭 강조하지만 다이어트가 성공하려면 적게 먹는 것이 아닌 올바른 음식을 많이 먹는 것을 실천해야 한다.

프로그램 과정에서는 별도의 식사 지침을 준다. 식사는 무제한으로 먹어도 좋은 식품과 제한이 필요한 음식, 그리고 금지식품 3종류로 나누어 그 틀 안에서 먹도록 한다. 무제한으로 먹어도 좋은 식품은 당근, 브로콜리, 토마토 같은 채소류이며 하루 500g 정도 먹는다. 여기에 추가적으로 조리된 녹색 채소를 하루에 500g 먹는다. 또한 콩과 두부는 하루 한 컵 가량을 먹는다. 콩은 혈당

을 안정시키며 식욕을 막아주기 때문에 꼭 필요하다.

제한이 필요한 식품군은 조리된 녹말채소나 정제하지 않은 곡물류이다. 저녁에는 되도록이면 제한이 필요한 식품군은 삼간다. 또한 호두, 아몬드 같은 견과류를 하루에 30g씩 챙겨 먹고 홍화씨유 또는 아마씨유를 하루 한 숟가락씩 먹도록 권한다.

금지 식품은 유제품과 동물성 식품이다. 이 외에도 다이어트에 방해가 되는 과일 주스와 말린 과일은 피한다. 2단계 프로그램이 끝나게 되면 몸은 건강을 되찾는다. 6주 과정을 통해 올바른 식사법과 결과를 체득하기 때문에 체중이 프로그램을 하기 이전으로 쉽게 돌아가지도 않는다.

3단계 : 유지 관리 프로그램

3단계에서는 식사법에 대한 교육과 생활습관 교정이 주가 된다. 어느 조사에 따르면 다이어트 성공 후 5년 뒤를 조사해봤더니 체중을 유지하거나 감소된 경우가 고작 2%에 지나지 않았다고 한다. 바꾸어 말하면 98%는 실패했다는 뜻이다. 어떤 다이어트 방법이나 모두 제 나름의 효과가 있지만 장기적으로 성공하지 못하는 이유는 식습관을 바꾸게 하지 않았던 데 있다.

동물식 식품은 가급적이면 제한하는 것이 좋다. 달걀, 우유, 생선, 닭고기 등은 주 2회 미만으로 먹는다. 또한 쇠고기나 돼지고기는 한 달에 한두 번 정도로만 먹는다. 고기를 먹더라도 가급적이면 오래 삶아서 기름기를 제거해서 먹는다.

앞에서 설명한 식사의 순서를 잘 실천해야 한다. 먼저 채소와 과일 중심의 샐러드로 배를 채운다. 그리고 식사는 거꾸로 후식의 개념으로 한다. 보통 하루 1500칼로리가 필요하다고 할 때 그 중 1200칼로리는 채소로 채운다고 하면 6.8kg 정도를 먹어야 하는데, 실제 이렇게 많이 먹기도 힘들다. 결국 식사의 순서를 변경하여 충분히 채소로 배를 불린 다음 식사를 한다면 지나친 고칼로리 식사의 위험에서 벗어날 수 있다.

유지 관리 프로그램은 1, 2단계 프로그램이 끝난 이후 1년에 걸쳐 지속적으로 관찰하는 기간이다. 중간 중간 과거의 식습관으로 돌아가려고 할 때 다시 점검을 받으면 건강해진 몸을 지속적으로 유지하는 데는 문제가 없고, 다이어트 프로그램을 반복할 필요가 없게 된다.

커지면 심각한 대장·항문 질환, 조기 치료로 원천봉쇄한다

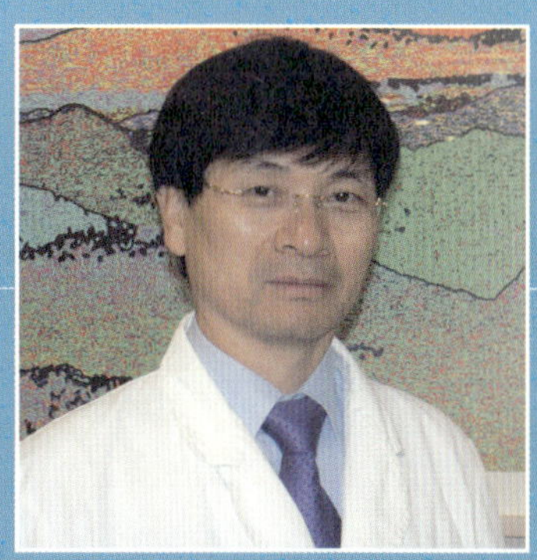

서울대학교 의과대학/ 대학원 졸업
외과 전문의/ 대장항문외과 세부 전문의
대한 대장항문학회이사 국제위원 고시위원 역임
한림대의대 외과 외래교수
서울대학교 대장항문학 연수강좌 운영위원
미국 클리브랜드 클리닉 외과 전임연구원
http://www.colon.co.kr

주재식

강동서울대장항문외과 원장

건강하게 오래 살려면 조금 덜 먹고 잘 비워야 한다

어떻게 하면 건강하게 오래 잘 살 것인가는 모든 인간의 본능이며 가장 큰 관심사이다. 단순히 오래만 사는 것이 아닌, 크고 작은 질병으로 인한 고민과 고통 없는 삶을 바란다. 현대의학은 인간의 그런 욕구를 실현하기 위해 계속 발전되어온 셈이다. 그 결과 과거엔 고칠 수 없었던 질병들의 치료법이 개발되었고 평균 수명이 꾸준히 증가하고 있다. 그럼에도 불구하고 암은 지금도 여전히 인류의 사망 원인 중 1위이다.

통계청이 발표한 '사고령자 통계'에 의하면, 남녀 합쳐 암 종별에 따른 사망률에서 폐암이 가장 높았고 그 다음이 위암, 간암, 대장암, 췌장암 순이었다. 특히 여성은 폐암 다음으로 대장암으로 인한 사망률이 높았다. 대장암 발병은 서구식 식생활의 변화와 불규칙한 생활습관의 영향으로 빠른 속도로 증가하고 있는데, 다행인 건 대장암으로 발전하기 전에 예방과 치료가 비교적 잘 되고 있다는 사실이다. 대한대장항문학회의 발표에 의하면, 대장 내시경 검사의 확대로 폴립(polyp, 茸腫)이나 아데노마(adenoma, 腺腫) 상태를 조기에 발견하여 대장암으로의 진행을 막을 수 있었기 때문이라는 분석이다. 그만큼 조기

검진과 조기 치료가 중요하다.

대장암 환자는 우리나라에서뿐만 아니라 전 세계적으로 증가하는 추세에 있는데 특히 50대 이후 발병률이 급증하기 시작하여 60대에 가장 높다. 고단하고 바쁜 세월을 살고 난 후 비로소 편안한 시간을 보내야 하는 시기에 생명까지 위협하는 대장암과 당면해야 하는 것이다. 그러나 60대가 되어서 몸을 돌아보고 예방하려면 이미 늦다. 특히 계속된 식습관의 패턴에 영향을 받는 대장 질환은 하루아침에 개선할 수 있는 질환이 아니다.

흔히 대장암을 '잘 먹고 많이 먹어서 오는 병'이라고 한다. 고기와 고열량의 서구화된 식생활이 주원인이기 때문이다. 그 외에 변비와 같이 대변이 장에 머무르는 시간이 길어지면서 담즙산 등의 독성물질이 발생하여 장 점막을 손상시키면서 암을 유발하기도 한다. 그러므로 정기적으로 대장암 검사를 받고 만성 변비가 되지 않도록 평소에 식생활 조절을 잘 해야 한다.

대장암은 특별한 자각 증상이 없고 몇몇의 증상들이 있더라도 병이 상당히 진행된 다음에 나타나기 때문에 환자가 변비나 치질로 판단하고 스스로 잘못된 처방을 하는 동안에 치료 시기를 놓칠 수가 있다. 그러므로 평소 자신의 배변 패턴과 변의 형태, 냄새 등을 주의 깊게 관찰하다가 반복해서 문제가 지속되면 전문의의 진단을 받아야 한다.

대장암은 대부분 용종의 단계를 거치는데 용종에서 암으로 발생하는 기간은 평균 5~7년이다. 특히 가족력이 있으면 발병률이 높아지므로 가족 중 대장암 환자가 있었을 경우 정기검진을 반드시 받아야 한다. 그리고 대장과 항문은 서로 영향을 주고받는 기관이므로 건강한 삶을 위해서라도 평소에 대장 질환에 걸리지 않도록 관리하고 예방하는 것이 가장 현명한 방법이다. 그런 점에서 항문 질환을 대표하는 치질도 마찬가지이다.

"계란 노른자만 프라이팬에 볶아서 추출된 기름을 환부에 발라준다. 뱀딸기를 달여 그 김에 쏘인다. 생소고기를 환부에 붙인다. 살모사를 태워 그 연기를 쏘인다. 담뱃잎을 수 회 끓인 농축액을 바셀린에 섞어 환부에 붙인다.”

이 내용은 모두 인터넷에 떠돌아다니는 치질 민간요법들이다. 치질은 우리나라에서 가장 많이 수술하는 질병 중의 하나로 10명 중 7명꼴로 치질을 경험하고 있으면서도 이런 식의 만간요법에 의지해 해결하려는 사람들이 적지 않다. 항문과 밀접한 부위의 질환이므로 의사에게조차 보여주는 걸 꺼리기 때문이다. 특히 깨끗하고 아름다운 이미지로 보이기를 원하는 젊은 여성들은 더욱 자신의 상태를 숨기게 된다. 그러다 보니 많은 사람들이 치질이 상당히 진행되어 일상생활에 어려움이 많아진 후에야 뒤늦게 병원을 찾는다. 개중에는 혼자서 조용히 치질을 치료하겠다는 생각으로 인터넷에 떠돌아다니는 이상한 민간요법들을 따라 하다가 병중을 악화시키는 일도 비일비재하다.

인터넷에 떠도는 민간요법, 올바른 해결책 아니다

인터넷에 떠돌아다니는 민간요법들은 대부분 “이대로 계속 하면 낫는다” “조상 대대로 내려온 민간요법이다” “나 아는 사람도 이 방법으로 치질이 완치되었다”하는 등의 내용을 담고 있기 때문에 치질 환자들은 혹시나 하는 마음에 계속 시도를 해보게 된다. 당연히 이런 민간 처방들은 근본적이 해결책이될 수 없을 뿐더러 어떤 경우는 환자에게 위험하기까지 하다.

사실 대장항문 질환은 소식과 채식 위주의 식생활을 즐겼던 우리나라 사람들에게 그다지 익숙한 질환은 아니었다. 최근에 급증하게 된 것은 서구화된 식습관과 생활습관 때문이다. 과도한 육류 및 인스턴트식품의 섭취, 과식, 불규칙한 식습관, 육체적 · 정신적 스트레스, 젊은 여성들의 잘못된 다이어트, 운동부족, 의자에 오랫동안 앉아 생활하는 습관, 과음 등은 대장항문 질환을 증가시키는 요인들이 된다. 반면에 세계적으로 유명한 장수촌 사람들의 공통점은 소식과 채식 위주의 식생활, 규칙적인 생활, 꾸준한 운동, 긍정적인 가치관 등을 들 수 있다. 다른 사람들에 비해 덜 먹는 대신 몸과 마음을 가볍게 하고 잘 비워 낸다는 것이다. 대장항문 질환을 예방하는 가장 좋은 방법이기도 하다.

대장항문 질환의 치료에 있어 가장 중요한 것은 정확한 원인을 밝혀내는 일이다. 항문에서 출혈이 일어나는데도 대장염으로 인한 것인지 치질로 인한 것인지 아니면 다른 장기의 문제로 인한 것인지 등등 다르기 때문에 대장항문 질환 전문병원에서 검사를 받는 것이 좋다. 많은 사람들이 치질은 모두 수술을 해야 한다고 생각해서 병원에 가기를 꺼리는데 반드시 수술로만 치료하는 것은 아니다. 치질이 심하지 않은 경우에는 충분한 수분과 섬유질을 섭취해 변비를 예방하면서 좌욕 마사지를 통해 개선할 수 있고, 경우에 따라선 경구약물이나 연고 등을 병용하면서 증상을 완화시킬 수도 있다. 중요한 건 최근에 의학이 발달하면서 치핵 수술 방법도 나날이 발전하여 수술 방법도 간단해졌고 효과도 좋으면서 통증이 매우 작아졌다는 것이다.

강동서울대장항문외과는 1999년에 개원한 이래 꾸준히 대장항문 질환을 중심으로 환자를 치료해 왔다. 지금은 해마다 2천여 건의 치질 수술을 하는 명실공히 전국 2위의 대장항문 전문 클리닉으로 인정을 받고 있다. 치질, 변비 등과 같은 배변장애는 물론이고 변실금과 같이 난해한 치료 분야에서도 많은 임상 데이터베이스를 보유하고 있다. 또한 각종 항문 질환의 치료와 더불어 장세척 클리닉, 탈장 클리닉, 맹장 클리닉, 바이오피드백 클리닉, 항문 초음파 등을 통해 대장항문 질환의 정확한 진단과 조기 치료가 이루어지고 있다.

특히 바쁜 일상으로 치료 시간을 내지 못하는 학생이나 직장인들을 위해서 짧은 기간 내에 충분한 효과를 볼 수 있는 진료 시스템을 갖추고 있으며, 수치심 때문에 치료에 엄두를 못 내는 여성 환자들을 위해서는 별도로 '여성 전문 클리닉'을 운영하고 있다. 치료 과정에서 여성 환자의 입장을 최대한 고려하고 있기 때문에 여성들의 만족도가 매우 높다. 지금과 같은 현대인의 식습관으로 미루어 볼 때 대장과 항문 질환은 앞으로도 계속 늘어나게 될 것이다.

항문 안의 점막이 빠져나오는 '치질(치핵)'

치질이란, '痔疾'이라는 글자 그대로 항문에 생길 수 있는 모든 병을 통칭하는데, 여기에는 항문이 찢어지는 치열, 항문이 곪아서 구멍이 생기는 치루, 항문 안의 점막이 빠져나오고 늘어지는 치핵, 항문이 가려운 항문 소양증 등 여러 가지가 포함된다. 일반적으로 이 중에서 가장 흔한 치핵을 보통 치질이라고 부르고 있는데, 항문 속에 있는 항문 혈관(치핵 정맥)이 부어오르거나 늘어지면서 항문 조직이 항문 바깥으로 밀려 나온 것을 말한다.

치핵은 항문관의 중간 부위를 기준으로 하여 항문 안쪽으로 생기면 내치핵(암치질), 항문 바깥쪽으로 생기면 외치핵(숫치질)이라고 한다. 병원에 내원하는 환자의 반 수 이상은 두 가지가 함께 있는 혼합형 치핵의 상태이다. 이 중 내치핵은 탈항 정도에 따라 1도~4도로 나뉘며, 배변 후 탈항이 되어 손으로 밀어 넣어야만 들어가는 상태를 3도 치핵이라 하고 이때부터를 수술이 필요한 시기로 본다. 대장항문 질환 중 가장 많은 빈도를 차지하는 치핵은 여자와 남자의 발생 빈도가 비슷하다.

탈항 정도에 따른 치질 단계

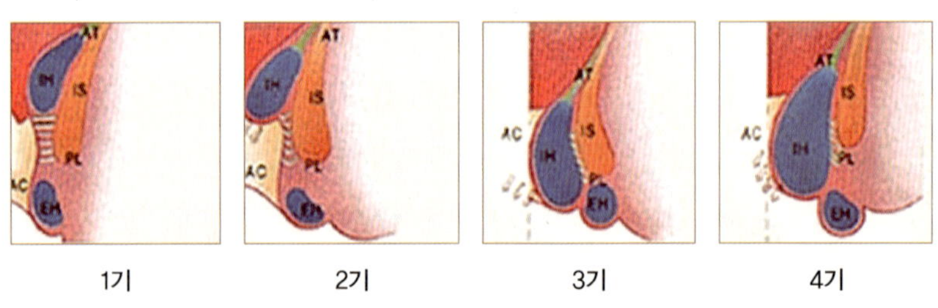

| 1기 | 2기 | 3기 | 4기 |

해부학적 이상, 가족력, 힘주어 변 보기, 복압 상승 등과 같은 일반적인 치핵의 원인 외에 남성들은 음주가 주원인이고 여성들은 변비, 임신과 분만이 주원인으로 알려져 있다. 임신 전 불편함을 느끼지 못할 정도의 가벼운 치핵이었다 할지라도 임신시 항문압의 증가와 울혈의 증가로 치핵이 심해져서 고생하

는 경우가 많다. 임신을 하면 혈액량이 많아지고 복강 내 압력이 상승하여 항문압도 상승하게 되고, 자궁이 커져 하대정맥을 압박해 혈액순환장애를 일으켜서 늘어나 있는 치핵 혈관에 피가 울혈되어 치핵이 심해지는 것이다.

또한 임신시 장운동을 억제시키는 호르몬인 프로제스테론이 증가하고, 태아가 대장을 압박하여 변의 장내 이동에 장애를 일으키고, 식생활의 변화와 운동 부족으로 변비가 발생하고 이로 인해 치핵이 커질 수 있고, 단단해진 변으로 인해 항문 피부가 찢어지는 치열이 발생하거나 기존의 치열이 심해질 수도 있다. 보통 여성의 항문 피부는 남자보다 더 약하므로 출혈이 발생하기 쉬우며 수술 후 상처 부위가 쉽게 부을 수 있고, 수술 후 변비 때문에 힘을 주어 배변 때 상처 치유가 늦어질 수 있다.

따라서 증상이 경미하다 할지라도 임신 전의 치핵이나 치열 등의 항문 질환이 존재하면 적극적인 치료를 해줘야 하며, 임신 중에 변비가 생기지 않도록 식생활 조절과 적당한 운동을 해줘야 한다. 치료 시기를 놓쳤다면 출산 후 2~3개월 정도에 전문의의 진료를 받아 치료를 하는 것이 좋고, 다음 임신 계획이 있다면 더더욱 치료가 필요하다.

❖ 치질(치핵)의 원인

① 유전적 요인

유전되는 질환은 아니지만 선천적으로 항문의 모양이나 깊이, 혈관 등이 치질에 취약하게 생긴 경우 잘 생긴다.

② 직업 · 환경적 요인

하는 일의 특성상 의자에 오래 앉아 있는 학생, 운전기사, 컴퓨터 프로그래머, 사무직, 봉제사, 무거운 것을 많이 드는 직업의 사람들에게 많이 생긴다.

③ 생활습관(배변 습관) 원인

습관적으로 배변 때 장시간 변기에 앉아 항문에 과도한 힘을 항문에 줄 때 흔히 발생하므로 배변 때 신문이나 책을 보며 오래 앉아 있는 습관은 좋지 않다.

④ 만성적인 설사 · 변비의 요인

만성적인 변비와 설사 증상이 있어서 항문 점막에 자극을 많이 주게 되면 잘 생긴다.

⑤ 음식물에 의한 원인

술을 자주 마시고 육류와 자극적인 음식을 자주 먹으면서 채소 등의 섬유질 음식 섭취는 적게 하는 경우에 잘 생긴다.

⑥ 임신과 출산

임신 중 치질이 잘 발생할 수 있으며 기존에 치질이 있는 여성은 임신 중 악화될 가능성이 있으므로 임신 전에 치료를 받는 것이 좋다.

⑦ 복압 증가로 인한 요인

기침을 많이 하는 경우 또는 복압이 많이 오르는 운동을 하는 경우에 잘 발생한다.

⑧ 연령 증가로 인한 요인

나이가 들면서 항문의 혈액순환이 나빠지고 조직이 약해지면서 발생한다.

⑨ 기타

그 외에도 직장이나 항문에 생긴 암 덩어리가 혈액순환 장애를 일으켜 발생할 수 있다.

❖ 치질의 대표적인 증상

① 출혈

몸에서 일어나는 모든 출혈은 평범한 것이 아니다. 특히 항문에서의 출혈은 가볍게 지나치면 안 된다. 처음에 배변 때 선홍색의 피가 대변에 묻거나 휴지에 묻어나올 때 그럴 수도 있지 하며 그대로 두면 점차 심해져서 피가 변기에 뚝뚝 떨어지는 상태까지 된다. 나아가 팬티나 바지에도 피가 흥건히 배기도 한다. 이런 출혈이 만성적으로 오래 지속되면 빈혈로 인해 만성적인 피로감이나 어지럼증을 보일 수도 있다. 특히 점액성 출혈이나 검붉은 출혈은 직장암이나 대장암의 증상일 수 있기 때문에 반드시 전문의의 진찰을 받아야 한다.

② 탈항

치핵이 점점 진행되면 배변을 보는 과정에서 항문 밖으로 빠져 나오게 된다. 초기에는 저절로 항문 안으로 들어가지만 계속 진행되면서 나중에는 손으로 밀어 넣어야 들어가고 결국에는 밀어 넣어도 들어가지 않는 상태가 된다.

③ 통증

내치핵(암치질)에서는 대개 통증이 없지만 혈전성 외치핵(응고된 피가 점막 내에 고이는 상태)이거나 교액성 치핵(빠져 나온 채로 들어가지 않는 상태로 썩기 직전의 감돈 치핵 포함)인 경우에는 매우 심한 통증을 유발하게 된다.

④ 항문 소양증

탈출된 항문 상피 점막에서 분비된 점액이 약한 항문 주변의 피부에 자극을 주게 되어 항문 소양증(가려움증)의 원인이 될 수 있다. 가려움증이 심해질수록 일상생활에서 고통이 심해진다.

⑤ 점액 배출

치핵이 밖으로 빠져 나오면 항문의 점막이 밖으로 노출되기 때문에 점막에서 분비되는 점액이 항문 주위나 팬티에 묻어나게 된다.

❖ 치질의 치료

① 보존적 치료법

경미한 치핵은 좌욕만으로도 치료될 수 있으며 좌욕은 모든 치질의 가장 중요한 예방법이자 치료법이다. 그리고 치핵은 변비와 밀접한 관계가 있기 때문에 변비를 예방하기 위한 배변 습관의 조절과 식생활 관리가 매우 중요하다. 물을 하루에 8잔 이상 마시고 섬유질이 풍부한 야채와 과일을 섭취하여 대변의 양을 늘려 변비를 없애야 하며 일정한 시간에 짧은 시간 내에 배변을 마치도록 하고 배변 후 물로 씻어주는 것이 좋다.

그 외에 심한 증상이 있을 때는 경구 약물요법 및 연고의 사용으로 개선이 되기도 한다. 그런데 시판되는 항문용 연고나 좌약 중에는 국소마취제와 소염 목적으로 부신피질 호르몬제가 들어 있는 경우가 많기 때문에 무분별하게 사용할 경우에는 여러 부작용을 일으킬 수 있으므로 반드시 의사의 처방에 의해서만 사용해야 한다. 또한 이런 방법들은 급성기 증상을 경감시키고 시간을 벌 뿐이지 결국 수술을 요하는 경우가 많다. 치질에 반드시 수술이 필요해서가 아니라 대부분 증상이 상당히 진행된 후에야 뒤늦게 의사를 찾아오기 때문이다.

② 비수술적 치료법

비수술적 치료로는 고무 결찰법, 냉동요법, 적외선 치료법, 레이저 요법, 울트로이드를 이용한 내치핵의 치료, 전기소작법인 BICAP(bipolar diathermy)를 이용한 치핵의 치료, 점막 하 치핵 응고술 등이 있다.

③ 수술적 치료법

치질이 상당히 진행된 경우라면 수술이 가장 확실한 해결책이다. 특히 배변 후 항문 밖으로 치핵이 튀어나와서 손으로 밀어 넣어야만 들어가는 3도 내치핵의 경우, 쪼그리고 앉거나 오래 서 있거나 힘든 일을 하거나 기침만 해도 치핵이 튀어 나오는 3도 내치핵의 경우, 치핵이 국화꽃 핀 것처럼 항문 밖으로 탈홍되는 4도 내치핵의 경우, 탈출한 치핵이 괄약근으로 조여 심하게 붓고 아픈 감돈 치핵의 경우, 출산 전후에 치핵으로 고생한 경험이 있고 앞으로 출산 예정에 있는 경우, 출혈·통증·탈출이 되풀이되는 경우, 항문 둘레의 약 반 정도가 꽈리 모양으로 부풀어 있으며 통증이 있는 혈전성 외치핵의 경우, 탈출한 치핵의 색이 까맣게 변해 있으며 통증이 있는 괴사성 치핵 등에는 반드시 수술을 해줘야 한다.

치질은 수술해도 재발 확률이 높다고 알려져 있는 건 수술 방법과 의사의 미숙함 때문일 수 있다. 치핵을 근치시킬 수 있는 가장 확실한 방법은 숙련된 외과의사가 눈으로 보면서 치핵 덩어리를 뿌리부터 절제하는 것이다. 의학이 발전함에 따라 치핵 근치술도 나날이 발전하고 있으며, 수술 후 통증을 경감시키는 방법에도 많은 발전이 있어 현재는 과거와는 달리 오랜 기간 입원할 필요도 없으며 극심한 고통으로 고생하는 일도 줄어들고 있다.

항문이 찢어져 통증과 출혈을 유발하는 '치열'

치열은 말 그대로 항문이 찢어지는 병으로 항문관 부위에 열상(찢어짐)이 생겨 배변 때나 배변 직후에 심한 통증과 출혈을 동반하는 질환이다. 처음에는 딱딱한 변에 의해 항문이 직접 손상을 받아서 생기며, 잘 낫지 않고 만성화되는 경우는 항문 내괄약근의 압력이 증가되어 생기는 것으로 추정된다. 여성에게서 많이 발생하는 전방 치열의 일부는 분만시 발생한 회음부 손상으로 인한 것으로 항문 피부의 유연성을 상실하여 발생한다.

급성 치열은 항문이 변비 등에 의하여 찢어져 있는 상태로서 배변 때 따끔하거나 화끈거리며 선홍색 피가 휴지에 소량 묻어나거나 떨어지게 된다. 이때엔 보존적 요법의 치료로 섬유질이 많은 음식과 식사량을 늘려 부드럽고 양이 많은 변을 볼 수 있도록 하고, 온수 좌욕과 국소 마취 연고를 처방하여 치료한다. 반면에 급성 치열의 잦은 반복으로 생긴 만성 치열은 세균 감염을 동반하면서 항문의 구조적인 변화를 유발하여 피부 꼬리, 비후성 유두 돌기, 항문 궤양 등 3가지 특징적인 소견을 보인다.

만성 치열은 배변 때 혹은 배변 후에 심한 통증을 동반하는데 보통 수분 이내에 소실되지만 둔통이 배변 후 3~4시간 또는 심하면 하루 종일 지속되기도 한다. 또 변을 볼 때 찢어지는 느낌이 들며 통증 때문에 배변을 미루다 변비가 생겨 치열이 더 나빠지는 악순환이 계속되기도 한다. 단, 결핵, 크론병, 백혈병 등처럼 치열과 유사한 증상을 보이는 질환들이 있으므로 정확한 진단이 필요하다.

❖ 치열의 대표적인 증상

① 배변 시나 배변 후 선홍색의 출혈이 있다.

② 배변 시나 배변 후 찢어지는 듯한 통증이 수분 또는 수시간 지속된다.

③ 심한 가려움증을 동반한다.

④ 치질의 바깥 부위에 췌피(항문 피부 꼬리)를 형성한다.

⑤ 통증이 겁나 배변을 미루다가 변비가 더 심해진다.

❖ 치열의 예방과 치료

① 보존적 치료

급성기에는 변비에 걸리지 않도록 섬유질이 많은 음식을 충분히 섭취하고, 규칙적인 배변습관 및 배변 후 온수 좌욕, 필요시 완화제 등을 사용한다.

② 외과적 치료

치열이 만성화되면 보존적 치료로는 잘 낫지 않고 일시적으로 좋아지더라도 곧 재발하게 되므로 수술을 해야 한다. 내괄약근 절개술과 같은 비교적 간단한 수술만으로도 만족할 만한 치료 결과를 보인다.

항문 주위가 곪는 '농양'과 고름 구멍이 생기는 '치루'

항문관에는 배변 때 항문관의 손상을 막기 위해 미끈미끈한 윤활유를 분비하는 항문샘이 있는데 이 항문선의 입구가 변찌꺼기 등에 의해서 막히거나 세균에 의해 감염되면 항문관 주변으로 염증이 생겨 고름주머니를 형성하는데 이를 '농양'이라고 한다. 이 상태가 진행되면 터널을 형성하면서 항문 주위나 엉덩이같이 약한 부분으로 뚫고 나와 (혹은 수술로 농양을 절개한 후) 항문 주위에 반복적으로 분비물 혹은 고름을 배출하는 구멍이 형성되는데 이것을 치루라고 한다.

여성들은 치루의 원인 부위가 되는 항문선의 위치가 남자보다 깊지 않기 때문에 염증의 발생 빈도가 낮아서 단순 치루가 많다. 따라서 수술이 비교적 간단할 수 있으나 항문 괄약근이 약할 수 있으므로 주의를 요하고, 자연 분만한 이력이 있는 여성의 경우는 더욱 취약할 수 있으므로 조심해야 한다. 고도의 섬세한 수술 실력을 갖춘 의사에게 수술을 받는 것이 좋다.

대표적인 농양의 증상으로는 통증, 항문 종괴, 발열감 등이 있고 여기에서 치루가 되면 항문에서 고름과 분비물이 나와서 속옷에 묻고 냄새까지 나기 때문에 환자들의 불편함과 고통이 크다. 치루의 피부쪽 입구가 막히는 경우 농양처럼 심한 통증과 함께 종괴(덩어리)가 형성되기도 한다. 심해질수록 다른 사람이 냄새를 맡을까 봐 대인관계에서도 자신감을 잃게 된다.

❖ 농양과 치루의 치료

농양 및 치루의 가장 확실하면서도 유일한 치료법은 수술이며, 조기에 수술을 시행하지 않을 경우 복합성 치루를 형성하여 치료가 어려워질 수 있다. 대부분의 항문 주위 농양 및 치루는 염증이 생긴 항문샘 부위를 찾아 처리해주는 절개 노출법에 의해 쉽게 완치가 가능하며, 경우에 따라서는 다른 수술 방법이나 단계적 수술법이 시행되기도 한다. 우리나라에서는 결핵성 치루가 상당수 있으며 따라서 치루 수술 때 조직 검사를 시행하여 결핵성인 경우 반드시 결핵 치료를 병행해야 한다.

잦은 복통과 변비, 설사 등으로 불편한 '과민성대장증후군'

과민성대장증후군은 엄밀한 의미에서는 질병이라기보다는 다양한 증상을 보이는 일련의 증후군으로서 대개 복통 없이 간헐적으로 설사를 하기도 하고, 쥐어짜는 듯한 복통과 변비가 계속 되거나 또는 설사와 변비를 번갈아가면서 복통을 보이는 증상을 보인다. 40세 이전에서 빈번하게 발생하고 남성보다 여성에게서 약 2배 정도 더 많이 나타난다.

주요 원인으로는 장의 근육 수축 기전에 이상이 생기는 것으로 현미경적인 구조상 정상적인 근육이라고 할지라도 기능적으로 너무 강하게 또는 너무 약하게 수축을 한다든지, 아니면 너무 빠르거나 너무 느리게 수축을 한다든지 등으로 기능상의 이상에 의해서 발생한다. 약 30%에서 가족력을 찾을 수 있으며 카페인 섭취와 흡연도 영향을 주는 것으로 보고된다. 무엇보다도 과민성대장증후군은 육식을 주로 하는 경우 빈도가 높고 밀, 낙농제품, 맥주, 밀감 등에 대한 과민반응이 있는 사람에게서 자주 발생하는 것으로 나타났다.

그 외에 스트레스도 영향을 미친다. 뇌와 장은 신경전달체계에 의해 밀접하게 연결되어 있어 감정적인 스트레스가 장 근육의 자율적인 기능 조절에 영향을 미쳐 과민성대장증후군을 일으키거나 악화시킬 수 있다. 실제로 너무 흥분하거나 긴장을 할 경우 메스꺼움이나 설사 등의 증세가 나타날 수 있다. 남의 집에 침입한 도둑이 물건을 훔쳐 나오기 직전에 변의를 참지 못하고 종종 자기 흔적을 남기고 나오는 건 그 때문이다.

치료를 위해서는 환자에 대한 전문의의 자세한 병력 청취와 진찰이 필수이며, 암이나 게실염(憩室炎, 대장의 벽에 생긴 게실 내에 장의 내용물이 고여 발생하는 염증), 염증성 대장 질환 등의 기질적인 다른 질환이 없는지를 확인하기 위한 대장 내시경 검사가 필요하고, 드물지만 심각한 심인성 원인일 때에는 정신과적인 진료가 따르기도 한다.

　과민성대장증후군은 암이나 장출혈, 궤양성 대장염이나 크론병 같은 염증성 대장 질환으로 진행되지는 않는다. 하지만 오래 되면 게실에 염증이 생겨서 출혈이나 천공 등의 증상이 발생하여 수술을 해야 하는 경우가 생길 수 있다. 과민성대장증후군을 예방하기 위해서는 우선 식생활의 개선이 필요하다. 지방질의 음식은 줄이고 섬유소가 많이 든 음식을 먹거나 식이섬유 보조제의 도움을 받는다. 고칼로리의 과식, 흡연, 껌, 빠른 식사는 가스 생성을 유발하므로 자제하고 장 점막에 자극을 주는 오렌지 주스, 술, 고춧가루, 강한 향신료 등도 피하는 게 좋다. 과도한 육체적 피로나 스트레스도 피해야 한다.

　식생활을 조절하고 생활습관을 개선해도 증상이 심할 때에는 전문의로부터 적절한 치료를 받아야 한다. 그런데 과민성 대장증후군의 호전은 아주 서서히 진행되므로 적어도 6개월 또는 그 이상의 시간이 필요할 수 있다. 따라서 인내심을 가지고 치료에 임하는 자세가 필요하다.

비워야 할 때 비워지지 않아 고통스러운 '변비'

　우리나라 20~30대 여성 중 상당수가 변비 증상을 갖고 있고 요즘은 10대 여학생들에게서도 많다. 건강보험심사평가원의 자료에 의하면 2011년의 남성 변비 인구는 24만1,358명, 여성은 33만7,507명으로 여성 변비 인구가 훨씬 많았다. 이처럼 여성들에게 더 많이 나타나는 이유는 살을 빼기 위해 단식과 절식을 반복하는가 하면 필요 이상 설사약을 남용하기 때문이다. 특히 다이어트를 위해 수분 섭취를 극도로 제한하는 것도 변비를 초래한다.

　변비는 사람들이 일생에 한 번 이상 경험할 정도로 흔한 증상으로, 변을 보는 횟수가 현저히 감소하거나 변을 보고 싶은 생각이 없을 때를 말한다. 변비가 발생하는 원인으로는 식이섬유소의 섭취 부족과 같은 식생활의 문제, 약물

(진통제, 항우울제, 진정제, 혈압약, 이뇨제, 칼슘보조제 등) 복용의 원인, 과민성대장증후군의 원인, 변비약의 오 · 남용, 변의를 반복적으로 참는 경우, 특이한 전신 질환(루푸스, 갑상선 질환, 파킨슨병, 중풍, 다발성 경화증, 척수손상 등)의 원인, 대장과 직장의 질환, 대장 기능의 이상, 여행과 같은 환경의 변화 등이 있다. 그 외에 생리에 따른 여성 호르몬의 변화로 장의 운동이 억제되어 변비가 발생하기도 하고 임신 중 활동량이 줄고 입덧 등으로 식사량이 감소해 변비가 발생하기도 한다.

변비는 기질성 변비와 기능성 변비로 분류하고 있는데 기질성 변비는 대장암, 직장암, 대장 용종, 항문 질환, 척추 질환, 당뇨병 등의 원인이 제거되면 저절로 치료되는 변비에 속하고 기능성 변비는 일반 대장 검사로는 진단이 되지 않고 특수 직장 · 항문 · 생리 검사에 의해 진단되는 변비를 말한다. 모든 변비가 전문적인 치료를 요하는 것은 아니고 일시적이며 가벼운 변비는 식생활을 개선하고 운동과 규칙적인 생활을 하게 되면 금방 효과가 나타난다. 하지만 변비가 오래 반복되는 만성 변비증의 경우 전문적인 진단을 통해 치료를 받는 것이 좋다.

❖ 만성 변비의 기준

아래 5가지 중 2가지 이상이 3개월 이상 지속되는 경우가 해당된다.

대변 보는 횟수가 1주일에 2회 이하

하루에 본 대변의 양이 35g 이하

전체 배변 횟수 중 25% 이상에서 과도한 힘이 필요한 경우

전체 배변 횟수 중 25% 이상에서 딱딱하고 굳은 변이 나오는 경우

전체 배변 횟수 중 25% 이상에서 배변이 끝난 후에도 변이 남아 있는 듯한 생각이 드는 경우

만성 변비의 치료를 위해서는 우선 대장 내시경 검사나 대장 조영술을 시행하여 대장암이나 직장암에 의한 기질성 변비는 아닌지를 확인한 다음 항문·직장 생리 검사를 통하여 기능성 변비를 정확히 진단하고 치료해야 한다. 직장 항문의 배변 기능이 정상적으로 작동하지 않는 '골반저 근소실증'에 의한 변비일 경우에는 배변을 위해 힘을 주었을 때 치골 직장근이 이완되면서 항문 직장각이 펴지며 외항문 괄약근이 이완되어 변이 배출되는 과정이 정상적으로 진행되지 않는다. 전체 변비 환자의 40%가 여기에 속하는 것으로 알려져 있는데, 대부분 바이오피드백 치료로 충분히 호전될 수 있다. 바이오피드백은 행동 치료의 일종으로 의료진의 도움 아래 정상적인 배변을 할 수 있도록 반복적인 배변 훈련을 받는 것이다.

대장 운동이 저하되어 나타나는 서행성 변비의 경우는 척수에 손상을 받거나 선천적으로 대장의 신경 전도 시간이 느려서일 수 있다. 약물 치료 또는 바이오피드백 치료를 하면 호전된다. 그 외에 다이어트를 하거나 다른 이유로 대변이 만들어질 만큼의 식사를 하지 못해서 변비가 온 경우에는 식사량을 늘리면서 수분 섭취도 함께 늘려줘야 한다. 과민성대장증후군으로 인한 변비의 경우에는 대개 복통이 동반되다가 배변 후 복통이 나아지는 증상을 보이는데 우선 스트레스성 긴장을 풀어주는 게 필요하다.

이밖에 서행성 변비와 골반저 기능 이상이 복합된 경우, 대장 종양이나 장폐색 등의 기질적 이상이 있는 경우, 갑상선 기능 저하증 같은 대사 이상의 경우엔 여러 가지 변비 치료 수단을 강구하거나 변비를 초래한 질병에 대한 치료를 병행해야 한다.

—「**치핵 환자에서 항문내합의 연구**」, 주재식 외, 대한외과학회지, 1995년

—「**에스결장경 검사를 위한 최적의 환자 자세는?**」, 주재식 외, 대한대장항문학회지, 1997년

—「**항문 직장 생리 검사로 변실금의 심한 정도를 예측할 수 있는가?**」, 주재식 외, 대한대장항문학회지, 1997

—「**만성변비 환자에 있어 대장 통과 시간 측정 검사의 의의**」, 주재식 외, 대한대장항문학회지, 1998년

—「**개방형 및 폐쇄형 치핵 절제술에 대한 전향 연구**」, 주재식 외, 대한외과학회지, 1998년

—「**탈직장 환자의 변실금 유무에 따른 항문직장 생리검사**」, 주재식 외, 대한대장항문학회지, 1998년

—「**척추마취하의 항문질환 수술시 환자의 자세에 따른 심박동수**」, 혈압 및 동맥혈가스 분압의 변화에 관한 연구, 주재식 외, 대한마취과학회지, 1998년

—「**Laparoscopic surgery for lower gastrointstinal fistulas**」, JS Joo, F Agachan, SD Wexner. Surgery Endoscopy, 1996

—「**Endorectal advancement flap in perianal disease**」, JS Joo, F Agachan, EG Weiss, JJ Nogueras, SD Wexner, Gastroenterology, 1996

—「**Surgical managment of recurrent rectal prolapse**」, JS Joo, F Agachan, EG Weiss, JJ Nogueras, SD Wexner, Gastroenterology, 1996

—「**Intraoperative laparoscopic complication: What is the learning curve?**」, F Agachan, JS Joo, EG Weiss, SD Wexner, Surgery Endoscopy, 1996

—「**대장항문학**」(개정3판, 4판), 공저, 일조각

276

여성 클리닉의 명의 15

지은이_ 이상달 외
펴낸이_ 조현석
펴낸곳_ 북인
책임진행_ 홍서여
디자인_ 김왕기

1판 1쇄_ 2012년 12월25일
출판등록번호_ 313-2004-000111
주소_ 121-842 서울 마포구 서교동 467-4 301호
전화_ 02-323-7767
팩스_ 02-323-7845

ISBN 978-89-97150-53-3   03510

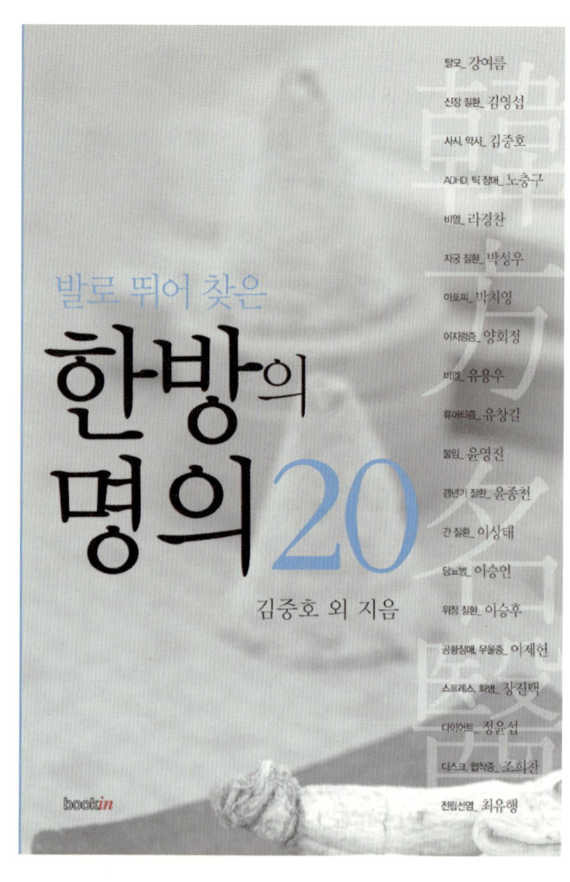

발로 뛰어 찾은

한방의 명의 20

값 16,000원 / 296페이지 / 신국판 152×225mm

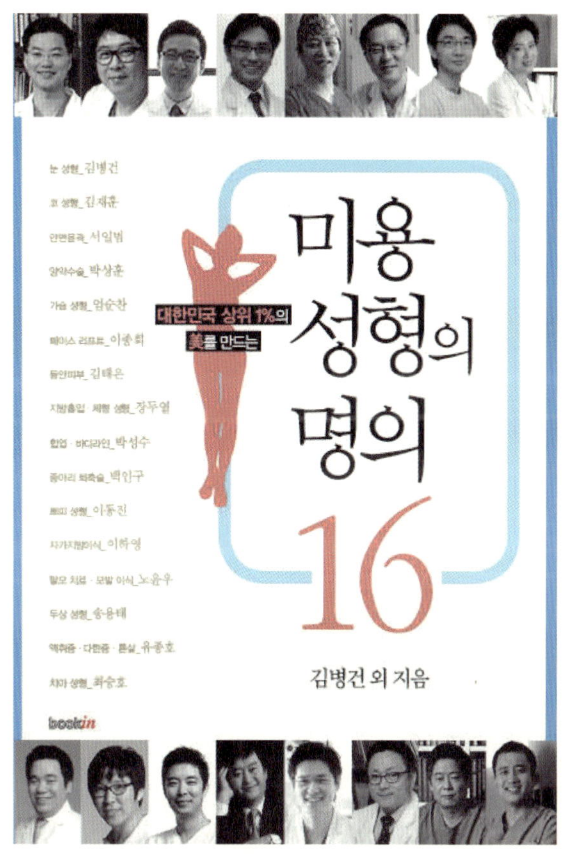

대한민국 상위 1%의 美를 만드는
미용성형의 명의 16

값 15,000원 / 260페이지 / 신국판 152×225mm